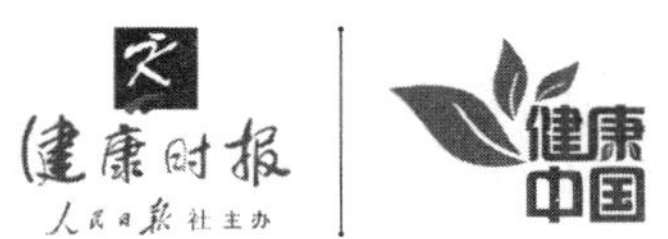

大医生说：女人要好好爱自己

《健康时报》编辑部 主编

江苏凤凰科学技术出版社 凤凰含章

图书在版编目（CIP）数据

大医生说：女人要好好爱自己 /《健康时报》编辑部主编. -- 南京：江苏凤凰科学技术出版社, 2016.1
（含章·健康中国系列）
ISBN 978-7-5537-5613-4

Ⅰ. ①大… Ⅱ. ①健… Ⅲ. ①女性 - 保健 - 基本知识 Ⅳ. ①R173

中国版本图书馆CIP数据核字(2015)第257657号

大医生说：女人要好好爱自己

主　　编	《健康时报》编辑部
责任编辑	樊　明　　葛　昀
责任监制	曹叶平　　周雅婷
出版发行	凤凰出版传媒股份有限公司 江苏凤凰科学技术出版社
出版社地址	南京市湖南路1号A楼，邮编：210009
出版社网址	http://www.pspress.cn
经　　销	凤凰出版传媒股份有限公司
印　　刷	北京旭丰源印刷技术有限公司
开　　本	718mm × 1000mm　1/16
印　　张	19.5
字　　数	300千字
版　　次	2016年1月第1版
印　　次	2016年1月第1次印刷
标准书号	ISBN 978-7-5537-5613-4
定　　价	35.00元

序

有健康相伴，才能走得更远！

从祈福到感悟再到守望，从观察到发现再到思考。我们试图用最质朴的探究，用最平实的文字，素描带着我们体温的书刊。

时光流转，一次次时光轮回的自省，一个个回望跋涉的节点上的自律，一点点尝试求证中的自悟，我们在一年年风雨兼程中犹如竹子开花般地成长。

盘点与回望，是为更快、更好地成长，也是为前行的步履更矫健！

一年一度的“健康中国”年度盘点，旨在为我国医药卫生健康产业助力，并基于媒体立场、社会责任、健康促进等原则，全面梳理医药卫生领域、健康领域和健康公益领域的大事、要事、精彩事。也是为“健康中国”的专家们加冕，见证和感悟“健康中国”。而专家们的文稿、讲座、访谈，无不是他们成果和心血的见证，都值得我们重温和学习。

因此，我们满怀感动和敬畏，从历年的报纸中精选出优质文章，从庞大的专家库中优中选优，邀请其著书立说，本套丛书由此诞生。

本套丛书有两大的特点，一是专家阵容非常强大——有上百位专家，且大多数是像洪昭光、向红丁、胡大一、马冠生等一线的健康专家；二是内容覆盖广，实用性强。

从日常饮食到运动健身，从中医保健到心理健康，从婴儿的喂养到老年人的看护……我们始终坚持“以品质聚揽读者，用服务创造价值”的理念，以“锐”的视角保持“柔”的状态，始终探寻与您最合拍的内容。这是一套不可多得的养生丛书，是老百姓居家养生必读的健康读物。

需要提醒的是，本套丛书中有部分文章、访谈等源自历年的《健康时报》，编辑部在收集整理文稿的过程中，进行了一些小小的修改和调整，与《健康时报》上的文章略有差异。丛书中不妥之处还望各位读者不吝指正，以便在再版时一并改正。

我们满怀喜悦和感动，以青春的矫健，扎实的成长，守望的责任，领跑的姿态，与所有期盼健康的人携手同行，传递生机蓬勃的能量！与这个美丽的时代一道：领跑健康中国！

《健康时报》编辑部

目录 Contents

Chapter 1

乳腺科医生教你这样做不得乳腺疾病

Chapter 2

妇科专家的呼吁：呵护生殖健康，远离妇科疾病

Chapter 3

产科医生讲：孕、产、哺，好妈妈有学问

Chapter 4

营养师为女性量身定做的食谱

Chapter 5

动起来，有活力有健康

Chapter 6

女人两件事：护肤和瘦身

Chapter 7

爱自己，世界都会来爱你

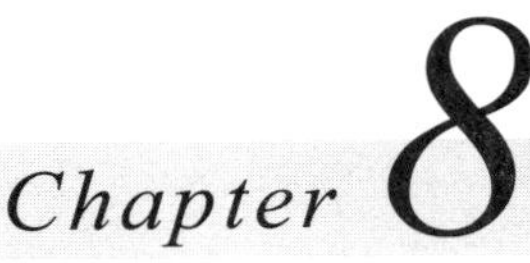

专家说：无性婚姻都是耍流氓

Chapter 1

乳腺科医生教你这样做不得乳腺疾病

乳房保养第一关：检查

8大症状判断是否有乳腺疾病

李香菊 | 北京大学肿瘤医院病理科医师

对女性来说，乳房及乳腺的重要性不言而喻，但当乳房出现某些病症，您是否积极应对呢？

月经前乳房胀痛：经前综合征

月经前1～2周出现乳房胀痛，月经后胀痛感逐渐消失，这属于正常生理症状。只要调节饮食、多休息可以缓解。

摸到边界不清的肿块：乳腺小叶增生

月经前1周乳房出现间歇性胀痛，月经后第2天逐渐缓解，轻触乳房可摸到腺体组织，这是乳腺构造不良的一种，多与女性内分泌失衡有关，应保持良好心情，调整饮食结构。

乳房皮肤红又热：急性乳房炎

乳房有肿胀、疼痛感，患处表面皮肤又红又热，伴有寒战、高热，这是乳房急性化脓性感染，多见于哺乳期女性，深部感染需治疗。

乳房周期性胀痛：乳房囊性增生病

乳房胀痛具有周期性，尤其是月经前会加重，乳房内可触及肿块，有时候乳头还有溢液，常见于25～40岁的女性，建议2～3个月去医院检查1次。

乳房外上方触及肿块：乳房纤维瘤

可在乳房外上方触及到肿块，肿块边界清楚，质地坚韧，表面光滑，很容易被推动。患乳房纤维瘤的女性多在20～25岁，应及时手术。

肿块边界清楚：乳房脂肪瘤

乳房肌肤出现光滑、柔软的浅表肿块，边界清楚，容易活动但无疼痛感，这种肿块仅见于一侧乳房，生长缓慢，大小不随月经周期改变，确诊后可手术，危险不大。

可推动肿块：乳管内乳头状瘤

在乳头附近可摸到樱桃大小、质地柔软、可被推动的肿块，轻压会从乳头流出鲜红色或暗红色的血性液体。此病可见于任何年龄女性，属于良性肿瘤范畴，但6%～8%的病例可能发生癌变。

有橘皮样改变：乳腺癌

可摸到无痛性小肿块，不久肿块体积变大、增长快速，肿块表面肌肤有毛囊凸起和凹陷，形成橘皮样改变，此疾病需尽早进行手术。

乳腺问题，有些不是病

张征 | 上海红房子妇产科医院乳腺外科

时常会有一些相同“病症”的患者到医院求诊，她们出现的问题其实并不能称为乳腺疾病，但往往会带给她们心理上的焦虑并且影响正常的生活。其实女性应该明白，乳腺出现的某些问题并不是真正意义上的疾病。

乳晕小疙瘩——那是蒙哥马利腺

很多患者发现乳晕周围出现一圈环状的深色或白色凸起物，不痛不痒但影响美观，这种凸起物是不是疾病呢？

当然不是，它们叫做“乳晕腺”也被称为“蒙哥马利腺”，首先它们的存在是正常的，其次它们还有重要的生理作用，它们能产生一种润滑液，从而使乳头保持柔软，特别是对于孕妇，乳晕腺会产生一些有气味儿的分泌物，有利于宝宝找到并吮吸妈妈的乳汁。这圈凸起物在每个人身上的分布密度、颜色深浅是不尽相同的。大多数人在怀孕期间，乳晕腺会增多且颜色加深，因此准妈妈们不必因此紧张，这是乳腺在为将来的哺乳做准备工作呢。

乳头瘙痒——其实多数是湿疹

有些患者因双侧乳头反复出现瘙痒，有时伴流黄色液体反复结痂，乳头表面覆盖了一层黄色的“衣”。这种情况大多数是因为湿疹造成的，虽然发生在乳头上但它其实是一种皮肤病变，建议到皮肤科就诊更为合适，因为患者往往合并有脚癣，或其他地方的真菌感染灶。

当然，有一种乳腺癌paget's病，与湿疹症状相似，但往往为单侧乳头。如果自己不能鉴别，那还是来医院让医生检查。讳疾忌医，盲目问“度娘”的结果要么就是贻误病情，要么就是“恐癌”，背上极重的思想包袱。

乳房大小不一致——跟乳腺癌关系并不大

很多“恐癌”患者对乳腺癌的定义非常狭隘，门诊常碰到患者求诊是因为在网上查到乳腺癌有一条标准是乳房不对称，但我们要更正的是，这两者间并没有充分必要条件，乳房不对称不一定就是乳腺癌，反之，乳腺癌也不一定会乳房不对称。

首先，人的所有对称器官不可能达到百分百完全对称，我们的双眼、双手、双脚的尺寸不完全一致，乳房也存在发育的差异，特别是青春期女孩乳腺发育程度会有不同，这种生理性的大小差异完全正常。

同时，还有一部分患者由于两侧腺体增生程度不一，也会造成乳房外观大小有差异，这也是正常的生理现象。

乳腺癌造成的乳腺大小不一，一般常见于局部晚期肿块较大甚至溃烂，造成双侧乳房外观差异，而有些早期乳腺癌患者肿块大小仅有几厘米或几毫米，完全不足以引起外观上的差异。因此，乳房大小不一绝不是判定乳腺癌的唯一标准。

乳头溢液——质地清透别担心

临床上很多患者因为自己的乳头溢液而非常担心自己得了乳腺癌，其实乳腺癌的溢液只占全体的很小一部分，且以血性溢液为主。大多数患者因为导管扩张或者炎症，出现多孔、清亮、透明的溢液，这是良性症状。

特别是产后数年仍然有乳汁分泌的更不用过度担心，排除脑垂体瘤或长期相关药物引起溢乳外，确实有很多人会在产后5～10年内仍有分泌少量乳汁，特别是在沐浴后乳腺导管受热扩张，之前淤积在导管深部的奶汁溢出，这都属于正常情况。

很多乳腺增生治错了

高润芳 | 山西省人民医院乳腺科主任医师

外科医生用手一摸乳房，随即诊断出来了“轻度乳腺增生”；体检医生用手一摸乳房，立即提醒患者“您患了很重的乳腺增生”；超声医生边检查，边告诉患者“你有乳腺增生”；拍个钼靶片（乳房专用的X光机器），报告一栏醒目的写着：“乳腺增生”。

乳腺增生是什么？“乳腺增生”看似大家都熟悉，其实有几个人真正理解什么是“乳腺增生”？

在门诊中我也经常询问来就诊的患者。答案五花八门。

有人问我：我患“乳腺增生”5年了，吃了很多药，如何根治？

我问：什么是“乳腺增生”？

她答：“乳房疼痛”，生气的时候痛，月经之前也痛。

有人问我：我患“乳腺增生”1年了，吃药不见好，肿块长大了，怎么办？

我问：什么是“乳腺增生”？

她答：“乳房肿块”。

但是，她其实患的是“乳腺癌”啊！

有人问我：我有肿块多年了，吃了很多药，不见小。

我看过后告诉她：你没有“肿块”，你用手抓起来的是正常的乳腺组织啊，你却把它当病，花钱受罪，还要受骗。

她问：不对啊，我的“乳腺增生”呢？

来门诊看病的这种情况实在太多了，“乳腺癌”按“增生”治——错了，误了！正常乳腺按“增生”看——破费了，受骗了！心受惊了！

究竟什么是“乳腺增生”？

乳腺增生首先分“好的”和“坏的”，我们也可以叫“良性的”和“恶性的”。

好的“乳腺增生”，比如青春期女孩子乳房发育，长大，比如妊娠哺乳期间乳房发育长大，为新生儿做准备，比如乳房随着月经周期而发生的周期性乳房疼痛，这些都是“好的”乳腺增生，属于正常乳腺发育与退化中失常范畴，这样的乳腺增生不是病，通常无须用药和治疗。

以上情况下，医生没有理由诊断“乳腺增生”，即使医生诊断了，也一定要把这顶帽子扔掉，坚决地扔掉。

“坏的”乳腺增生，大家担心的是“乳腺癌”，因为乳腺癌是一种坏的增生，它的增生无休止，无法控制，有可能会影响全身，所以这是医生和自己最应该警惕的内容。

“坏的”乳腺增生，可分为两种，一种是有可能变成“癌症”的，一种是已经是“癌症”的。这两种情况往往都需要手术病理检查，以便及早明确诊断，及早得到合理的治疗。

在临床中提到的乳腺增生，多指“好的”乳腺增生。“恶性的”或可能恶性的，往往需要手术病理检查等进一步确认。

提醒大家，乳腺增生的好与坏，不是根据疼痛的程度来区分，大多“坏的”东西不一定痛。大家只需及早排查是否是早期乳腺癌或癌变可能的“坏增生”，“好的”乳腺增生则无须过分担忧。

乳房不适做什么检查

李席如｜解放军总医院普外科主任医师
郑一琼｜解放军总医院普外科主治医师
刘荫华｜北京大学第一医院乳腺疾病中心主任、教授、主任医师
张瑾｜天津医科大学附属肿瘤医院乳腺癌防治研究中心主任医师、教授

在医生眼里，关爱乳房最好的方式之一就是规范检查，以尽早发现乳房疾病并尽早采取治疗手段。然而，在检查中有时医生让做B超，有时又让做钼钯，那么它们有什么区别？哪个看得更清楚？下面就重点介绍常用的三种乳腺疾病检查方式。

B超

与其他筛查方法不同，B超可以说是人们最容易接受的影像学检查手段，未婚、未生育、怀孕期间都可进行B超检查，而且具有无痛苦、无损伤、无放射线“三无”特点。

B超尤其适合中国女性早期筛查，特别是年龄在35岁以下，原因是中国人的乳房相对较小、脂肪少、腺体更为密集，尤其是身材娇小的女性进行B超检查，要好于其他检查方法。

查病灶大小、形状：通过超声检查可显示出乳房内有无异常实性或囊性病灶，以及病灶的位置、形状、大小、血液供应情况，可初步判断肿块是囊肿、增生，还是异常的肿块，是我国女性乳腺癌首选的筛查手段，检出率在90%。

遗憾的是B超并不能发现乳房内的微小恶性钙化灶，而部分微小钙化灶是早期乳腺癌的唯一表现。

35岁以下每年查1次：35岁以下的女性建议每年到专科医院查1次，月经后第5～7天是体检的最佳时间，此时雌激素对乳腺影响最小，通过B超检查更容易发现病变。

选大医院、找专科医生：B超检查结果的准确性与医生的技术水平有很大关系，最好找专业的医生或是到专科医院，只有专业的流程、设备和有经验的医生才能保障乳腺癌筛查的有效性和准确性。

钼钯

钼钯这是一种通过X线穿过被压迫的乳房，进而发现乳房内一些异常病变的检查方式。

在欧美国家，用于35岁以上女性乳腺癌筛查，然而我国女性乳腺腺体致密且乳腺癌平均发病年龄较低，在乳腺癌筛查方面钼钯相比超声并未体现出显著优势。但因其可发现一些特有的微小钙化类病变，可作为乳腺超声检查的一种必要补充手段。

适用于35岁以上的女性，尤其是乳房腺体密度低、绝经后的女性更适合钼钯检查。

查隐匿癌、早期癌：该检查可清楚显示乳房内小于1厘米的结节性病灶，医生触诊查不出的结节，即隐匿性乳腺癌和早期原位癌，通过钼钯X线都能被发现。

另外，如果B超发现的异常病灶也可进行钼钯X线排查，B超+钼钯可查出90%以上的病灶。

压扁乳房不超1分钟：检查时需要把乳房放在乳腺机的托板上，之后压迫板会缓慢压迫乳房，为清楚呈现深部组织的影像，一般会尽量压扁乳房。在此期间会感觉乳房有压力或疼痛，但每次压迫时间一般不超过1分钟。

年轻人、孕妇少做：钼钯属于X线的一种，有一定放射线损伤。因此妊娠期妇女最好不要接受该项检查。同时，年龄在35岁以下的女性，钼钯不作为首选的检查方法。

MRI（核磁共振成像）

MRI对软组织肿瘤诊断特异性和敏感性很高，尤其是对微小病灶的早期诊断效果明显，但该技术尚不能替代X线和B超。

可评估手术范围：MRI不是常规、首选的方法。一般来说用于乳腺癌患病高危对象，不能确定病变部位的协助诊断等。比如，在超声、钼钯检查不能确定病灶性质时，医生会建议患者使用MRI。

一般来说，乳腺癌患者如果想保乳，可用该检查方法帮助判断是否能进行保乳手术，以及明确手术应该切除的范围；对于新辅助化疗后也可用MRI检查，判断药物对肿瘤的效果。

听从医生安排：在乳腺超声及乳腺X线检查不能明确诊断时，乳腺MRI可用来为肿瘤患者提供更多信息。

其实，MRI检查更多的是为医生制订治疗方案，提供更多参考，尤其对已确诊的患者进行保乳手术有一定的价值，因此怎么查、什么时候查都应听医生安排。

日常筛查不推荐：乳腺癌患者做完化疗后，通过钼靶和B超检查，如果肿瘤已经彻底消失，没有必要再进行MRI。

日常筛查中更没必要做MRI检查，一是费用高，二是通过B超+钼靶就能诊断。

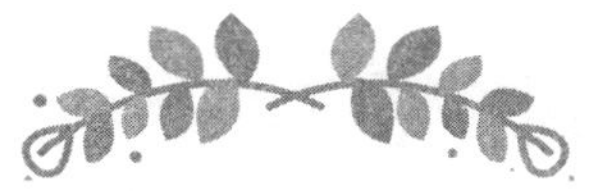

女人，“挺”美背后下工夫

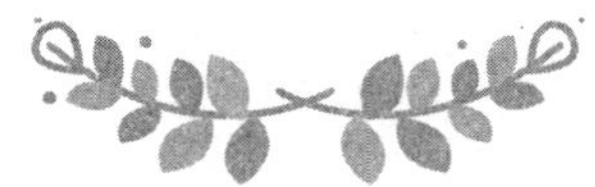

女人护乳四部曲

雷玉涛｜北京大学第三医院普通外科副主任医师

2012年北京车展上，众美女各展“胸器”，很是养眼。而保养好乳房，是女人一生的课题，女性在不同年龄段，会面临不同乳房问题，保养方法也各不相同。

20岁：勿过度束胸和节食

面对渐渐隆起的胸部，很多女孩感到害羞，想方设法遮盖，导致束胸过紧，影响发育，甚至引起乳腺疾病。还有些女孩儿为追求身材而过度节食，造成乳房发育不良。

要想乳房发育丰满健康，有些细节要注意，如走路要抬头挺胸，收紧臀部；坐要端正，别含胸驼背；睡姿最好仰卧或侧卧。运动时，要注意保护乳房，避免撞伤或压伤。

建议：平时多做扩胸运动或俯卧撑。坚持早晚按摩乳房，促进神经反射作用，改善脑垂体分泌。

30岁：哺乳期最好别超1年

30岁左右的女性初为人母，面临的一个问题就是哺乳。

哺乳最好别超1年，一般以6～10个月为宜，避免因哺乳时间过长而引起卵巢功能抑制，造成乳腺过度萎缩退化。哺乳时，左右两侧交替喂奶，避免因过多喂某侧而引起乳房不对称或乳汁淤积。若婴儿不能将乳汁吸净，则应用吸奶器吸净，避免乳汁淤积，导致急性乳腺炎。

建议：哺乳期应佩戴柔软的胸罩，防止乳房下垂；材料以棉布为宜，减少对乳房局部刺激。

40岁：胸罩也得天天戴

人到中年，皱纹、白发、黑斑总让人烦恼，就连最能体现女性美的乳房也开始松弛下垂。怎么办呢？

乳房松弛下垂一般有3个原因。乳房肥大下垂：往往发生在肥胖或患巨乳症的女性中；减肥后下垂：这是由脂肪组织减少、皮下组织松弛所致；老年性乳房下垂：由于乳房皮肤、支持组织、脂肪、腺体都明显萎缩，乳房表现为空囊状下垂。前面两者都是可以避免的。

建议：一些中年女性觉得已经没有必要再戴胸罩了，其实这是个误区，胸罩要天天戴，为美观，也为健康。

50岁：补激素别忘孕激素

女性一般从45岁开始出现乳腺腺体退化。若体检中发现与周围组织相比，某处腺体退化格外慢，孤立存在，尽管X线片上无典型的乳腺癌征象，也应重视，最好手术切除活检。

更年期女性常通过适量补充雌激素的方法减轻更年期不适，但部分人补充雌激素后出现乳房胀痛，这是因为雌激素刺激乳腺、上皮组织、增生引起的。

建议：激素替代疗法是否会增加乳腺疾病发病率呢？一般认为，只要定期补充适量孕激素，激素替代疗法对乳腺基本上是安全的。但应注意两点：第一，补充雌激素要在专科医生指导下使用；第二，坚持每半年做一次乳房检查。

乳腺保健从4点入手

秦洪真｜解放军305医院乳腺外科
王丕琳｜北京天坛医院乳腺外科主任医师
邵志敏｜复旦大学附属肿瘤医院乳腺外科主任

睡前边按摩边自检

每天睡前挤出10～20分钟进行乳房按摩，以促进乳房血液循环，按摩的同时还能对乳房进行自检。方法是平躺在床上，以乳头为中心，用指腹按顺时针方向紧贴皮肤进行循环按摩，以手指能触压到肋骨为宜，一旦发现有结节、肿块，最好尽快找专科医生详细检查。

胸罩吊带尽量宽点

在乳房保健上，胸罩与其关系最为密切，选用胸罩的标准如下：

第一，要选择质地柔软、大小适合的胸罩，这样可使乳房得以很好固定和支撑，既可托住并保护乳房，又不会使乳腺血流受阻。

第二，最好选择较宽吊带的胸罩，穿戴时不宜过紧，如果是窄带胸罩应与宽带交替使用。

第三，胸罩的材料应选择细软的布料，不要为美观加硬衬，以免擦伤乳头。睡觉时一定要脱了胸罩，使胸部得以放松。

多运动

有些职业女性平时工作很紧张，抽出时间健身是很难的，可以挤出时间做一些小运动。比如，有助于乳房健康的扩胸运动，并用走楼梯代替电梯，做家务时动作加大，以达到保护乳房、锻炼身体的目的。

合理饮食

到目前为止，虽然没有确切证明食物能够防治乳腺癌，但很多调查显示，适当素食，食用或者避免食用某些食物对防治乳腺癌确实有一定帮助。

适当素食：清淡饮食有助于预防乳腺疾病，但是有些女性偏爱肉食，可以采用替代方法，多吃鱼肉，少吃红肉，还可以每周素食一两天。

每天4～6份高纤维食物：高纤维食谱意味着体重会减轻，从而起到降低乳腺癌发生的作用。研究发现，每天食用多于27克膳食纤维的乳腺癌幸存者，比其他患者雌激素水平低，而这些雌激素被证实与乳腺癌有关。建议将全麦谷物当早餐，全麦面包、全麦面条当晚餐。

每天多于9份蔬菜和水果：蔬菜和水果富含植物化学物质，这些物质可帮助抵御包括乳腺癌在内的各种疾病。建议每天的蔬菜和水果量在9份以上，比如在早餐麦片粥里放点葡萄干，或在下午茶时吃点杏干等。

每天吃点低脂奶制品：女性每天至少食用一份低脂的奶制品，可减少更年期前患乳腺癌的概率，如果每日食用两份脱脂奶制品，比如脱脂牛奶、脱脂酸奶也是不错的选择。

每天一小勺亚麻籽油：亚麻籽有着强烈的坚果味道，并含有木酚素和ω-3脂肪酸，可有效预防乳腺癌发生。建议在早餐或午餐盒饭里加一小勺亚麻籽油，或是用亚麻籽油做沙拉，如果用两小勺亚麻籽油与柠檬汁、食用醋混合也可达到保健效果。

Tips

查乳腺前做什么准备？

秦洪真 | 解放军305医院外一科

欧阳学农 | 南京军区福州总医院肿瘤科主任

检查时间：最好选择月经结束后3～7天检查，原因是乳腺腺体受到月经周期影响，此时乳房最松软，多数患者在这段时间乳房没有胀痛感，利于医生查体。

别穿紧身内衣：查乳腺时最好选择上下分身的衣服，避免穿紧身内衣，门诊中常碰到穿紧身衣的女士，检查中很不方便。

中医法防治乳腺炎

董桂兰｜东南大学附属中大医院针灸科主任

中医法对于乳腺炎的防治是极为有效的，一些自我按摩的小方法——让女性自己在家进行乳腺保健；而一些患有乳腺炎的哺乳期女性，由于服用药物方面存在各种禁忌，可以尝试针灸。

自我按摩保护乳腺

推抚法：取坐位或侧卧位，充分暴露胸部。先在患侧乳房上撒些滑石粉或涂上少许液状石蜡，然后双手全掌由乳房四周沿乳腺管轻轻向乳头方向推抚50～100次。

揉压法：以手掌上的小鱼际或大鱼际着力于患部，在红肿胀痛处施以轻揉手法，有硬块的地方反复揉压数次，直到肿块柔软为止。

揉、捏、拿法：以右手五指着力，抓起患侧乳房部，施以揉捏手法，一抓一松，反复揉捏10～15次。左手轻轻将乳头揪动数次，以扩张乳头部的输乳管。

振荡法：以右手小鱼际部着力，从乳头肿结处，沿乳根向乳头方向作高速振荡推赶，反复3～5遍。局部出现有微热感时，效果最佳。

急性乳腺炎试试针灸

产妇在哺乳过程中，因为乳汁过多，阻塞乳腺，易导致乳腺发炎，出现发热、乳房胀痛、淌脓等炎症反应，需要输液抗感染治疗，有的甚至要开刀排脓。其实，针灸疗法就能缓解这类急性乳腺炎的症状。

针灸治疗急性乳腺炎，不仅无毒副作用，而且可以缩短病程。有一位刚当上妈妈的李女士，乳头被儿子咬破，出现皲裂、红肿。因为疼痛不敢喂奶，结果奶水越积越多，乳房胀痛难忍，最后乳房破口处竟然淌出黄色的脓水，并伴有发热的表现，被诊断为急性乳腺炎。

由于李女士的乳房及腋下的淋巴结肿大，体温达到了39℃。可以在肿胀的双乳处放置数个火罐，并在肩膀等处取穴运针，半个小时乳房胀痛就可减轻。第二天行针后，乳块可渐渐消失，体温恢复正常。通常3次左右针灸治疗后，乳腺炎症可以消失。

产妇在哺乳期内都会吃催乳、偏油腻的食品，容易导致脾胃湿热，胃热上涌就会造成气血不畅，乳汁郁结，排泄不畅，引起乳房红肿热痛。通过在肝胆经取穴针灸，可以疏肝理气，达到疏通乳腺的作用。对于急性乳腺炎，针灸的治疗效果非常显著，特别是在急性期内24小时。

橘核、橘络可缓解乳腺增生

土晓明|北京中医药大学基础学院
哈孝贤|天津中医学院中医药研究中心研究员

乳腺增生既非炎症，也非肿瘤，它多是由一些不良的生活习惯，慢慢积累，使乳腺血液循环不畅、身体激素不稳定导致的。中医认为，它主要与肝、肾、胃三经有关，其中肝经行于乳房外侧，肾经行于乳房内侧。而肾主生殖发育，肝主疏泄且经络循环于乳房。无论是经络调理还是服药调治，都主要指向肝、肾两脏或两经。因此，中医常通过疏通经络的方法来防治乳腺增生。

平时被我们弃之不食的橘核和橘络，恰恰是疏通经络的良药。每天15克橘核加上1～3克橘络（约10个橘核，3个橘子的橘络），用开水泡着喝，使橘核和橘络中的有效成分慢慢挥发出来，连喝7天，就是1个疗程，可以大大缓解甚至消除乳腺增生。

有乳腺增生的上班族，如果因为工作太忙，饮用橘核、橘络水不方便，还可以在中药房买橘叶，每次用6克泡茶，饮用1天，连续数日，也能起到缓解症状的作用。为强化作用，将橘核压碎后再泡水，也是可以的。

另外，如果乳腺增生的女性在经前期还伴有乳腺疼痛或有乳房良性肿块，只需在水中加上3克郁金（一般中药房都有售），连续喝上1周，疼痛就会减轻甚至消失。连续喝数周，不仅增生、疼痛会消失，连肿块也会减小。

假如不仅经前乳房胀痛加重，而且经期提前或推后，除了服用上述茶饮之外，在月经前5天开始服用中成药加味逍遥丸，每天2次，每次1丸，月经来时停服就可以起到治疗的作用。

无论是治疗还是保健，对于患有乳腺增生的女性来说，首先是要调整好情绪，否则，再好的医生和药物也难奏效。

为什么会如此呢？女性朋友平时心理压力重，爱着急生气，这些都会导致肝气淤滞，而乳房与肝和胃两个经脉的关系最为密切。

肝气淤滞就会影响消化系统。紧张的上班族常见胃部不适，多是因为肝的气血运行不好。肝气淤滞，血流就不畅快，胃的功能就会失调，肝胃出现不和，表现为胃酸、胃痛、消化不良等。肝和胃一旦“疲劳作战”，就会“痰阻乳络”，与肝和胃密切相连的乳房经络就这样受阻，于是出现乳腺增生。

而橘核、橘络以及橘叶都具有散结通络的作用，所以能够有效地缓解乳腺增生，其中橘叶还是很多治疗乳腺增生的中成药的主要成分之一。

所以，女性保健首先需要的是举重若轻的气质。能够做到这根本的一条，再加上一杯自制“橘茶”，就再好不过了。

Tips

刮肩胛可减轻乳腺增生症状

具体做法是，刮拭与乳房同水平段的脊柱和两侧的背肌，也就是通常所说的肩胛部位。为了取得理想的效果，在刮拭时应该注意寻找压痛点，对它们进行重点刮拭，一旦疼痛区域出痧，或者疼痛减轻，结节变软缩小后，乳腺增生便可望缩小，乳房胀痛的症状也会随之减轻或消失。

预防乳腺增生常吃海带。研究发现，海带之所以具有缓解乳腺增生的作用，是由于其中含有大量的碘，可以促使卵巢滤泡黄体化，从而降低体内雌激素水平，使内分泌失调得到调整，最终消除乳腺增生的隐患。

除了经常食用海带外，女性还应多吃豆类、小麦、玉米、牛奶制品和高纤维低热量的果蔬，以及甲鱼、泥鳅、黄鱼、牡蛎、海参和鱿鱼等。而过量摄入咖啡、可乐等刺激性饮料，容易加重乳房的肿胀感；油炸食物和糖类含热量极高，也会加速体内雌激素生成，促使乳腺增生更严重。

“事业线”对于乳房很伤害

徐尤佳丨健康时报特约记者

网上在热议“事业线”的话题。如果事业线你还要在掌心找，你就OUT啦！现今当红女明星越开越低的衣领、热衷展示的乳沟，被称为“事业线”。

挤“事业线”别挤副乳

除了隆胸，要挤出“事业线”来，还另有捷径。那些号称聚拢调整型的内衣，都能帮女人挤出事业线来。俞小姐最近半年来一直穿塑身内衣。“自己虽然不胖，但乳房有些外扩，还有副乳。有些调整型内衣，能把腋下的脂肪全部聚到胸部去。”可是最近她觉得胸部有一些胀痛感，甚至胸口和腋下皮肤摸着还有点硬块。到医院一看，原来她的副乳已经发生增生现象。

偶尔使用一下塑胸内衣并非不可以。聚拢型胸罩能将腋下脂肪进行“乾坤大挪移”，达到丰胸效果。但是有副乳的女性最好不要穿这种内衣，副乳部位被包裹过度，非常容易产生疼痛，导致腺体增生，甚至可能形成肿瘤。副乳是天生的，有自身的乳腺组织，不可能移位。至于某些号称可以“防治副乳”的功能型胸罩，更是不靠谱。俞小姐的副乳增生和胸罩有很大关系。

挤“事业线”容易挤出病

每天戴胸罩的时间不宜超过12个小时，睡觉时一定要脱下来。

软组织挫伤：腋窝前肋骨处隐隐作痛，甚至身体向后转都会有痛感。疼痛的原因是腋下肋骨上方的软组织长期受到胸罩钢托的压力。

你该怎么办：钢托的半径要够大，否则就会刚好卡在软组织上，长期压迫，就有可能损伤到软组织。

乳痛症：月经前期那样的乳房胀痛感持续不消失，严重的甚至一走动就会疼。乳痛症属于女性的生理改变。

你该怎么办：这种情况如果一直得不到纠正，乳腺组织增生会加重，发展成乳腺增生病。

接触性皮炎：皮肤过敏和胸罩的材质有关。特别是隐形胸罩，穿戴后出现痱子、湿疹、接触性皮炎等皮肤病的人很多。

你该怎么办：隐形胸罩一般是用硅胶制成的，和皮肤接触过于紧密，汗液挥发不出去，就会出现红肿、瘙痒现象，过敏者还会发生接触性皮炎。最好少穿为妙，选择胸罩时注意材质，全棉的最佳。

Tips

特殊时期更应善待乳房

青春期：青春期少女，乳房正处于迅速发育期，挤压会直接影响乳房的发育，致其不能达到理想形态。挤压乳房也不利于身体健康，对乳房的挤压到一定强度，必然会影响肺部的呼吸、心脏的跳动，对这些内脏器官的功能造成影响。

孕期：孕期也是一个乳腺增殖、增生的阶段，为日后的哺乳做准备。这个时期穿戴过紧的内衣或挤压乳房，影响局部血液循环，抑制腺泡发育，导致腺体萎缩，会影响日后的泌乳。

哺乳期：哺乳期女性挤压乳房，会致使正在分泌乳汁的腺体分泌不通畅，直接诱发乳腺炎症。

乳腺癌的防与治

喜欢辩论的女人要防乳腺癌

欧阳学农 | 南京军区福州总医院肿瘤科主任、主任医师

人们常说“性格决定命运”，但是性格同样决定健康，正如一些癌症的发生其实与性格存在着很大的关系，这些性格就是“癌症性格”。对于女性而言，好辩的性格很容易孕育出乳腺癌。

有调查显示，具有好辩性格的人患乳腺癌的概率要高很多。其中，雅典凯菲西斯肿瘤医院的研究人员曾调查了448名接受乳腺普查的女性，发现好辩的女性被诊断出患乳腺癌的概率是最高的。而美国克雷顿大学医学院的结肠癌科对61人进行的调查发现，同样是这一类的人患癌率更高。

好辩的人患乳癌率更高有可能是因为这类人对其他人怀有一种敌意，在与他人争论的过程中，难免会生气，因此对压力的反应就会更加强烈，这样就会导致血压升高、心率加快，同时也会削弱自身的免疫力，因此患癌几率也会增加。

因此，女性为防乳腺癌，在性格上面要进行一些修正，当和其他人出现冲突时，尽量控制自己情绪，冷静地表达观点，避免不必要的语言暴力。其实粗暴争论解决不了问题，假如双方都情绪激动时，最好停止争论，暂时终止讨论，让气氛平复下来后，再做处理。

Tips

癌症性格

还有一种癌症性格是忧郁性格，这类人患癌的风险比性格开朗的人要高出15倍，容易患淋巴瘤和脑瘤。主要是因长期的紧张、压抑情绪等会影响大脑中枢神经系统、内分泌系统和免疫系统的功能，从而导致免疫力下降，无形中起到促发癌症的作用。

这类人要寻找自己的兴趣和爱好，在感觉到紧张时可以试试做深呼吸或到空旷的地方大喊几声。

没摸到肿块的乳腺癌患者增多

柳光宇｜复旦大学附属肿瘤医院乳腺外科副主任、主任医师
邵志敏｜复旦大学附属肿瘤医院乳腺外科主任、复旦大学乳腺癌研究所所长

许多女性都知道，通过自检摸出肿块，便能在病情发展的早期就发现乳腺癌的蛛丝马迹。于是简单地认为，只有乳房中出现肿块才是乳腺癌侵袭的唯一或者有力的证据。但其实，在临床上没有摸到肿块的患者，却被诊断为乳腺癌的已经越来越多了，在复旦大学附属肿瘤医院的门诊，这个比例已经接近20%。

那什么样的方法才能尽早发现乳腺癌早期症状呢？

当然是将自我检查与医学检查相结合。我们在自检的过程中，除了自摸时注意乳房内是否有肿块之外，也要注意其他乳房特征的变化。一旦出现非哺乳期乳头有溢液，腋窝淋巴结肿大和上肢水肿，乳腺外形改变，甚至出现水肿、变色等情况，应该及时去专业的医院就诊，及时做个检查。建议每年各做一次乳腺癌临床体检、乳腺钼靶检查和B超检查，有乳腺癌家族史，可以每年加做一个MRI。

Tips

年纪大的人更适合做保乳手术

相对来说，年纪大的人更适合做保乳手术，因为年纪大的人做保乳手术后，复发几率反倒比年纪轻的患者更低一点。

如果碰上患者的保乳意愿特别强烈，但不符合保乳手术，一般医生会积极动员其做改良根治术，然后再进行乳房修复或重建。因为这些患者的病情较重，即便做了保乳，复发几率很高，且一旦复发，再次治疗的难度会增加。毕竟乳腺癌手术的目的是切除肿瘤，尽可能避免复发。

乳腺癌最喜欢搞“株连”

孙强｜北京协和医院乳腺中心主任、主任医师
康骅｜首都医科大学宣武医院乳腺外科主任、普外科副主任、主任医师

在乳腺癌的诊治实践中，有不少“株连”的案例，本来是陪着亲人来看病的，顺便检查就查出了问题。因此，在乳腺癌诊治过程中，如果妈妈在看病，女儿陪着来，女儿可以让医生顺便查一查；姐姐来看病，妹妹陪着来，妹妹也可以顺便查一查。

尽管自己不能预测乳腺癌，但一旦家人患此疾病，一级亲属（如母亲、姐妹或孩子）的女性都应做检查。因为，若某女性的一名一级亲属患乳腺癌，则其发病风险可增高3倍，若有多个患病的一级亲属，则其发病风险增高10倍。若一级亲属在40岁或40岁以下便发病，则其发病风险更高。

除了遗传因素，西方化的生活方式也是乳腺癌发病率增高的重要原因。有数据显示，美国每8个人就有1个人会得乳腺癌。如今，我国的生活水平提高了，生活方式越来

越向西方发达国家靠拢，如饮食高蛋白、高脂肪、高热量、低纤维素等。

因此，要预防乳腺癌，在生活方式上就要做加减法。饮食上要减油盐、减热量，工作、生活要减压，身体要减肥，要做加法的是生育、母乳喂养、运动等。月经对女性乳腺癌的发病风险也有影响，月经越早或闭经越晚的女性患乳腺癌的风险越高，目前认为月经早于14岁是一个明确的危险因素，闭经晚也是增加患乳腺癌风险的因素。

Tips

有效治疗创伤要最小

在综合治疗和个体化治疗的前提下，对早期乳腺癌进行保乳治疗成了更好的选择。“西方国家的保乳率达70%，而我们国家长期以来不足10%。”虽然国内外指南对乳腺癌保乳手术有非常明确的指征，但要结合每个患者的情况来决定。比如，在肿瘤大小方面，NCCN指南要求肿瘤＜5厘米，国内要求肿瘤≤3厘米，可如果某女性乳房体积很大，可适当放宽，以肿瘤＜5厘米为界。如果患者有保乳意愿我们也可以采用新辅助化疗来缩小肿瘤协助保乳治疗。

另外，需要强调一下，雌激素受体或孕激素受体阳性患者需接受内分泌治疗。有些绝经后的患者用芳香化酶抑制剂效果比三苯氧胺效果好就推荐给其他人，可这些患者不知道，如果没绝经，用芳羟酶抑制剂一点效果也没有。

防治乳腺癌数字要记牢

邸立军 | 北京肿瘤医院乳腺肿瘤内科主任医师

在乳腺肿瘤科做医生的时间长了，我也就根据这个肿瘤的特点，摸索出来一些关于乳腺癌防治中的“数字经”，只是一些简单的数字，却透露着乳腺癌防治中的很多问题。

预防期35

开始定期检查，年轻患癌需排除遗传性，35岁对乳腺癌的预防来说，可是个标志性数字。

从35岁开始，所有的女性都应开始到医院进行B超或是钼靶X线检查专科乳腺癌筛查，普通人群每两年检查1次，高危人群则要1年1次。另外，年轻女性的乳腺腺体一般较为致密，当X线成像时，致密的腺体可能使部分组织被遮挡，建议做乳腺B超，以发现早期病灶。

另外，对于已经确诊的乳腺癌患者，如果发病年龄在35岁以下，需排除家族遗传性乳腺癌，同时也提示身边的姐妹、母亲等亲属要到医院去检查了。对于这类患者的预防，可以通过基因检测等方式进行预防性乳腺切除；或是缩短体检的周期，勤做检查以便随时监控乳腺有无异常变化。一般来说，只要是早期发现的乳腺癌80%～90%可治愈。

治疗期5和10

年轻患者，可延长吃药时间。与其他肿瘤的治疗不同，乳腺癌治疗除了大家熟悉的手术、放化疗以外，它还多了一种内分泌治疗，因为乳腺癌最大特点是肿瘤生长与体内雌激素水平有关，而内分泌治疗就是通过阻断或停止雌激素的产生来抑制肿瘤的生长。

目前，在中国大约有50%的乳腺癌患者需要接受该治疗，随之而来的不间断用药长达5年时间。只要雌激素受体（ER）或孕激素受体（PR）中的任何一个是阳性，都要像高血压患者一样每天吃药，一吃就是5年。

如果是绝经前发病，可选择三苯氧胺来抑制雌激素与受体结合；绝经后发病，一般用第三代芳香化酶抑制剂降低体内雌激素水平。

事实上，内分泌治疗的获益要远远大于其不良反应，而且药物不良反应是在医生可监控的范围内。对于淋巴结阳性、年轻女性等复发的高危人群，内分泌治疗的时间甚至可延长到10年。

简单说就是年轻的患者，吃了5年但没有绝经，可继续吃药；如果病情在早期，吃了5年经检查没有问题，可在医生指导下停药。

康复期2和3

警惕腰腿疼，多吃高钙食物。不管是手术、放疗、化疗还是内分泌治疗，医生和患者最担心的就是治疗后复发，在这个阶段要提醒大家记住两个数字2和3。

2和3是指一般在手术后2～3年是乳腺癌复发的高峰期，在此期间患者一定要遵照医生的要求定期复查。

因为乳腺癌可能转移到全身任何部位，尤其是骨骼、肺、肝脏、大脑、卵巢等部位，因此在复查时不仅要查乳房，还要增加胸片、肝脏超声、CT等检查，必要时还需做骨显像和脑部检查，以期尽早发现全身的微小转移病灶。

乳腺癌转移的症状主要包括骨痛、食欲不振、体重减轻、虚弱和头痛等。尤其是超半数的患者会出现骨转移，进而出现骨头痛、病理性骨折等。另外，处在康复期的患者建议适当补充钙剂和维生素D，同时要常食用豆制品、海产品、牛奶以及黑木耳、芹菜、南瓜等高钙的食物。

患乳腺癌每周快走两三个小时

钟山亮｜江苏省肿瘤医院临检中心医师

日前，12家国际研究机构的16项研究数据分析证实，每周快步走2.5小时可有效降低乳腺癌患者总死亡率。

此项研究证实，乳腺癌确诊前后的运动都可以降低乳腺癌患者的癌症特异性死亡率和总死亡率，确诊后的运动对死亡率的降低要好于确诊前的运动。乳腺癌确诊前中等量的运动可使癌症特异性死亡率下降17%，总死亡率下降20%；而乳腺癌确诊后中等量的运动则可使癌症特异性死亡率下降19%，总死亡率下降39%，高等强度运动量可使总死亡率下降48%。

快步走是指以每分钟100～120步的速度来步行，走步时要达到微喘、还可交谈的地步，身体状况好的人可每天快走8000步，初练者可以从4000步开始，每天逐渐增加1000步。快走时应抬头平视前方，收腹缩臀，脚尖朝前，步幅要大，手臂适度摆动，也可以用力前后摆动，保持呼吸节奏均匀。用步行时间来计算步数是比较方便的，快走10分钟大概是1000步。没有时间锻炼的人可以在日常生活中尽可能多地制造步行的机会，如去超市购物、上下班的路上、周末的郊游等，每天步行量累计超过6000步一样可以起到锻炼身体的作用。

此外，快步走还能降低患肠癌与胰腺癌风险。哈佛大学针对7万人的长期研究发现，每天走路1小时，患大肠癌的风险可降低一半。美国《读者文摘》杂志刊登的一项研究指出，每天饭后散步30分钟，可使患胰腺癌风险降低一半。

乳腺癌患者易发胖

肖文华｜解放军总医院第一附属医院肿瘤科主任医师

肥胖与乳腺癌发病密切相关，这一点在中国的乳腺癌患者中尤为明显。有相关统计显示，我国乳腺癌患者确诊后体重会增加1～3千克，一方面是治疗后不再工作，另一方面是经常食用营养品，导致营养过剩而造成发胖。

另外，我国的乳腺癌患者多在绝经前发病，由于化疗和内分泌治疗也会造成患者内分泌紊乱，容易使体重增加，导致发胖。

然而，乳腺癌确诊后体重增加如果大于5千克，患者7～10年的生存率可能会减少15%～20%，大大缩短了生存期。同时，超重者还增加高恶性程度乳腺癌和晚期转移性乳腺癌风险，使不可治愈乳腺癌比例上升。

因此，确诊或是康复期的乳腺癌患者不要放弃运动，避免体重增加，建议可根据自己的病情程度，每天至少坚持30分钟运动，并以走路、小跑等有氧运动为主。

乳腺癌术后选胸罩4个要点

万冬桂 | 卫生部中日友好医院中西医结合肿瘤内科主任医师

对乳腺癌患者来说，术后买到合适的胸罩一直是个不小的难题，要么穿着不舒服，要么担心不利于伤口愈合。为此，专家教给大家术后选胸罩的4个要点。

别用钢托：易摩擦伤口

很多女性喜欢穿有钢托的胸罩，但这不适合乳腺癌患者。因为钢托会抑制血液循环，还会摩擦术后的伤口疤痕，使患者感觉不舒服。即便是手术部位的伤口愈合较好，穿上有钢托的胸罩也会感觉有摩擦感，易诱发局部炎症。

穿纯棉的：避免皮肤破损

胸罩紧贴皮肤，其材质最好选纯棉的，因为术后尤其是接受过放疗的患者，乳房周围的皮肤组织很敏感，对化纤类的材质容易产生过敏甚至发炎，选择纯棉且质地柔软的胸罩相对好很多。

搭扣在前：减少肩臂疼痛

乳腺癌患者手术后会出现肩臂疼痛的现象，穿脱衣服都很费力，如果胸罩搭扣在后面很不方便，所以尽量选择搭扣在前面的胸罩。另外，在选择外衣时不妨选择后面开口的，这样直接把胳膊伸进去就可以，不用费力抬起，扣子或拉链可让别人帮忙。

尺寸偏大——保持血液循环

胸罩过紧或是尺寸偏小，可能会影响乳房周围血液循环以及淋巴液正常流通，尤其对已患单侧乳腺癌的女性而言，保持血液循环和淋巴液流通顺畅是预防对侧患乳腺癌的关键。

延伸阅读

马伊琍：得过3次急性乳腺炎

黄蓉蓉丨空军总医院普外科副主任医师

著名演员马伊琍美丽睿智，在《奋斗》之后便结婚生子。作为妈妈的马伊琍，与所有母亲一样，经历了乳腺炎的痛苦。

马伊琍在9个月的母乳喂养期间竟然得过3次急性乳腺炎！“以前不会觉得这个（乳腺疾病）离自己很近，生完孩子才发现其实这个很严重，与自己和下一代的健康息息相关。”

产后1个月是急性乳腺炎高发期，但只要治疗正确，坚持哺乳，此疾病不会造成大的影响。而从长远来看，母乳喂养至少6个月以上是降低女性患乳腺癌几率的重要因素，甚至超过了遗传因素。

马伊琍说：“我有个朋友患了乳腺癌，才1年多就去世了。”她建议：“我会不断提醒身边的女性朋友们定期去医院做检查，敲敲警钟。”

的确，对于女性来说，自我检查与到医院查体的重要性是一样的，甚至更为重要。临床发现，70%～80%都是自己“摸”出来后去医院就诊的。只要早发现、早治疗乳腺癌，95%的早期乳腺癌患者都可以长期存活，早期乳腺癌甚至已经可以脱离癌症的划归。

马伊琍还提到了情绪调节：“工作压力大了，和老公吵架了，我就找闺蜜狂聊，或者一个人跑去卫生间大哭一场，发泄了就好了。”总之，有什么不开心的一定要发泄出来，倾诉、哭喊，千万别憋着，否则迟早要出问题的。

很多女性都有一个感觉，心情烦闷、不开心的时候，乳房会隐隐作痛，这就是在提醒你情绪对乳房的健康很重要。中医认为，怒伤肝，肝气郁结、两肋胀痛。当女性总是处于怒、愁、忧、虑等不良情绪状态时，就会抑制卵巢排卵功能，雌激素增高导致乳腺增生。

Chapter 2

妇科专家的呼吁：呵护生殖健康，远离妇科疾病

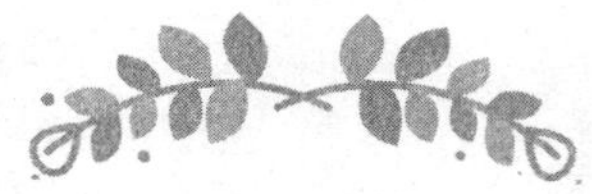

例假那些事儿

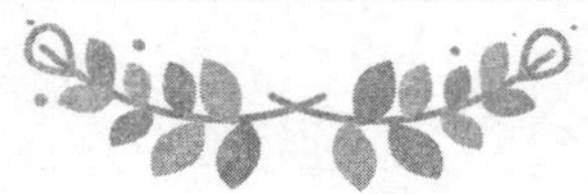

痛经试试中医法

郝洋 | 中国中医科学院针灸研究所
李智 | 中国中医科学院西苑医院中医师
方芳 | 广东省中医院传统疗法科主任医师

难忍的痛经月月到访，严重影响了女孩子们的工作、生活。如果你也经常或偶尔受此困扰，不妨在痛经时试试中医法：揉十七椎和隔盐灸。

揉十七椎

十七椎的位置在腰部的后正中线上，第五腰椎棘突下。很多朋友就会问了：“腰部的后正中线我大概能理解，可是这腰椎棘突，而且还带着编号，我该怎么寻找呢？”在这里，我就教大家一个简单又准确的方法来定位这止痛经的“奇穴”。

我们在触摸腰部侧面的时候，会摸到一块硬硬的骨头尖，它叫做髂嵴最高点。顺着这块骨头平行地向腰部正中移动双手，就可以大致定位第四腰椎棘突了。顺着第四腰椎棘突向下数一个棘突，就是第五腰椎棘突。痛经的患者一般会在第五腰椎棘突下有压痛点，这就是十七椎。

找到十七椎后，用拇指的指关节用力按揉此穴，至疼痛为度，3～5分钟后，就会感觉到疼痛渐渐消失。这是因为痛经大多是由于血淤或者寒凝引起的，这两个致病因素都会导致全身的气血运行不畅。胞宫内的气血运行受到阻碍，就会出现“不通则痛”。督脉统领全身的阳气，这样，按压督脉上的十七椎就可以调动全身阳气，使经气得以流通、温煦而痛经自止。

隔盐灸

隔盐灸就是将盐铺于肚脐并放上艾柱熏灸，有温阳补虚的功效，主要适用于寒症、虚症，多用于寒性腹痛、吐泻、痢疾等疾病，而最普遍的用法是治痛经，见效也很快。

痛经严重时会有呕吐、手足厥冷等症状。中医认为，痛经多因寒凝血淤、气血运行不畅或气血亏虚所致，而隔盐灸正好可以“补寒”“温经”“补虚”，缓解子宫肌肉反射性痉挛并活血止痛。对于慢性妇科疾病引发的痛经，隔盐灸疗法总体来说很有效。

进行隔盐灸时，先把大颗粒的盐平铺于肚脐，然后放上纺锤状的艾柱，再用线香从艾炷顶部点燃，待患者有发烫感时将艾柱移开换上新的一壮，每次一般3～5壮，也可视具体情况酌情增加艾灸壮数。

为什么隔盐灸的部位多在肚脐？肚脐是人体五大强壮穴之一，古时就有“脐为五脏六腑之本”“元气归脏之根”的说法，可见其重要性。再次，肚脐没有皮下脂肪并且血管丰富，易于药物的渗透与吸收。

如今，隔盐灸的艾灸部位不局限于肚脐，也可在腰、腹等部位，用来治疗因“寒”而引发的腰痛、腹痛、腹泻等症状。此外，还可治疗阳痿等男性生殖器官疾病。

需要注意的是，疮伤处、大动脉处不宜使用隔盐灸。当然，孕妇也不能使用隔盐灸，这是因为肚脐对孕妇来说极为敏感，而且艾灸又有活血功能，贸然使用势必会带来健康隐患。此外，专家还建议，如果没有相应的设备，患者也可以在家中直接用艾熏灸，其功效与隔盐灸相近，但要注意防止烫伤。

经期除了疼痛之外，还有别的各种症状，比如腰痛、心情烦躁、倦怠、乏力、胃胀痛等问题，怎么办呢？

疲倦乏力按足三里

足三里可算是尽人皆知的明星穴，俗话说“常揉足三里，胜吃老母鸡”，指的就是这个穴及其作用的显著。按摩足三里穴对于月经期间气血亏虚、倦怠乏力、胃部胀痛不适等，有很好的改善作用。小腿前面的骨头称为胫骨，又称刀背骨，以这块骨头为中心，用中指量一横指划一横线（中指的宽度），然后以犊鼻穴（屈膝，在膝部、髌骨与髌韧带外侧凹陷中）为起点，量3寸划一条竖线，两线的交点即是。

疼痛便秘按压合谷

握拳的时候，食指根部，凸起的骨头，往食指方向就是二间，往手背处就是三间，合谷就是将食指和拇指并起来，有一块凸起的肌肉，最高点处就是。按揉合谷20分钟，可以缓解月经期间偏头痛、牙痛，或者身体的酸痛，以及刺激大肠、促进排便等。

月经不调艾灸三阴交

三阴交，三阴指的就是足部的三条阴经，也就是足太阴脾经、足少阴肾经、足厥阴肝经。三条阴经在这里交相会合，所以称为三阴交。

三阴交很好找，它就在内踝尖向上三寸的位置，嫌按摩麻烦的朋友，也可以使用艾灸的方法。每次30分钟，每天1次，可以缓解月经期间月经周期及月经量的不规律。

心情烦躁揉揉太冲

从脚面上第一、二脚趾的趾缝向上量约一横指，就是太冲穴。因为它是肝经上的穴位，怒则伤肝，为了避免月经期间的心情烦躁，可以用手指来按揉这个穴位20分钟，梳理肝气，对于缓解心情烦躁紧张等，大有好处。它也叫做“消气穴”，可以让月经期间的你做一个不上火的乖女孩。

腰痛发冷温暖命门

命门和我们腹部上的神阙穴，也就是肚脐眼是前后相对的。所以，我们在找穴的时候，只要以肚脐为标准围绕腰部做一个圆圈，与背后正中线的交点就是命门。

可以在命门贴上一个暖宝贴或扎一条厚一些的腰带，缓解月经期间的腰痛。

绝经后再来不是好事儿

韩世愈 | 哈尔滨医科大学附属第四医院妇产科主任

绝经后再次来经，很多女性会惊喜不已，仿佛遇到了人生的“第二春”。但其实，这可能并不是件好事儿，它暗示一些疾病的到来。

一般来说，违反自然规律的事都不太好，绝经后又来月经，一般都属不正常流血，是常见的老年妇女疾病之一。当出现绝经后又来月经时，应及时到医院检查。其病因主要有以下四个方面。

祸首一：器质性病变

如子宫内膜炎、黏膜下肌瘤、子宫内膜息肉、卵巢良性肿瘤、宫颈糜烂、息肉及各种阴道炎等都可造成阴道出血，尤其以老年性阴道炎最常见。老年阴道炎严重时，分泌物呈脓性，并有臭味，还有点滴出血。

也可能是生殖系肿瘤，其中，以子宫内膜癌最常见，宫颈癌次之，常表现为血水样分泌物。绝经后出血患者年龄越大，出血时间距绝经年限越长，其恶性肿瘤的发生率越高。

祸首二：宫内节育器

很多女性在生育后选择上环的避孕方式，而多年后，等闭经了，一般人也不会想到取出来，这可能也是导致闭经后月经又来的原因。

其原理是，闭经后卵巢萎缩，体内雌激素水平下降，导致子宫萎缩而使节育器嵌入子宫肌层，子宫内膜及肌层受损也可致阴道流血。

祸首三：药物原因

由于闭经后的女性使用雌激素替代性治疗日益增多，由药物医源性引起内分泌性的闭经后出血比例也有所上升。女性平时服用花粉及含激素类滋养补药刺激内膜增生，也有引起阴道流血的可能。

另外，有些心脏类药物，如丹参也有可能导致阴道出血。

祸首四：全身性出血性疾病及内科疾病

如高血压、糖尿病、动脉粥样硬化者，有时也有阴道流血，从而出现绝经后又来月经的现象。

Tips

绝经后阴道出血要当心

绝经后阴道出血，多数情况没问题，但应给予重视，去医院做些必要检查，同时继续观察，看后期是否还有阴道出血、出血多少、血的颜色、有无臭味等。对于怀疑有恶性病变者，应进一步检查，如行诊断性刮宫、宫颈刮片、宫颈切片等，以明确诊断。

绝经晚易患两类癌

蔡云郎｜南京中大医院妇产科副主任医师
秦洪真｜解放军305医院乳腺外一科副主任医师
蒋国庆｜北京大学肿瘤医院妇科肿瘤科副主任医师

女人一旦绝经就意味着进入了更年期，身体开始慢慢衰老并出现各种不适症状，于是不少女性想尽办法推后绝经。其实，只要在45～55岁绝经都属于正常，如果刻意推后绝经反而不利于健康，甚至会诱发乳腺癌、子宫内膜癌。

子宫内膜癌——绝经晚延长雌激素刺激

排查方法：B超、子宫内膜活检、宫腔镜

绝经晚的女性比其他女性受雌激素作用时间要长，而受雌激素长期刺激会造成子宫内膜增生，它属于癌前病变的一种。相关研究显示，绝经年龄大于52岁的人，患子宫内膜癌的危险性是49岁以前绝经者的1.5～2.5倍。

因此，绝经晚的女性应注意观察月经周期有无紊乱、月经量有无减少等，如果经期结束后出现异常的阴道流血或是阴道有血性液体，应及时到医院通过阴道彩色B超、子宫内膜活检、宫腔镜检查等排查子宫内膜癌。

绝经晚的女性还应慎用含激素的保健食品，以免延长雌激素作用时间。

另外，不孕、肥胖、高血压等也是子宫内膜肿瘤的高危因素，需注意防范。

乳腺癌——绝经晚雌激素分泌不稳定

排查方法：乳腺X线、B超

从45岁开始绝经每晚1年，患乳腺癌的风险就会增加3%，因此在乳腺癌高危人群中有一项就是绝经期推后。年过55岁后，雌激素分泌水平不稳定，易使体内的微小病灶出现恶化，诱发乳腺癌。

需要提示的是女性年过50岁后，乳腺的腺体逐渐萎缩，脂肪相对增加，摸起来会感觉很柔软，如果触摸时感觉有肿块，应到医院进行X线、B超排查乳腺癌，尤其是年龄大的女性应首选乳腺X线检查。

此外，女性常见的肿瘤除子宫内膜癌、乳腺癌与绝经晚有关外，卵巢癌也难逃干系。美国的一项研究发现，女性排卵周期越多，发生卵巢癌的危险性就越大，也就是说绝经晚也可能是卵巢癌发生的危险因素之一。对绝经推迟者，不论卵巢体积增大与否都应进行超声探查，确诊有没有卵巢肿瘤，必要时还可进行盆腔CT扫描。

Tips

绝经后控制体重很重要

绝经晚的女性还要注意控制体重，因为脂肪有储存雌激素的作用，脂肪越多体内雌激素也越多，而雌激素过分增加会诱发乳腺癌，体重可以采用体重指数的方式来进行计算，将体重指数BMI控制在19～25之间是正常范围。体重指数是评估身高体重比例的参考指数，它的计算公式为：

体重（千克）除以身高（米）的平方（BMI=千克/米^2）。

绝经后的女性可以经常在家自己计算体重指数，当体重指数大于25时就属于超重状态，有必要控制自己的体重。

控制体重，在饮食上要注意减少动物脂肪的摄入，控制食物总热量，并增加体力活动，对于绝经后女性每天可以坚持做30分钟的运动，如慢跑、打球等，以微微出汗为宜。在此期间，尽量少服含雌激素的保健品，如果身体不适，可以咨询专业医生，在医生的指导下有针对性的补充。同时注意不要随意服用含雌激素类的药物或是保健品。

过分爱美，“大姨妈”问题多多

胡曼菁｜南京东南大学附属中大医院中医内科主任医师

许多月经不调的年轻女性，由于过分爱美，导致痛经和月经少等问题。这些女性痛经发作主要是因为追求“美丽冻人”，大冷天也穿超短裙；月经少则大多是因为追求完美身材，长期采取少吃饭甚至不吃饭的节食方法造成的月经紊乱。

25岁以下尤其是未婚未育的女性朋友，在冬季一定要注意保暖，更不要盲目效仿明星们所谓的“不吃饭只吃水果”的饥饿减肥疗法。长期不吃饭会导致人体本身所需营养的失衡，随之人的免疫力也会下降，对于未婚女性而言还可能导致早衰、不排卵等后果，严重者会影响以后的生育能力。

此外，饮食无序也会使月经不正常。美国研究人员在新出版的《国际进食障碍》杂志上说，对1705名女性进行跟踪调查后发现，饮食不规律与月经反常存在密切联系。在月经不正常的女性中，多数人要么患有厌食症，要么经常饥一顿饱一顿。但与饮食不规律相关的月经反常情况包括月经过少、经期停止或经期不定等。

研究人员将月经不正常的女性分类进行了分析。结果发现，在患有厌食症的女性中，近80%的人出现连续3个月经期停止现象；在有其他饮食问题的女性中，也有不同比例的人出现停经现象。

负责这项研究的专家说，月经不正常容易增加女性患骨质疏松症的风险，可能影响生育能力，因此女性应该保持良好的饮食习惯。

Tips

睡眠延迟会致月经不规律

当人体内部的生物钟与实际时间不同步时，就会出现睡眠紊乱。而一些外部因素，如噪音、光线等因素并不会造成生物钟与实际时间不同步。

美国芝加哥西北大学的卡瑞•苏文进行的研究显示：如果女性患有DSPS（Delayed Sleep Phase Syndrome，睡眠相位后移综合征，睡眠时间紊乱），会导致她们月经周期不规律的可能性增加2倍。如果患有DSPS的女性又不采取节育措施，这种可能性就会增加3倍。同时，这些女性中有69%的人会有月经痛、情绪波动和其他经前综合征，而没患有DSPS的女性中只有17%的人会有这些症状。

美国国家睡眠基金会建议这类女性，要有规律地锻炼，锻炼要在就寝前3个小时结束；就寝前不要吃含有高糖分的食品和饮料。

保养要注意月经“前三后四”

靳玉兰丨原西安医科大学附属医院教授、西安市妇幼保健院妇产科主任

大部分女性都很重视经期的卫生保健，其实，从某种程度上讲，经期前后几天更重要。许多妇科疾病多源于经期前后这段时间，尤其是前3天、后4天。

女人都知道，最难受的时间，不是来例假的那几天，而是即将要来的那几天，会有莫名其妙的烦躁不安、焦虑、易怒，甚至浑身乏力等等。靳教授说，从中医学上来讲，这几天，女性的身体处于一个“开放”的状态，免疫力处于低潮。

而经期一过，很多女性都长舒一口气：终于没事了。实际上，就像病刚好需要保养一样，经期后4天同样需要注意。特别对于职业女性而言，处在竞争的环境中，工作生活压力大。“前三后四”的保养十分重要。

“前三后四”，要注意自己调整心态，尽量避免生气，凡事放宽心；调节饮食和作息，科学安排工作和休闲时间，提高工作效率。这都是很不错的办法。

此外，“前三后四”的时间，是女性生殖系统最“开放”的时间，免疫力低，容易被病菌感染，同样也容易吸收有效的药物成分。所以，这个时期，选择一些保健类的外用护垫，防病治病的效果更佳。

Tips

月经期别做按摩

按摩的作用主要是保障气血运行、疏通经络，从而促进人体正常生理功能运转，和活血化淤药的作用殊途同归，同样可能进一步导致女性月经量的增加。其实，女性在月经期出现腰酸现象非常正常，是由于盆腔充血所引起，此时盲目大力按摩或捶打腰部，会导致盆腔充血更加严重，反而会使腰酸背疼现象加剧。

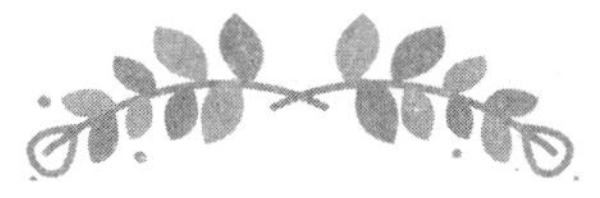

卵巢：女人的生命之源

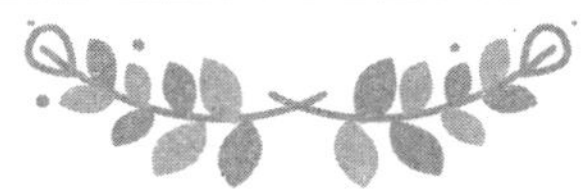

卵巢疾病爱伪装

王静｜浙江台州医院恩泽妇产医院
郭广林｜湖北省襄阳市第一人民医院妇产科主任、主任医师

卵巢疾病的确很爱乔装。如果女性出现腹部突然增大，体毛过多、腹部增大、腹部不适、月经紊乱等症状，都可能是卵巢有问题。

腹部突然增大：警惕卵巢囊肿

一位朋友，婚后不久发现原本十分平坦的腹部居然隆起，有人开玩笑说她怀孕了，她于是到医院检查，没想到不是怀孕，而是患了卵巢囊肿。

一般来说，如果没有并发症，卵巢囊肿患者早期是不会感到腹痛（恶性肿瘤除外），因此也很难察觉，而腹部变大可以说是个早期征兆。

临床上，的确有不少人突然觉得衣服或腰带变紧，然后注意到腹部变大，或有的人按压腹部时发现有肿块，来医院检查，才发现是卵巢囊肿。因此建议，生育期女性如果发现自己发胖，尤其是腹部不明原因变大时，千万别一味减肥，最好及时做个检查。

除腹部突然增大外，卵巢囊肿的表现可能还有突然痛经、月经失调、不孕等。

体毛过多：警惕多囊卵巢综合征

有些女性体毛特别多，尤其在小腿、手臂、腹中线、外阴及肛门等部位，有些人觉得有碍美观，于是就剃掉，或去皮肤科就诊，但很少有人去妇科或内分泌科。实际上，体毛过多或突然增多，很可能是多囊卵巢综合征的表现。卵巢分泌过多的雄激素，是多囊卵巢综合征的一个主要原因，而体内雄激素水平过高，女性就会出现体毛增多的情况。

痘痘不消停：查查卵巢

近日，25岁的姑娘小萍愁眉苦脸地告诉医生，近半年来，脸上的痘痘就没有消停过。吃药、涂药膏都试过了，就是不见效。后来听说可能是内分泌紊乱引起的，所以来医院检查一下。

经过仔细询问后得知，1年来，她除了脸上长痘之外，月经也不正常，经常两三个月来1次，体重也从45千克增加到了56千克。

“从综合症状来看，考虑是多囊卵巢综合征，不过还得做进一步检查才能确诊。”

医生当即给小萍做了B超检查，结果显示小萍的双侧卵巢增大，上面还有一些充满液体的小囊。随后小萍又做了抽血化验，显示小萍体内的雄激素水平高于正常值。小萍被确诊为多囊卵巢综合征。

多囊卵巢综合征多由于体内雄性激素水平上升而引起卵巢体积增大并长出很多小囊，常见症状为短时间内出现月经失调、体重猛增、体毛增密、痤疮增多等，多发于20～40岁的育龄女性。

医生建议小萍吃药治疗，以降低雄性激素水平，调理月经。当然调整饮食也是重要的治疗手段，少吃辛辣、过甜以及油腻的食品，多运动，按时复诊。

据介绍，近期医院已经接诊了好几位像小萍这样的病友。医生提醒广大年轻女性，如果发觉自己身体半年或者1年内出现类似症状，应尽早到医院检查，尤其是有生育计划的女性更要重视。

防卵巢早衰，年轻女性更要多注意

杨帆｜上海中医药大学附属曙光医院生殖中心主任医师

门诊上，一位27岁的女孩，检查出内分泌水平已经相当于50岁了！拿到检查结果，她的妈妈情绪立刻就失控了。

这个女孩不来月经，血染色体正常，服用雌激素和孕激素可以有月经，但血激素检查结果提示卵巢功能早衰。通俗地讲，就是早年出现了更年期的内分泌表现。

花一般的年纪，卵巢却早早“凋谢”，我也感觉非常遗憾。

事实上，我的门诊中这样的情况还不是少数，记忆犹新的还有1个26岁女性和1个28岁女性。前者21岁时正在考研、突发家庭变故、和男友分手，3件事情集中在一起，可想而知压力多大，来门诊就诊的时候卵巢已经衰退5年了。后者因为单位内部的矛盾给自己造成了很大的压力，诱发了卵巢早衰。

卵巢早衰的女性几乎已经没有卵子，甚至做试管婴儿也解决不了问题。由于供卵的要求很高，只能先登记排队，同时继续做人工周期治疗，目的是维持月经，减少患骨质疏松、心脏病和老年性痴呆的机会，这是目前全世界对于此病的基本处理方式。

但有时候事情不是绝对的，我就遇到过一个卵巢早衰却也能怀孕的患者。

唐女士今年4月起月经不调，经过检测后我将卵巢早衰的情况给她做了讲解，然后给她补充雌激素。没想到用药2个月，月经不来了，尿妊娠试验检查阳性，B超提示已经怀孕。我们当时真是喜出望外！

这类女性可能是卵巢功能暂时性受损，因此表现为月经停止，经过药物治疗，恢复了排卵功能，由此也有可能怀孕。

可见卵巢早衰早期是可以抢救的，若治疗及时，仍然可怀孕，只是要注意保胎，勿乱服药，以免影响怀孕。若已到了卵巢早衰后期，只有做供卵试管婴儿受孕，即别人赠送卵子给她，配上她丈夫的精子，做体外受精后再将胚胎放置在她的子宫内。

中国中医科学院西苑医院对该院卵巢早衰患者进行调查分析发现，29岁之前发生卵巢早衰的患者占到20%，其中的80%患者发病年龄在30～40岁；对患者从事的职业进行比较，发现患者为脑力劳动为主；与正常人群相比较，离异丧偶人群比例偏高。

很多20多岁、30多岁女性的月经都不来了，还经常潮热、失眠多梦，这对于一个还没结婚的女性是非常痛苦的。年轻白领女性越来越易患卵巢早衰。

高压力、高学历加上高负荷工作是女性卵巢早衰的主要原因，尤其是现代的女性既要在家做好妻子、好妈妈、好儿媳，还要求在事业上有一定的成就。长时间体力劳动和脑力劳动再加上多年形成的熬夜、精神长期紧张、吸烟喝酒等不良习惯，让年轻白领女性的生理机能紊乱，各项身体机能早衰，尤其是卵巢更易衰退。因此，女性应当学会给自己减压，生活中多花点心思来宠爱自己。

学会减轻压力，伸伸懒腰，身心放轻松

如今的年轻白领，除了吃饭、睡觉其他时间都在伏案工作，每天2/3的时间都在考虑工作。

长期伏案工作，全身血液、筋骨不畅等导致腰酸背痛，如果在办公室每隔1小时伸伸懒腰，既可以舒展筋骨、增快血液流通，也可缓解长时间盯着电脑而产生的眼睛疲劳。这里有个不错的建议，就是把办公桌上的杯子换成小容量的，经常起来去装水，也是缓解疲劳和压力的好办法。

缓解疲劳、舒缓压力的方法还有很多，比如听听音乐，饭后30分钟的散步。高兴时就听点平静、高山流水的乐曲；心情糟糕时，就选择些能改善情绪的音乐。其实做什么不重要，最重要的是能从工作中把自己的身心抽出来，真正得到放松。

生活多花心思，打杯豆浆熬点营养粥

每天早晨坚持喝杯豆浆，可补充大豆异黄酮，有抗卵巢早衰的作用。但大家往往知道得多、做得少，坚持下去的更少，直到万不得已的情况下，才感觉到好习惯的重要性。所以要少得病就得提前下命令：好的习惯一定要坚持。

女人生活上要多用点心思，可以给自己打杯豆浆、熬点营养粥，让生活丰富起来。熬粥不只是为了喝，更重要的是要学会享受这个过程。比如，女性身体偏寒、偏湿，就可经常熬制红豆百合薏米粥。在熬粥的前期可精选配料，红、白、青配料混合。同时，边熬粥边听喜欢的音乐，在欢快中精心熬制的粥就出炉了，和家人、朋友分享美食的时候，也是共享欢快、放松的时候。

早衰要及早治疗，卵巢早衰常服鸽子鸡肉汤

患有卵巢早衰后，首先要改变观念，从工作狂的状态中抽离出来，生活上要淡然一

些，不能一边吃着药，一边还劳累于工作，透支着身体，这样得不偿失，而病又怎么能好起来呢?

每天都要散步半个小时以上，平时应多饮牛奶，每周可食用2～3次鱼、虾。调查结果表明：每周2～3次鱼、虾的女性，绝经年龄较晚；常年坚持喝牛奶的女性，喝牛奶量越多，坚持时间越长，绝经越晚。

同时，一些食疗方，如海参粥、鸽子鸡肉汤、莲子百合糯米粥也有一定调养功效。

另外，西医通过补充雌激素、孕激素进行治疗，中医通过辨证论治，补肾填精，在临床上都能取得较好疗效。

中年女性要护好卵巢

周艳艳｜河南省中医院妇产科副主任

卵巢是女人的生命之源，女性过了40，卵巢功能便开始衰退。与其花大价钱给脸部做保养，不如给卵巢做保养。

护卵巢揉血海穴

女性在40岁前后，面部开始出现黄褐斑，面部色素沉着加深，腰围变粗，一向正常的月经也开始变得不规律起来，比如月经周期会缩短、经量逐渐减少及月经淋漓不畅、经期延长等，这些变化是由于肝胆气血淤滞、脾虚湿盛所导致。专家提示，此时不妨试试按揉穴位的方法来缓解症状。

血海穴是生血和活血化淤的要穴，位置很好找：坐在椅子上，将腿绷直，在膝盖内侧会出现一个凹陷的地方，用掌心盖住膝盖骨（右掌按左膝，左掌按右膝），五指朝上，手掌自然张开，大拇指端下面便是此穴。每天坚持点揉两侧血海穴3分钟，力量不宜太大，要以轻柔为原则，感到穴位处有酸胀感即可。

防囊肿按涌泉穴

另外一个穴位就是涌泉穴，足前部凹陷处第2、3趾趾缝纹头端与足跟连线的前1 / 3处即是涌泉穴，为全身俞穴的最下部，乃是肾经的首穴，所以说此穴位是生命之源。长期坐着就压迫膀胱经，而肾气是靠膀胱经供给的，膀胱都受到了压迫；肾气自然就供给不足，卵巢就容易长肌瘤、囊肿了。每日揉搓拍打涌泉穴几分钟，以足部有热感为宜，可以起到保养卵巢的作用。

下面介绍几款呵护卵巢的食疗方。

首乌山楂汤

首乌10克，山楂10克，玉竹10克，粳米20克。月经后血海穴空虚，此方可以滋补肾阴、补血调经，月经后食用比较合适。

荷叶薏米粥

荷叶10克，薏米15克，陈皮10克，粳米15克。先煮薏米、陈皮、粳米，煮熟后再放荷叶，煮出荷叶的清香味时即可食用，不宜煮太长时间。此方可以清热利湿，适宜于夏季暑湿食用。

牛奶粳米粥

粳米100克，牛奶250毫升。牛奶含优质蛋白，粳米性平，不温不寒，生津益胃，有利于保护胃黏膜不受牛奶的刺激，而且容易消化吸收，适于喝牛奶后有腹痛、腹泻等不适的女性。

预防卵巢癌，30岁后年年查

高雨农｜北京大学肿瘤医院妇瘤科主任

要排除卵巢肿瘤，30岁以上女性每年应进行妇科检查，高危人群最好每半年检查1

次，还得配合盆腔B超等，这样才能早期发现，及时治疗。

体积小隐藏深，查出后多晚期

我们的卵巢很小的，成人卵巢也就约4厘米×3厘米×1厘米大小，绝经后就逐渐缩小了。卵巢体积虽小，却是肿瘤最好发生的器官，在妇科3大恶性肿瘤中，卵巢癌发病率仅次于宫颈癌，位居第2。由于卵巢肿瘤深藏于盆腔，在子宫两侧，一般不易被发现，一旦出现明显症状时多已转移扩散，严重影响预后。

卵巢肿瘤临床表现隐蔽，就诊者70%~80%已属晚期，预后极差，5年生存率也只有30%~40%。

15岁前发现肿瘤，80%为恶性

卵巢恶性肿瘤可发生于任何年龄。卵巢上皮癌多发生在40岁以上，此时如出现不适，应特别警惕。但恶性生殖细胞肿瘤发病平均年龄为19岁，15岁前发现肿瘤，80%为恶性。这跟卵巢恶性肿瘤早期症状不多常被人们忽略有关。

大家不妨用“卵巢癌三联征”来记忆，除了年龄外，还有腹部不适感和卵巢功能障碍。腹部不适感包括消化不良、腹围增粗，尤其在进食后肠胃胀气。约2/3卵巢癌患者合并有腹水，肥胖妇女常被误认为是因脂肪增多所致。而卵巢功能障碍可表现为月经量增多或月经紊乱。卵巢上皮癌中尤其卵巢内膜样癌常有阴道不规则出血症状。内分泌功能障碍可表现为雌激素或雄激素分泌量过高。

首次手术更重要，据敏感性选辅疗

卵巢恶性肿瘤的治疗手术很关键，尤其是首次手术。专家强调，疑为恶性肿瘤应尽早剖腹探查，根据结果决定手术范围。晚期患者则应尽量争取手术，任何明显肿瘤病灶均应切除。

化疗是主要的辅助治疗手段。因卵巢恶性肿瘤对化疗较敏感，即使已广泛转移也能取得一定疗效。既可用于预防复发，也可用于手术未能全部切除者。晚期患者，化疗可使肿瘤缩小，为手术创造条件。另外，无性细胞瘤对放疗最敏感，颗粒细胞瘤中度敏感，上皮癌对放疗也有一定敏感性。无性细胞瘤即使是晚期患症，仍能取得较好疗效，放疗可作为手术和化疗的辅助治疗。

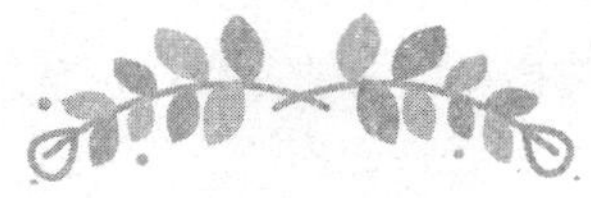

盆腔：女人千万要小心照看“聚宝盆”

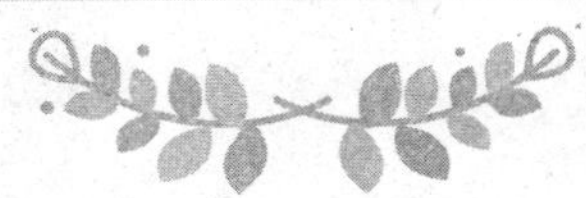

尿失禁关键是要锻炼盆底肌肉

田晓军｜北京大学第三医院泌尿外科副主任医师
种铁｜西安交通大学第二附属医院泌尿外科主任

女性盆骨就像一个没底的盆子，盆底肌肉就像是盆底的一块布，生育、肥胖、围绝经期雌激素缺乏都会导致这块“布”越来越松。这“盆底子”本来就没底儿，勉强就是一块布在拉扯着，可咳嗽、打喷嚏、大笑等外界刺激又让盆底肌肉这块重要的“布”松掉了，这尿就憋不住了。

“年纪轻轻的居然尿裤子了！猛的一个喷嚏都会让我瞬间出丑。”“和朋友家人聊天不敢大说大笑，就怕突然漏尿。天气一转热，身上总一股尿骚味，哪好意思跟别人走得近。”经常有人这样说着自己的痛苦，一般还都是四五十岁的女性朋友。

这些是典型的“女性压力性尿失禁”症状。压力性尿失禁是一种女性常见的慢性疾病，据调查，有2/3的女性会觉得尿失禁让人难以启齿，同时又不太影响身体健康，往往宁愿勤换裤子、用尿垫也不去看医生。其实，尿失禁可不是小毛病！

女性经常遗尿、漏尿，时间长了会引起湿疹、褥疮、皮肤感染、身体异味及泌尿系统炎症，进而引发焦虑、沮丧、自卑等不良情绪，甚至导致与朋友、家人的正常社交活动产生障碍。

这些“滴滴答答”的尴尬，多在产后和上了年纪的绝经期女性身上发生。由于经阴道分娩损伤和绝经等因素，盆腔底部的肌肉发生松弛，膀胱和尿道连接处位置下移，腹压增加时，如咳嗽、大笑、打喷嚏、奔跑，压力仅传至膀胱，而不能传向位置下移的尿道，膀胱和尿道的压力差就会导致尿液不由自主地流出来。

一般来说，轻度尿失禁发生在咳嗽和打喷嚏时，中度发生在“走路”等日常活动中，重度发生在站立位时。对于轻中度的尿失禁患者可采取药物和行为治疗，而对于重度的患者则需进行微创手术。

行为治疗的方法就是做盆底肌训练，收缩肛门、尿道、阴道，同时缓慢深吸气屏住，坚持5～10秒，然后放松。连续做15～30分钟，每日2～3次；或每天150～200次，6～8周为1个疗程。

如果你已经是个严重的尿失禁患者，建议及时进行手术治疗。在专业医生的指导下，手术治疗是可以彻底治愈尿失禁的！目前经阴道尿道中段悬吊术已逐渐取代了传统的开放手术，快速走路、站立引起的漏尿属于中重度尿失禁，患者可选择“尿道中段无张力悬带术”治疗。手术中用一条宽约1厘米的塑料网带，就能彻底治愈中重度尿失禁，手术只需在患者阴道前端极隐蔽的地方，开不到一厘米的小口，把带子放置在尿道下方，短短十几分钟的手术能彻底治愈中重度尿失禁。早上入院，中午手术，下午就能治愈回家，从此回到正常生活。

如果一直进行非手术治疗，但效果不好或者很难坚持；又或者已经确诊为中重度压力性尿失禁、生活质量很糟糕都可以选择“日间手术”，只需十几分钟就能彻底治愈。且还有那些尿失禁伴有盆腔脏器脱垂的患者，就需要在行盆底功能重建的同时行抗压力性尿失禁手术。

没事的时候可以做做缩肛运动，不仅可以预防子宫脱垂、尿失禁，还可以提高性生活的质量。我们走路或者与人交谈的时候就可以做。因为缩肛运动要求大腿和腹部肌肉处于放松状态，边做其他事情的时候边做锻炼，就说明我们是在放松的状态下，要不然就不能达到同步了。

慢性盆腔痛，诊断不容易

张震宇｜北京朝阳医院妇产科主任、主任医师、教授

“下面痛！”随着照相师的一声号令，做出捂肚子状，照片上的你瞬时变得风情万种，还有些惹人怜爱，范冰冰就曾在《快乐大本营》上说起这一招捂肚子的照相秘籍。可下面痛（慢性盆腔痛）没那么时尚，痛起来一点都不轻松，在影像学下找不着病灶。

慢性盆腔痛在哪？就在平时系腰带处往下，除去四肢的地方，即髂骨以下到会阴这一段距离。由于女性的盆腔较男性更为复杂，子宫等生殖器结构就像一个中空的蹦蹦床，为了吊起来这个“蹦蹦床”，盆腔的肌肉、筋膜的负担便出现了很多疼痛症状，有些疼痛在CT、MRI、B超检查时能找到病灶，手术除去病灶就能祛痛了，但这里说的慢性盆腔痛是指这些先进的影像学也找不到痕迹的盆腔疼痛。

诊断慢性盆腔痛，除了是找不到原因的盆腔疼痛外，还有时间和频率的要求。偶尔一次，只是身体调节反应，不能确诊。一般要6个月，有的反反复复，几乎每天都会出现疼痛；有的断断续续，疼两天，停两天，接着又疼；有的只是月经痛，只不过痛得非常厉害，甚至痛得打滚，要打哌替啶止痛，但月经完了也就没事了。

其实影像下见不到病灶并不是说就真的没有病灶，就比如说牙痛，牙齿坏了不一定会疼，只有露了神经，神经被刺激才会痛，慢性盆腔痛也是这样的。曾有一位23岁的女性患者，根本不能进行性生活，因为进行性生活时会很痛，即使是平时跳绳也会很痛，做了很多检查也找不到原因，后来发现是回盲部有个小的粘连，到医院剪开了就没事了。

那么，CT、MRI发现不了的病灶，怎么办？其实就是利用相当于圆珠笔笔芯粗细的迷你腹腔镜，沿着肚脐周围扎到腹腔中，试探性的在腹腔中刺激诱发疼痛，这能找着83.3%的影像学诊断为不明原因的慢性盆腔痛的疼痛病灶。

粘连、炎症、子宫内膜异位症是导致慢性盆腔痛的前几位原因。只有病灶达到一定程度才会被CT、MRI发现，如子宫内膜异位症形成囊肿后才能看到，如果只是个浸润型病灶就发现不了，这个时候迷你腹腔镜就有用武之地了。

慢性盆腔炎最爱懒女人

胡向丹｜广东省中医院妇科

慢性盆腔炎是个顽固病，当机体抵抗力下降时还可能会急性发作，不爱运动的懒女人最容易中招。平时，要从三个方面来调养。

不要久坐，学会多走动

患有慢性盆腔炎久治不愈，有个重要的原因，就是盆腔血液循环差。一旦长期血液循环不畅，就会导致静脉回流受阻，影响盆腔的子宫及附件的正常排毒功能，最终引发炎症。因此多按摩腹部，多走动一下，都有助于盆腔的血液循环。

我在刚毕业实习的时候，曾跟随一位50多岁的副主任医师学习，她有个习惯，就是看几个患者，就会站起来稍微活动一下。时间不会太久，患者也不会有意见。动作比较简单，无非是活动一下手脚，扭几下脖子。所有久坐的女性，都应该学会这招。

临睡前，常按两个穴位：次髎穴和三阴交穴

每晚临睡前每个穴位点按10～15分钟，以有酸、胀、热、麻等感觉为度。

三阴交穴是在脚踝骨的最高点往上三寸的地方。这个穴位可说是妇科病的特效穴，具有双向调节的作用，可根据自己体质，对机体产生有利的作用。次髎穴在臀部尾椎附近，只要有妇科问题，点按这个穴位都会产生较为明显的感觉。两个穴位搭配，有很好的疗效。

紧身裤，别再穿了

患有妇科炎症的女性最好少穿紧身裤，因为阴部会不透气，阴道排泄物积聚，也会引发阴道炎症，并诱发盆腔炎。同时，有些女性用碱性沐浴露清洗阴部，这样做会破坏阴部的酸碱平衡，使正常的乳酸杆菌生长受抑，导致阴道分泌物增多，诱发妇科炎症。

女性尿频试试中医招

和岚｜北京大学第三医院中医科副主任医师

拇指按摩三阴交穴

三阴交穴是脾、肝、肾三条经络相交汇的穴位，此穴是妇科疾病的克星，也是治疗女性泌尿生殖系统疾病的有效穴位，因此又被称为女人的穴位。它在我们小腿内侧，胫骨内侧缘，脚踝骨的最高点往上大约四横指的地方。

每天晚上5～7点，肾经当令之时，按揉此穴对缓解尿频疗效佳，同时还可以起到保养子宫和卵巢的作用。按摩时可正坐屈膝成直角取穴，用拇指顺时针方向按揉三阴交1分钟，然后再逆时针方向按揉1分钟，以局部有酸胀感为佳，每日1次即可。

温灸腹部两穴位

中极穴属膀胱之募穴，在此穴位温灸可缓解小便不利，遗溺不禁等症状。它位于我们肚脐下面4寸的位置，即将耻骨和肚脐连线五等分，每份长度为1寸。由下向上1/5处便为该穴。关元穴位于肚脐下面3寸处，具有培元固本、补益下焦之功，临床上也多用于治疗泌尿、生殖系统疾患。两穴可同时施灸，也可分别施灸。取穴时如采用仰卧的姿势，最好使用温灸器，避免烫伤。每穴灸3厘米左右长度的艾条为宜，与皮肤的距离以局部微微感到发热为度，每日1次即可。

四味中药代茶饮

尿频，中医辨证多为肾虚、湿热下注。服用补肾清热利湿的中药对缓解尿频症状有很好的疗效。比如，可将车前草、莲子心、金银花和枸杞子，按等比例配置，用沸水浸泡代茶饮用，待症状缓解停止即可。

枸杞子味甘、性平，具有补肝益肾之功效，中医常用它来治疗肝肾阴亏。车前草、莲子心、金银花具有解毒、利尿、杀菌的作用，最能清湿热，利小便。这几味中药配合起来，可扶正祛邪又不会上火，不仅可缓解尿频症状，而且还适用于预防和治疗急慢性阴道炎、尿道炎、女性尿道综合征等。

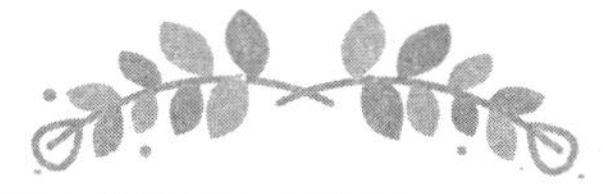

明白了子宫和宫颈，女性问题少一半

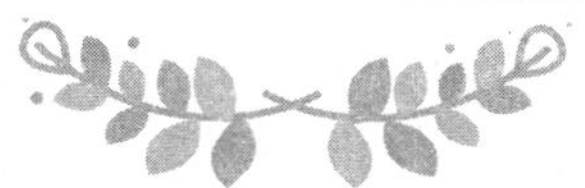

有子宫内膜炎不必过度惊慌

郁琦｜北京协和医院生殖内分泌主任医师

许多子宫内膜炎患者在诊治问题上常常都会陷入一个误区——过度使用抗生素治疗子宫内膜炎。

其实子宫内膜炎是子宫内膜结构发生的炎性改变，由于宫腔自身就有良好的引流条件及周期性内膜剥脱，像规律的月经现象等，因此子宫内膜的病原体极少有机会长期停留于子宫内膜处而形成炎症症状。也就是说，如果患上所谓的子宫内膜炎，真的不必过度惊慌！

但是有些患者常常杞人忧天，尤其有些患者，一听到这个病名，就觉得病入膏肓，殊不知宫腔本身良好的愈合能力能帮助患处自行修复健康。就像我们的皮肤如果破损，适度地涂抹紫药水等消毒药物，注意保持破损处的卫生，伤口是可以自己慢慢愈合的。但如果过度使用药物反复刺激患处反而不利于恢复，甚至还可能引发其他炎症。

在医疗领域，抗生素是治疗子宫内膜炎最常用的药物，适量地使用抗生素确实可以控制炎症的发展、扩散，提高消炎免疫的速度，促进子宫内膜炎症状的好转和恢复。但是，由于各种原因，目前有些医生往往没有把握好抗生素使用的量和度，过度使用抗生素治疗子宫内膜炎，在消灭病菌的同时，也会影响有益菌群，引起真菌阴道炎、过敏反应等各种不适，而不当的刮宫、宫腔灌洗等有创手术方法更是会对子宫甚至盆腔产生不可逆转的巨大危害。

一般来说，出现月经间歇期间下腹部坠胀痛、腰骶部酸痛、不规则出血、白带增多、痛经等情况，都可能是子宫内膜炎的信号灯，此时患者可以先尝试做一般性的处理，比如日常饮食中以流质或半流质易消化并含有高热量、高蛋白、多种维生素的食物为主，同时卧床休息，最好是半卧位，有利于宫腔分泌物流出，同时做下腹部热敷，保持大便通畅，这样可以减轻盆腔充血，并让毒素尽快排泄。坚持一段时间，或来一次月经之后子宫内膜炎可以自行修复。

当然，生活中注意科学避孕，避免人工流产以及不洁的性生活，有效预防子宫内膜炎是最重要的。像现在避孕成功率能达到99.9%的口服短效避孕药，不仅可以最小幅度的干扰女性生理，而且还可以让女性皮肤更细嫩，减少痤疮。如果每日服用嫌麻烦，也可以考虑安全期避孕、使用避孕套等方法。

患子宫肌瘤可常拍胸口

陈惊蛰 | 执业中医师

子宫肌瘤是女性最常见的一种良性肿瘤，一般没什么症状，少数可能会有阴道出血、腹部触及肿物以及压迫症状等。

一位40多岁的中年妇女，一次体检发现子宫里有3个直径1.5厘米左右的小肌瘤，她就开始忧心忡忡起来。其实，子宫肌瘤听起来好像是一种肿瘤疾病，实际上是内分泌失调引起的，主要由于体内的雌激素、孕激素过多，刺激子宫平滑肌细胞增殖导致。一般来说，患者到50岁左右绝经后，失去了激素的刺激，子宫肌瘤也有可能会消失。这类患者应每半年左右定期复查，看肌瘤有无变化。

对于治疗子宫肌瘤，这里有一个简单易行的办法，那就是经常拍打自己胸口。

常拍打自己的胸口，可以刺激穴位，起到宽胸理气的效果。研究发现，子宫肌瘤的另一个发病原因与情绪有关。临床发现75%～80%的子宫肌瘤患者在患病前后，都有情绪不畅的诱因，而且情绪问题越严重，患子宫肌瘤的症状就愈明显。所以多拍胸部，保持心情舒畅，绝对有益。

此外，用热水袋热敷也有一定效果。两个热水袋，一个放置于小腹部正中线上，另一个放在尾椎骨处，热敷半小时，每1～2天1次。月经期间需暂停，3个月为1个疗程。用热水袋热敷，省去了患者自己找穴位的麻烦，不过，这个方法需坚持几个月。

但并非每位患者都适合这种方法，若子宫肌瘤过多过大，或伴有其他症状，如月经过多、腹痛、排便不畅、尿频、不孕等，则需要进一步检查治疗。

子宫腺肌症越来越多

庞战军｜南方医科大学南方医院妇产科副主任医师

据国家卫生和计划生育委员会（简称卫计委）科学技术研究所发布的一组数据显示，中国每年人工流产人次多达1300万，位居世界第一，其中30岁以下的女性占一半以上，也就是600多万。随着人工流产、刮宫等手术的增多和流产逐渐年轻化，子宫腺肌症也渐渐在年轻女性中蔓延。

在我的门诊中，以前常发生在30～50岁以上已经有过生育经历的女性身上的子宫腺肌症，近年来却更多见于多次反复人工流产、刮宫、剖宫产手术的年轻女性身上。

通俗地讲，子宫腺肌症就是子宫的肌肉和腺体发生了毛病。子宫由三层组织组成，里面是子宫内膜，中间是肌肉，外面是一层和腹膜一样的浆膜。正常情况，子宫内膜应在肌层下面，它们之间有界限。但如果子宫内膜和表浅的肌肉层受到损伤，比如分娩、多次反复的人工流产和刮宫等，子宫内膜会“乘虚而入”。它们在子宫肌肉里生长发育，并刺激周围的肌细胞增生，就形成了子宫腺肌症。

在肌肉里的子宫内膜和正常的子宫内膜一样，随月经周期变化而出现周期性充血、水肿甚至出血，从而引起强烈的子宫收缩，产生剧烈下腹痛。如果您的痛经症状越来越严重，且常常延后，一般延迟8～12天，伴经量过多、月经失调、贫血和头晕、下腹部疼痛不适、坠胀和性交痛等情况，应尽早就医。

患者除了会产生持续性下腹痛、腰痛、痛经和肛门坠胀感等身体不适外，更严重时甚至会导致不孕，因此要给予足够的重视。但大家也别过于紧张，只要在医生的指导下积极治疗，是能治愈的。

子宫腺肌症的治疗手段较多，一般来说，要结合患者的年龄、症状及生育要求进行个体化选择，常应用手术、药物等方式进行综合性诊治。对于轻度症状，比如只感到下腹部轻微疼痛不适，可用布洛芬、吲哚美辛等抗炎止痛药来缓解症状，还可用雌三孕酮作为常规治疗药物，但停药后易复发。

若病情严重，则考虑首选切除子宫的手术治疗，以避免残留病灶。对于尚未生育的年轻女性，可选择做导管介入治疗，不但创伤小，能重复治疗，且能保证生育能力。从临床上看，介入治疗后3个月内有80%～90%患者的痛经能完全或基本消失，月经恢复正常，3～5个月内病灶明显缩小变软。另外，还可选择子宫腺肌病病灶切除术，一般术后3个月就可妊娠。

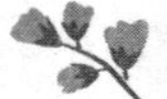

“桃花脸”要防子宫内膜癌

陈红敏｜河南省肿瘤医院妇瘤科副主任医师

平时，我们见着谁的脸“面如桃花”，会觉得这人气色极好。能永葆青春固然是好事，但一些年过花甲，依然面色红润的老太太，却是子宫内膜癌紧盯的对象。

雌激素太多惹事儿。众所周知，雌激素可使女性体内细胞生长迅速，新陈代谢旺盛，从内到外的器官都能保持青春，这就难怪老太太补雌激素也能面色红润了。可要是年过八旬，依然容光焕发，看起来比同龄人年轻，就证明她体内的雌激素仍然保持在一定水平。

但人体内正常的情况是，女性停经后体内雌激素和孕激素也会逐渐减少乃至消失。如果此时雌激素还在不断起作用，孕激素却没有作用，子宫内膜上皮细胞不断增生而无法脱落（年轻女性每个月都有月经其实是对子宫内膜的保护），久而久之就易患子宫内膜癌。85%～90%的子宫内膜癌患者，可能与雌激素水平过高，或孕激素水平不足有关，都属于雌激素依赖型。

经济条件好或成祸根。近20年来，在世界范围内，子宫内膜癌发病率呈逐年上升的趋势，40岁以下妇女中发病数由2/10万上升至40～50/10万，增长了20多倍。在欧美国家，该病已居女性生殖道恶性肿瘤首位。三高（高血压、高血脂、高血糖）是“富人病”，而子宫内膜癌也是如此，经济收入越高，文化水平越高的妇女，越容易患此病。

一方面，经济条件好的女性在更年期前后，通常会服用滋补的保养品等达到补充雌激素的目的；另一方面，她们体力活动少，易摄入过多的脂肪，而在体内积存过多的脂肪，也会增加雌激素的储存，这都为日后的子宫健康埋下了安全隐患。

绝经期月经改变莫迟疑。需要着重提醒的是，现在很多人会自我保健，别认为只是食补就大意，应在医生的指导下服用含雌激素的保养品等，切勿泛用、滥用。要重视围绝经期的月经改变，绝经后阴道出血、排液要立刻就医，莫迟疑；有高危因素者定期去专科医院检查。

如果长期月经紊乱及绝经后阴道出血，应及时就诊。一旦确诊为子宫内膜癌，应以手术为主，辅以放疗、化疗、激素用药等手段，早期患者经过规范的治疗，5年生存率可达90%以上，中晚期患者也可获得良好的疗效。

宫颈是个是非地

黄欲晓｜中国中医科学院西苑医院妇科副主任医师

对于女性来说，宫颈是个“是非之地”，常隐藏多种疾病，诸如宫颈糜烂、宫颈癌等，又因其“娇贵”得很，不能随意“折腾”，因此在采取治疗措施前，一定要诊断明确才行。一般来说，宫颈疾病的诊断有个“三步曲”。

第一步：查细胞

即TCT薄层液基细胞学检测，这种诊断方法相对简单、无创，就是通过工具在宫颈上取一些组织即可，一般人不会感到疼痛，少数人会有少量分泌物或出血，但都无碍。这种方法是对宫颈疾病的初筛，建议成年女性每年妇检时做1次。

检查时应避开经期，检查前后1周不要有性生活，不要阴部上药等。

如检查结果有异样，建议再做个HPV（人乳头瘤病毒）检测，结合两者的结果，可判断是要随诊，还是直接手术，还是需进一步做阴道镜检查。

第二步：阴道镜

对患者来说，阴道镜和前种检查方法的感受差不多，都不太痛，不同的是，阴道镜检查创伤会大些，因此会有出血，需压上棉球止血，且检查后两周到一个月内禁止同房。

阴道镜除能放大组织细胞外，更重要的是取出组织细胞做活检，同时，通过染液（正常与病变部位的反应不同）来发现病灶部位，针对性地取组织细胞。一般来说，通过阴道镜就能判断宫颈病变的部位和类型了，接下来就是选择治疗手段。

第三步：做锥切

这既是一种治疗手段，也是一种诊断手段，是一种术后的组织活检。具体原理就是，在病变部位切个圆下来，既达到治疗目的，又能做更准确的活检，同时能发现切除的范围是否合适。

宫颈糜烂的自我辨护

谭先杰｜北京协和医院妇科主任医师、教授

几乎每个育龄女性都会被宫颈糜烂骚扰，尤其是那些准备怀孕的女性，更有一种宫颈糜烂恐惧症。请看北京协和医院专家为这种常见病写的小传，对其有了充分的了解，就可以不必恐慌了。

人们称我为“宫颈糜烂”，我很不自然。因为“糜烂”总让人产生生活作风之类的联想。实际上，糜烂的严重程度与是否有多个性伙伴并没有直接的联系。换句话说，一个性伴可以使宫颈很“糜烂”，而有多个性伙伴，宫颈未必“糜烂”。

以前，很多人都认为宫颈糜烂是宫颈炎症这一黑恶家族的骨干，其他成员还包括急性宫颈炎（宫颈充血水肿、白带多，异味等）、慢性宫颈炎（白带多，有异味）、宫颈纳氏囊肿和宫颈息肉等。甚至还认为，如果不治疗会成为宫颈癌。

目前，我的日子稍微好过一些。新的观点认为，宫颈糜烂并非真正的病。它很可能是女性宫颈的生理改变，权威专家甚至建议废弃“宫颈糜烂”这一疾病名称。但是，不用说您本人，很多医生还不能接受这一观点。

另外，对于宫颈糜烂会发展为宫颈癌的观点，目前也进行了修正。实际上，引起宫颈糜烂的原因有多种（病毒的、细菌的、激素的、物理或化学的因素），而宫颈癌则是感染了人乳头瘤病毒（HPV）这种特殊的病毒的结果。换句话说，宫颈癌或癌前病变可以表现为宫颈糜烂，但只有由HPV感染导致的糜烂才会发展成为宫颈癌。

我承认，人们重视宫颈糜烂是绝对正确的，主要原因在于，宫颈糜烂与宫颈的癌前病变或宫颈癌，在肉眼检查上很难区分。因此，对于宫颈糜烂，在进行治疗前，都要先做宫颈防癌检查，排除宫颈癌前病变和宫颈癌。

当然，如果我引起了令你难受或难堪的症状，如白带多、白带带血、性交后出血，合并感染引起白带异味或引起不孕等，还是应该治疗。目前对于宫颈糜烂的治疗方法主要包括药物和物理治疗（冷冻、电凝、激光和微波等）。轻度糜烂，药物有一定效果。中度到重度的宫颈糜烂通常需要物理治疗。再次强调，治疗前需要做宫颈防癌检查。

至于那些名字动听的、价格数千甚至上万的治疗宫颈糜烂的高科技方法，除非您是十分有钱，缓缓也罢！

HPV——人乳头瘤病毒的自述

谭先杰｜北京协和医院妇产科主任医师

我是HPV，中文名字是人乳头瘤病毒，我成就了德国人豪森，他发现HPV与宫颈癌存在明确的因果关系，并由此获得2008年度诺贝尔医学奖。我的家族成员很多，有100多个，但实际上给宫颈造成麻烦的多半是HPV16和HPV18。

我只在宫颈上闹出点事儿，只要你2年做1次宫颈癌筛查，我便难成大事。我是如何缠上你的，很多时候真是不清楚。通常是通过性行为，但接触不干净的卫生洁具和用品后也可能沾染上我。并不是一沾上我，就会得宫颈癌。只有长期、持续、高负荷地与我亲密接触，才会引起宫颈的癌前病变和宫颈癌。

据说，40%的女性在一生中的某个时期都会与我有过接触，但我通常作为访客出现，多半自动离开。但如果你的状态不好（免疫能力下降）、环境适宜（多个性伴、不洁性生活），我就有可能定居了。

当宫颈薄层液基细胞学检测（TCT）提示有意义不明的非典型鳞状细胞（ASCUS）时，要进行HPV检测。如果检测HPV阴性，表明我不在现场，半年之后复查TCT即可；如果是HPV阳性，证实我在现场，你就需要进一步检查，就要做阴道镜和活检。如果是宫颈细胞学检查结果是比ASCUS更严重的病变，那我基本可以自首了，因为一般都会是阳性，检查只是为了留底备案而已。

对我进行调查有三个途径：一是宫颈薄层液基细胞学检测（TCT）报告单上会提示，但这不是很准确；二是其他方法，比如HPV16， HPV18阳性；三是杂交捕获的人乳头瘤病毒检查（HC2），除了报阳性之外，还报具体数值，是目前最先进的检查方法。

如果准备怀孕的女性染上我，我建议你还是先把我的“大部队”打发走了，即HPV值明显降低之后再怀孕。目前还没有口服药物能对付我。在宫颈局部使用干扰素可能有一定效果。西方国家已经开发了新式武器，即治疗性HPV疫苗和预防性HPV疫苗（主要针对HPV16和HPV18）。据他们官方发布的消息，效果还是不错的。

Tips

最隐秘的宫颈事故

尖锐湿疣。感染HPV之后有3周至6个月的潜伏期。随着时间的推移，当出现白带增多、分泌物有异味、性生活后有出血等情况后，患者才会就诊。

解决之道：HPV多数通过性生活传播，但如果在日常生活中接触了带有HPV的浴巾、浴缸和坐便器等物品，并将病毒带入生殖器等黏膜部位，感染就有可能发生。但也不用过于紧张，一般情况下，相应的治疗和人体自身的免疫反应有可能把病毒清除。

HPV检测，你做了吗

郎景和｜中华医学会妇产科学会主任委员、北京协和医院妇产科主任

“你30岁了，还没做过HPV（人乳头瘤病毒）检测，要知道这种病毒是目前确认的第一个子宫颈癌的主要诱因。”

我迫切地想告诉广大女性，一辈子做1次HPV检测，就能减少5倍的患癌风险。最新调查结果显示，城市医院门诊患者HPV感染率为21.82%，也就是说5个女性中，就有1个是HPV的感染者，在深圳等沿海发达城市，差不多3个女性就有1个感染者，感染高峰年龄主要集中在18～30岁、33～40岁这两个年龄段。

当然，感染了HPV并不等于就一定会患上子宫颈癌，大部分人在1年的时间里，会靠自身免疫力把病毒清除掉。但如果你已经感染了，又在不知情的情况下出现免疫力降低，吸烟或有多个性伴侣，就会导致持续感染，极有可能诱发子宫颈癌。

只要是有过性生活的女性，特别是感染高峰期的人，都应该去医院做个HPV DNA筛查检测，虽然目前这个检测项目还没进入医保，但此项检查非常有必要。仅需查一次，如果结果是阴性的，宫颈涂片检查也是阴性，5年内发生子宫颈癌的风险几乎为零。

据了解，目前全国范围内的三甲医院都可以做HPV DNA筛查检测，每次价格在300元左右。

3招狙击HPV

张瑞芬｜中国科学院微生物研究所，博士
高雨农｜北京大学肿瘤医院妇科主任医师

HPV有3大特点：娇弱、短命、高危，根据这3大特点，专家给出3点建议进行保护。

娇弱：离开人体后几十分钟就失去传染性
支招：勤清洗

环境中发现HPV人们没必要恐慌，因为环境中充满了各种病毒。其实HPV很娇贵，它只存活在人体细胞中，离开人体后，大概几十分钟内就会失去传染性。勤洗手，这是应对环境中的HPV的有效办法。

其实HPV有100多种型别，只有十几种型有致癌性，而导致子宫颈癌的HPV主要是通过性接触感染，所以，安全性行为很重要。

短命：人体免疫系统能清除
支招：均衡饮食，适量运动

如第一道防线没有守好，感染了HPV也不用太过担心。60%～70%的女性，在其一生中都感染过HPV。但人体有强大的免疫能力，通常70%～80%的感染者会在一年之内靠自身免疫系统把HPV杀灭掉，只有少数免疫机能比较脆弱的感染者，无法消灭HPV，造成持续感染。而均衡饮食、运动习惯、安全性行为都可以增强人体的免疫力。

高危：“两多两早女性是高危人群”
支招：做HPV检测

生育年龄早、性生活开始早、多产、多个性伴侣等都是HPV感染的高危因素。有性生活史的女性都应主动去做HPV检测。没有被HPV感染的人群可隔3年再做此项检查。如发现感染了病毒，可做子宫颈涂片检查，看有无异常的子宫颈细胞。如没有，应每年复查这两项，及时发现异常，可将子宫颈癌消灭在萌芽状态。

宫颈癌“偏爱”哪些女性

史宏晖 | 北京协和医院妇产科主任医师

宫颈癌是威胁女性健康的一大杀手，影视明星李媛媛和梅艳芳就是被宫颈癌夺去了生命。有98%以上的宫颈疾病患者体内存在人乳头瘤病毒HPV，它是引起宫颈疾病及宫颈癌前病变的主要因素。HPV感染多数是通过性生活传播的。女性感染这种病毒后，最坏的结果是可能导致宫颈癌。宫颈癌也有“偏爱”的人群。

早熟型女性：过早地开始性生活的女孩通常于生理上也会表现为性器官的早熟，这样就会在无形中增加了患病的概率。未成年女性更要懂得保护好自己。

享情型女性：这类女性日常生活中保持着频繁的性生活，并且对性生活有着美好的期待和活跃的要求，这样就更应该懂得保养和保护自己的私密部位不受疾病袭击，注意控制性生活的频率。

开放型女性：如果你的性伴侣超过1个，除了你自己要每年做HPV筛查，你还必须确认你的所有性伴侣没有HPV感染的情况。

忍让型女性：这类女性的配偶有其他性伴侣。为了避免感染疾患，要做到督促自己和爱人及时进行HPV筛查。

自我型女性：比较自我的女人有时会难于改掉生活中的恶习，比如吸烟、喝酒、夜生活，这样的生活习惯将导致免疫力的下降，最终增加患病的几率。定期检查起码可以做到自我保护。

不过，有这些习性的女士也不用过于担心，因为从宫颈癌前病变发展成为宫颈癌一般要经过10年左右。如果在病变早期就发现和治疗，治愈率几乎是100%。而且，宫颈癌最常见的表现是性交后出血，阴道不正常的出血，以及恶臭的阴道分泌物。平时对自己的身体多上心，生活多注意观察，需要的检测不要少，是可以及时治疗好的。

宫颈癌预防两个坎儿——11和21

侯朝晖｜空军总医院妇产科副主任医师
傅华｜复旦大学健康传播研究所负责人、教授

宫颈癌，不只是生育期妇女的事，女孩从青少年期开始就要有保护意识了。我国宫颈癌的发生率高达发达国家的6倍。很少有肿瘤像宫颈癌这样明确病因是由病毒HPV感

染后引发的。世界卫生组织（WHO）将人的10～24岁定义为青少年，HPV感染的高峰年龄段恰恰多为青少年阶段。其中，11岁和21岁是两个重要的坎儿，即11岁开始防，21岁开始查。

11岁开始防

青少年从11岁就应该有防患宫颈癌的意识。这既与青少年的宫颈外口细胞的基本生理状况有关，也和青少年首次性交年龄提前、多性伴等社会因素有关。因此WHO推荐宫颈癌高发国家的政府将HPV疫苗纳入到国家免疫计划中，而美国CDC则推荐对11～12岁的女性接种疫苗。

而针对我国情况，在我国目前HPV疫苗还未正式上市的现状下，针对HPV感染相关危险行为的健康教育和对宫颈癌的持续监测是控制HPV感染综合策略的重要组成部分。目前是，中国青少年对HPV的认知不容乐观。高中生听说过HPV的只有10.1%，大学生知晓HPV的也仅占43.0%。此外，关于HPV还有很多认识短板。

比如，没有性行为不等于不感染HPV，HPV的传播还可通过直接接触感染，其几率比艾滋病病毒感染要大得多。如，如厕、沐浴时不经意接触到带有HPV的浴巾等都会感染。”因此，养成良好的卫生习惯可以降低感染HPV的可能。夏季游泳时，始终穿鞋走在公共更衣室、淋浴区和游泳池区；确保卫生设施被彻底清洁，不要与任何带疣者共用毛巾等。

21岁开始筛查

美国阴道镜和宫颈病理学会指南（ASCCP）和美国肿瘤学临床实践指南（NCCN）都建议：宫颈癌筛查的起始年龄为21岁（年龄21～65岁、性生活≥3年），应避免对年龄＜21岁的女性进行筛查。其原因是这些女性罹患宫颈癌风险很低，相反，筛查可能导致不必要的检查和治疗，部分治疗甚至有害。如果对年龄＜21岁进行筛查，应将患者转至有经验的阴道镜医生进行诊疗。

宫颈癌治疗或分而待之。“历来我们都是把宫颈癌只简单地看成一种疾病来治疗，”在一份新闻稿中，哈佛医学院医学讲师，Dana-Farber癌症研究所苏珊F.史密斯妇癌研究中心的肿瘤学家阿列克谢•赖特博士说，“但我们的研究结果表明，部分患者死亡风险更高，但如果给予更多针对性治疗，结果可能大不一样”。

赖特和他的同事们分析了80位子宫颈癌患者的肿瘤细胞中的DNA（40例腺癌和40

例鳞状细胞癌）后发现，不同的宫颈癌患者亚群的识别和定位，无论在早期和晚期都可能帮助提高治疗效果。

防宫颈癌别做“三不女”

魏丽惠 | 北京大学人民医院妇产科主任、中华医学会妇产科学分会副主任委员

宫颈癌是目前人类所有癌症中唯一病因明确（前文提到过：由高危型HPV感染引起），通过早期预防和治疗完全可以消灭的癌症，很多宫颈癌前病变在门诊即可筛查、诊断，发现后可以及时治疗，但不少患者对这个病却是不查、不治、不防的态度。

不查：不重视或怕坏名声
解决：30岁后定期查

在河北省丰宁地区，我带领团队在那里开展了宫颈癌筛查调查，结果85%的妇女从没做过筛查，在内蒙古也遇到类似情况。这也只是全国一个缩影，不少地区的女性一生中都没做过宫颈癌筛查，尤其在农村、偏远地区更为普遍。

原因是很多人受传统观念影响，觉得这个病坏名声，行为不轨才会得，这跟原来强调早孕、早产、多性伴侣有一定关系，但最终致病原因，即HPV病毒是无孔不入的，只要有条件都能传染，并非只有性生活一种途径，而且80%的人在30岁以前都会感染，但绝大部分是一过性感染，可以通过自身免疫力消灭HPV。只有30岁以后，特别是35岁以后，高危型HPV长期持续感染，可导致宫颈癌发生。从HPV感染后到宫颈癌发生是个漫长的时间，经过10年或更长的时间，从高危型HPV持续感染，到出现宫颈癌前病变，再到发生宫颈癌。

因此，只要是有性生活女性，均应进行宫颈癌筛查。由于宫颈癌高发龄在35岁以后，对于35～65岁妇女均应定期进行宫颈癌筛查，如果定期筛查没发现问题，可在65岁以后停止筛查。我国一些地区制定筛查范围在35～59岁。目前，推荐采用的宫颈癌筛查方法是液基细胞检测，也是国际卫生组织确定的宫颈癌筛查最常用的检测方法。可

克服传统巴氏涂片局限性，避免癌前病变漏诊和误诊，癌前病变检出率比传统高出64.4%，更准确诊断出宫颈癌早期病变。如果能用细胞学和高危型HPV联合筛查，准确率更高，但费用也相应增加。

检查时间是：30岁前建议每两年查1次；30岁以上如果连续3年正常、HPV检测阴性及没宫颈病变史可将检查间隔延长至3年。

不治：八成患者被拖成浸润癌
解决：避免多次感染

很多患者对宫颈癌前病变并不怎么了解，有炎症时会先选择自己到药店买些药品使用，而不是及时到医院检查，这样就导致一些患者到确诊的时候就已经是浸润癌了。

宫颈癌的癌变过程其实是一个缓慢的进展过程，从宫颈HPV感染到宫颈浸润癌一般需要10年或者更长的时间，如果在癌前病变时期得到及时诊治，就能避免病变发展为威胁生命的浸润性癌，因此查出宫颈病变就应及时治疗。

如果只是查出HPV阳性也不必过于紧张，可以定期复查，但对于多次筛查细胞学或HPV异常者，或是其他致病因素存在的人来说，则是发生宫颈癌前病变或宫颈癌的高风险人群。

目前尚无治疗HPV感染的特效药，可用些抑制病毒的药，如干扰素等来增强自身免疫力抵抗病毒，还有就是尽早注射宫颈癌疫苗。

不防：或加速宫颈癌变速度
解决：定期筛查、注意卫生

对于宫颈癌，不少女性是没有防范意识的，一方面没有定期去正规医疗机构做查体，另一方面也是因为自己缺乏相关的健康知识，不知道该如何防范。

对于年轻的女性来说，如果性生活开始的时间过早，性伴侣过多，生育年龄又较小，宫颈上皮细胞在HPV持续感染后，可以从发生非典型增生再转变为癌变。因此，预防的方法就是不要过早地开始性生活，同时注意个人卫生，保持会阴清洁，注意性生活卫生，戴好避孕套等；有过性行为的女性，最好每年去做一次宫颈癌的筛查。

另外，城市弱势妇女，如流动人口中的妇女们，往往缺乏定期的宫颈癌筛查条件，也有罹患宫颈癌的风险。这类女性则要每年定期做妇科检查，如果发现癌变或者癌前病变，就应尽早到医院去治疗。

延伸阅读

妇检比美容更重要

史宏晖｜北京协和医院妇科主任医师、教授

发病率升高、年轻化、就诊不及时，这三大特点在妇科肿瘤中越来越突出。而且因为就诊不及时，门诊中十个肿瘤患者中就有一个是恶性。女人一定要关爱自己，要明白妇检比美容更重要。妇检，不仅包括定期去医院体检，更强调对自我健康的日常检查。

自检：留意妇科肿瘤四大警报

出血。除正常月经以外的出血，无论是时间的改变，还是血量的改变都要警惕。比如阴道癌、宫颈癌，早期的表现之一就是性交后或接触后出血。

异味。阴道分泌物如果出现异味，也可能是宫颈癌、子宫肌瘤、输卵管癌等的早期信号。

疼痛。当出现性交痛、下腹部、腰背部、骶尾疼痛，要及时就医。

肿块。和乳腺癌一样，妇科肿瘤也能通过自摸的方式早期发现。建议每周做一次，方法很简单，早起排空大小便后，平卧在床上，弯曲双膝，放松腹部，用双手在下腹部按触，由浅到深，从左到右，感触是否有肿物。

很多女性朋友认为，出血、异味是小问题，炎症也能引起，并非都是肿瘤所致，总是放松警惕。

为保险起见，建议还是去医院做进一步的检查。如果自检出现肿块，说明肿瘤的体积已经比较大了。

体检：宫颈刮片检查（TCT）不能忘

有一些妇科肿瘤，如卵巢肿瘤和宫颈癌，早期没有症状，需要靠定期体检来预防。对于有性生活的女性来说，不论有没有不适的感觉，每年都要做一次常规妇科体检。

其中，宫颈刮片能发现宫颈有无癌前病变，如果能同时检查有无人乳头瘤病毒

（HPV）感染更好，若HPV检测结果是阴性的，同时细胞也没有发生任何病变，今后3年都不需再做类似检查。

需要提醒的是，妇检不要在月经期间做，检查前24小时内不要有性生活，3天内不要冲洗阴道或使用阴道内药物。

妇科病多是夫妻病

著名作家柯云路

我在这些年对疾病的考察研究中发现，大量的妇科病都与夫妻生活、夫妻感情有关。妇科病在一定意义上是“夫妻病”。

我曾在一次活动中认识一位女记者。我看了她第一眼，便说：“你有妇科病。”她很惊讶：“您怎么知道？”然后她承认，她是有妇科病，而且是子宫肌瘤。我又指出了她子宫肌瘤的具体情况，她十分震惊，问该怎么治疗？

我说，先要搞清病因。我让她讲讲自己的家庭情况，从夫妻关系讲起。她承认，她与丈夫一年多前感情开始破裂，很痛苦。而从与丈夫感情破裂开始，她就感觉自己妇科不太好，没过多久检查发现子宫肌瘤，而此前体检一切正常。我告诉她，子宫肌瘤是她的潜意识、无意识制造出来的，潜意识中用疾病的假相掩盖了夫妻关系破裂的真相。如果能放下心病正确对待生活，配合相关治疗，身体更易恢复。

她这样做了，几个月后再见到她，已是红光满面，光彩照人。

Chapter 3

产科医生讲：孕、产、哺，好妈妈有学问

想当妈，孕前准备不可少

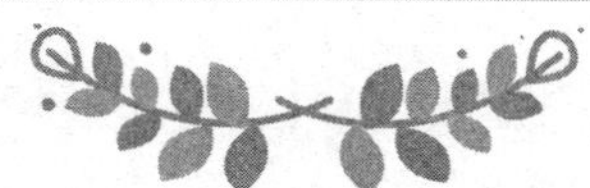

常憋尿易不孕

吴小军｜第三军医大学西南医院泌尿外科副教授，副主任医师，医学博士后

众所周知，长时间憋尿不好，但大家或许不知道，女性常憋尿，对受孕能力也会有影响。

29岁的赵女士结婚已近6年，想要孩子但一直未能如愿。到医院检查，被确诊为子宫内膜异位症。医生分析，造成这种状况的祸根就是长时间憋尿。

因为赵女士是商场的收银员，商场的制度和急于缴费的顾客排长队，使她没法随时上洗手间，有尿意总得强忍着。

长时间憋尿，不仅“考验”膀胱的收缩能力，也会压迫与其紧密相连的子宫，对女性健康有不利影响。女性憋尿有可能引起痛经、子宫位置偏移等问题，影响女性受孕能力。

人的膀胱有很强的收缩能力，但即便它的收缩能力很强，也千万别让它“胀得厉害”。正常膀胱内的收缩变化可达1000倍，可装下1000毫升以上液体。由于膀胱的伸缩性很大，很多女性总觉得“胀一会儿尿”没什么大不了，感觉还能“憋”一阵子。

在女性长时间憋尿过程中，过度膨胀的膀胱会紧密压迫旁边的子宫，有可能引起一些女性疾病。女性的内生殖器官与膀胱都位于盆腔内，子宫位于膀胱后面。长时间憋尿使膀胱充盈，充盈的膀胱便会压迫子宫，使子宫向后倾斜。如子宫后倾过多难以复位，会妨碍子宫血液循环，可导致痛经，严重的甚至会引起不孕。

同时，长时间憋尿对于膀胱肌肉的伸缩性有很大损坏，就像弹簧一样，有限度的伸缩影响不大，但长时间过度的压迫，就会对它本身的结构产生致命的损坏。

很多中年女性总是憋不住尿或者有了尿却感觉不到尿意，都与膀胱伸缩能力受到破坏有关。所以，年轻女性一定不要长时间憋尿，避免影响生育功能和膀胱的正常功能。

治不孕的几个误区

陈智勤 | 上海第一妇婴保健院生殖医学中心主治医师

俗话说，病急乱投医，尤其是对于求子心切的不孕夫妻来说，恨不得尝试一切办法，于是免不了走些弯路，在此写下这篇文章，希望能对那些正为不孕而烦恼的朋友有所帮助。

重治疗，轻检查

小丽结婚3年，一直未能怀孕，看了许多医院，均未见效。索性自己买药吃，服了不少药物，可还是没怀孕，她尝到了“造人”难的滋味。

治病重要的是确诊，只有明确诊断才能对症下药。盲目治疗，不仅浪费钱财，还可能引起耐药性，出现副作用。

一般来说，正常同居两年未孕的属不孕，需要检查发育是否正常、内分泌系统是否正常、生殖器官有无病变、精神有无异常、全身有无其他重大疾病等，任何一个环节出现毛病，都有可能导致不孕。

频繁更换医院、医生

治疗三四个月没有妊娠，听说哪里或哪位医生比较好，马上更换，导致诊疗过程的连续性中断。不孕诊治是个比较复杂的过程，所以和医生良好沟通进行方案的制订和调整是非常重要的，一旦更换，实际上是重新开始，有时适得其反。

治疗不连贯

小季婚后3年，经查是黄体功能不全引起不孕。她性子特急，总希望立竿见影，药到病除。如治疗1个月不见效，就非换大夫不可，1年换好几家医院，春来冬去，依然不孕。她埋怨大夫无能、药物不灵，整天忧心忡忡、焦虑万分。

其实，不孕症的治疗是按周期进行的，特别是内分泌失调的，更不能含糊。譬如卵巢功能低下、黄体功能不全、多囊卵巢综合征、子宫发育不良等，往往需几个周期，绝非一朝一夕。

另外，急性盆腔炎所致的输卵管阻塞、积水，治疗时更宜一鼓作气，防止转为慢性，避免功亏一篑。服雌激素、孕激素时，随意停药还会致月经失调、不规则阴道出血；促排卵药间断服用，则常常前功尽弃。

孕育常识有误解

小王结婚4年，前两年与丈夫两地分居，一直未孕，后调到一块，共同生活后还是没怀，看了不少大夫，没查出啥毛病，只是小王有时排卵有时不排。问了不少朋友，都说两次月经中间是排卵期。于是夫妻俩养精蓄锐，只等此时过性生活。半年多过去，月经照常来。一问大夫，方知排卵时间计算有误。

月经期有长有短，周期也不尽一致。上述方法仅适用于月经28天者，而月经周期非常准确的并不多见。确切的判断方法是下次月经前的14天（13～15天）为排卵期。如果月经周期34天，排卵期不是第17天，而是第21天前后。小王的月经周期是34～36天，所算时间显然错误。

自己查资料，与患友交流，自己制订治疗方案

如果遇到通情达理的医生，会仔细与你解释或更正，如果遇到不耐心不愿多解释的医生往往按患者要求简单处理，并未达到良好效果，若是遇上态度不好的医生还可能说上一句类似“你是医生还是我是医生“的话。例如，有些患者没有经过仔细问诊、妇科检查等，可以主动要求检查某些项目、主动要求监测排卵、要求做子宫输卵管造影等。

过度依赖于理论知识、网络信息

一则网络知识有真有假，即使是正确的也存在适用性的问题，并不适合每一个具体的案例，切忌断章取义，自身对照，找出一大堆可能的原因并自己寻求出相应的治疗措施。医学是一门实践性的科学，不联系自身情况机械地套用会欲速则不达，可谓纸上谈兵。

轻信秘方延误病情

小张是个老实人，没有主见。婚后两年不孕的她，急得不行，一见到“家传秘方”“包治不孕”之类广告，就非得去碰碰运气。“碰”了多少次，可运气始终没来，原来正常的月经周期也乱了套。

不孕的原因非常复杂，有内分泌性、心理性等诸多因素，偏方、秘方只是经验方，它没有针对性，并不是对每个人都有效，有时反而会耽误病情，延误治疗。而且，目前来说，还没有任何一种方法适用于所有的不孕症患者。

把看不孕症当做生活的全部，忽略了生活中其他的事宜和情感

例如，忽略了工作、学习，拒绝参加同事间的活动，厌倦了休闲活动，甚至只在所谓的排卵期为了怀孕的目的才有夫妻生活，不仅造成生活状态的紧张，也失去了更多的机会，而事实上卵泡发育及排卵虽然有一定规律，但在性爱高潮时有时会激发排卵，称为“应急排卵”，这种情况并不少见，这就是有些夫妇“安全期避孕”失败的原因。

不孕原因不一定在一方

小金结婚两年一直没孩子。她很有耐心，看不孕症从不嫌烦，药服了一轮又一轮，就是不见“动静”，再就诊时，医生让丈夫去检查精液常规，小金婆婆满脸不悦：“我儿子从来没有什么病。”检查结果出来后，诊断小金丈夫是少精症，此时自称为“健壮”的他顿开茅塞，却又后悔不已。

不孕症是男女双方的事，初诊就应双方就医，即便再健康的男性，也要检查一下，身体外表健壮与否和生育能力无必然的因果关系。而且，男性检查比起女性更简便，化验一下精液常规即可。

据临床不孕症资料统计，原因在男性者占30%～40%，在女性者占45%～55%，男女双方原因占15%～25%。不孕症患者的丈夫，不可过于自信，不要因无明显疾病而逃避必要的检查。

夫妻沟通配合不好

特别是一方有问题而另一方检查正常时，不要指责埋怨。筛查不孕原因时，男性要主动配合进行一些检查，另一方面，男性由于受到各种不良生活习惯、环境影响及心理

压力等，精液的质量或性功能有障碍时，女性一定要积极鼓励男性到泌尿男科就诊治疗，目前男性的大部分生育障碍可以进行治疗或是借助辅助生育技术完成生育后代的愿望。

我还想告诉不孕患者的是，要防止两种极端：一种是没有大的问题，过早过度干预，会引起不必要的负担，而且还会影响生活质量；另一种是发现明确的病因，没有给予足够的重视和积极的行动，如合并子宫内膜异位、合并子宫肌瘤、输卵管条件不良、高龄等因素，这些情况下妊娠有一定难度，也可能使妊娠期存在一定风险，但如果有生育的愿望，就应该有坚强的信心、科学的态度和积极的行动，趁热打铁。

大龄女怀孕四道坎

朱宏中｜医科副主任医师
胡卫红｜武警总医院妇产科主任医师

最近，51岁的香港著名演员刘德华与46岁的妻子终于喜获小龙女，让刘德华热泪盈眶，因为等这一天等得太久了。这也难怪，女人年纪到了一定岁数，即便外表还能保持光鲜，但不是意味着外表青春就真的能年轻不老，体内的雌激素减少和卵巢功能的自然衰退是不可避免的，自然就增加了大龄女难怀孕的概率。

第一道坎：年龄越大受孕概率越低

女性的年龄和生育功能是反比关系，年龄越大生育功能越低，一般女性在35岁以后体内雌激素水平便开始走下坡路了，卵巢功能、卵子质量都在下降，生育机能呈减弱趋势。

支招：女性最佳生育年龄段是23～30岁，第一胎建议在30岁之前生育。这一时期女性全身发育完全成熟，卵子质量高，若怀胎生育，分娩危险小，胎儿生长发育好，早产、畸形儿和痴呆儿的发生率最低。

第二道坎：卵巢功能衰退难怀孕

很多人都觉得女人老了，卵巢功能衰退才会怀不上孩子，可是明星们保养得皮肤白皙细腻，怎么也会难怀孕呢?

在正常情况下，女性的年龄越大卵巢功能相应变差，但现在由于工作生活压力大，20几岁的俏丽脸庞却拥有四十几岁的苍老卵巢，在临床上也出现了很多例，卵巢早衰主要症状是出现月经稀少或停经。

现在市面上涌现出大量打着“卵巢保养”噱头的产品，精油按摩、保养SPA、卵巢保健品等，其实都缺乏科学依据，非常不安全，目前没有任何药物、方法能够非常有效地缓解卵巢早衰。

支招：对于早衰的女性，可以通过针灸疗法或服用DHEA来进行缓解，延缓衰老。“DHEA”是弱雄性激素，可通过调节内分泌机制来改善卵巢功能，从而提高卵子质量促进受孕概率。

第三道坎：焦虑紧张影响受孕

临床上有10%的不孕不育患者其实都是求子心切，精神压力大造成的，精神紧张会导致生殖功能失调，女性会出现排卵异常或不排卵、闭经、功能性子宫出血、宫颈黏液黏稠不利于精子穿透等情况。

支招：中医认为“七情致病”，很多不孕不育夫妻检查了一圈，身体机能都正常但就是无法怀孕，其实就是情绪问题，往往在几味中药的调剂下很快就成功受孕了，主要是心结打开，情绪化解了。所以有时候治病要先治心病。

第四道坎：肾气不足也难孕

现在人生活压力大，起居无规律很容易伤肾，记忆力减退、脱发、睡眠不佳、腰膝酸软和脚跟痛等都是肾虚的表现。生育功能为肾脏所主，因此肾虚的女性因气血不调、流通不好也会很难怀孕。

支招：补肾也要对症，肾阴虚的人应吃些百合、枸杞子、熟地黄等，肾阳虚的人宜吃韭菜、香椿、茴香等补肾气，而生山药是阴阳双补的一味佳品。但是补肾前应该去看专门的中医门诊，进食不当反倒会适得其反。

Tips

人工授精不是人人能做

人工授精的先决条件是女性子宫内膜、内分泌功能、排卵情况、输卵管都必须正常，也就是“种子、土地、桥梁”缺一不可。男性出现精子质量弱或数量少的情况下，通过筛选洗涤出优良精子直接送到女性宫腔帮助受孕。而如果女性生殖功能出现问题是无法进行人工授精的。

痛经引起不孕，试试按摩

沈潜｜北京中医药大学东方医院推拿理疗科

痛经有可能会引起不孕，而推拿按摩主要采用温阳散寒、活血化瘀、平肝补肾、调理冲任的手法，不经意间改善了卵子的生长环境，促进了卵子的正常发育及排出，进而对不孕症起到一定的辅助治疗作用。因此，这里教给痛经女性按摩六字诀：疏、通、点、擦、揉、按。

疏两胁：双掌置于两胁，由胸部前正中线向两侧分别推10遍。

通带脉：双掌置于腹部，双手中指置于神阙穴，同时由腹部前正中线向两侧分别推10遍。

点神阙穴：以中指点神阙穴（肚脐）1分钟，以指下感觉微跳为度。

擦少腹和腰骶：用右手掌横擦少腹，以透热为度。擦腰骶是取坐位，用双手掌自上而下直擦腰骶部，以温热为度。

揉血海穴：取坐位，用双手的拇指分别按揉两侧血海穴约1分钟。

按三阴交穴：取坐位，用双手拇指分别按揉两腿三阴交穴约1分钟。

这些按摩治疗应在非经期操作，每日1次，至月经来潮为止，治疗周期为3个月。但要强调的是，患有不孕症的女性应先到医院进行系统的检查，排除器质性的病变。

暖暖子宫好孕来

张弘 | 苏州大学附属第二医院妇产科

前几天，打电话约一朋友出来吃饭，被婉拒，说是最近在吃中药，原来她备孕半年多，始终不见动静，到医院检查后，医生说她是“宫寒”不易受孕，得调理一下。于是想起之前一部韩剧《看了又看》中的类似情节，女主角也是因“宫寒”，婚后一直未孕，还偷偷地吃中药调理，最后生了个大胖小子。那到底什么是“宫寒”，它对于受孕来说，真得有那么重要吗?

何谓宫寒：多是排卵不畅

中医上有“宫寒”的概念，简单说就是“子宫寒冷”，但是中医的“子宫”与西医的子宫不同，它的范围要更大些，包括子宫、卵巢等多种器官。中医的宫寒不孕，多见于西医所说的排卵障碍不孕，从另一个角度讲，子宫的环境不适合胎儿生长。

具体说来，宫寒分两种。一种是内寒导致的宫寒，也就是肾阳虚，这与人的先天体质有关，体内“阳气”不足，易出现“宫寒”。症状有畏寒怕冷、腰膝酸软、总感觉腹部发凉甚至腹痛、头晕乏力明显、月经量少等。另一种是自然界寒邪（外寒）侵袭到体内导致的宫寒。比如爱吃冷饮等寒凉之物，夏天空调温度过低、常穿露脐装、冬天衣着单薄等，还有用不正确方法快速减肥。子宫是女子体内最怕冷的地方，受到寒邪刺激，易出现宫寒。症状有痛经、小腹凉、月经延期、色深有血块等。

中医在治疗宫寒不孕方面是有优势的，不仅可以中药治疗助孕，还可以明显改善症状。内寒以“补”为原则——补益肾阳、暖宫散寒；外寒以“驱”为原则——散寒祛湿、活血祛淤。

暖宫受孕：泡一泡，灸一灸

泡：中药泡脚。把艾叶、红花、小茴香放入水中烧开，待水温适合时泡脚，有暖宫散寒、活血化淤、舒通经络的作用。

灸：艾条温灸。用艾条灸：气海穴、关元穴、子宫穴、神阙穴（即肚脐）。于经前期用艾条每日温灸，10天为1个疗程，月经来时停止。在家里可用艾灸盒也很方便，可以把这几个穴位全部覆盖，用艾的药力和热力暖宫散寒、舒通经络，必须在医生指导下使用。

吃：先热后凉。中医学认为，女性属阴，不要贪凉。如果有凉、热两种食物，先吃热的，再吃凉的。有很多性凉的食物，如西瓜、绿豆、白菜、白萝卜等，要适可而食。养成饭前喝汤的习惯，一些具有温热性质的汤，如酸辣汤、辣鱼汤、胡辣汤等，它们可缓慢地帮你蓄积体内热能。

如果有受寒现象，例如淋雨、受凉等，一定要事后补救，给自己煎一碗驱寒汤，生姜5片，水煎10分钟后放2勺红糖即可，能驱走寒气。

动：常快步走。“动则生阳”，寒性体质者格外需要经过运动来改善体质，快步走最简单了，上班、下班随时都可以。如果能在卵石路上走更好，可刺激足底的经络和穴位，琉通经脉、调畅气血、改善血液循环，使全身温暖。

早晨6点同房易怀孕

潘连军｜南京妇幼保健院泌尿男科主任

每到春节，没有生育的夫妻最怕被老人唠叨、催促生孩子，其实生孩子也有小窍门，如果你的新年计划中有生宝宝的准备，那就先来学学一些怀孕技巧吧。

对于着急要宝宝的夫妇，想要一次成功，可要做好准备功课。

首先，需要算准女方的排卵期。女性一般每月排卵一次，也就是说每月只有一次受孕机会。如果月经周期规律，女方的排卵期一般在下次月经前的14天左右。也可以通过测量基础体温或选择排卵试纸来确定排卵期。选择在排卵期或排卵期前后1～2天同房，才有可能受孕。但是也没有必要在那几天每天多次持久作战，那样反而会使精子质量下降。有研究表明，每隔1～2天同房，怀孕几率更大，因为这种频率保证了精子的活力和数量。

一天当中什么时候同房最容易怀孕呢？科学研究表明，早上6点钟左右同房最容易受孕。

无论男方还是女方，性欲都受性激素的支配。早上是男方或女方体内性激素分泌的高峰期，这个时候性欲往往比较强烈，男方表现为阴茎容易勃起，女方则是阴道容易湿润。经过了一个晚上的休息，人的体力和精力也恢复到较好的状态。性欲强烈的时候同房，卵子对精子的趋化作用增强，女方生殖道内的分泌物有利于精子的运动，利于其通过宫颈管、子宫腔而到达输卵管的壶腹部，从而完成受孕过程。

精液射出体外后3～25分钟会由不易流动的胶冻状态液化为容易流动的液体状态。因此，在阴道内射精后，让女方仰卧1～2个小时，不翻身、不下床，臀部下可以垫一个枕头，以防止精液自阴道内流出而影响受孕。

打好孕前保卫战

于松｜北京妇产医院产科主任医师
孙丽洲｜江苏省人民医院产科主任

“成人疾病，胎儿起源”，这里的起源地就是妈妈的子宫，妈妈的能量不足、营养素不良、微量元素缺乏、肥胖等，这些都易导致胎儿时期的一些基因突变，导致中老年时发现一些异常情况。

传统的孕妇保健模式是从产前，即怀孕以后开始，而现在已经把这个时间段提前到怀孕以前，从怀孕前的3个月甚至更长的时间就要求准爸妈们来进行孕前咨询、保健，当准妈妈有了一个比较好的内外环境后，才开始怀孕。

妈妈合理膳食能够提供充足的锌、维生素D、维生素A等微量营养素，对孩子免疫系统的发育和成长都非常重要。尤其是母体的维生素D的状态可以影响胎儿、婴儿骨骼的发育，尤其是股骨，并且影响出生时的体重、骨密度，这种影响可以长达16年，甚至更长。

每天的饮食只要有条件，摄入的品种最好能每天在20种以上，少量多餐。虽然这样可能给我们的长辈增加很多麻烦，但是如果做到这样一个多种饮食的补充，肯定对宝宝成长、发育是非常好的。

还有小腿抽筋，这是妈妈们经常反映的，这往往是提示有缺钙的表现，多见于妊娠期缺钙，有些孕妇说，那我没有抽筋，我是不是不要补呢？其实，你等到抽筋再去补已经迟了，说明你已经缺了，你要维持胎儿生长发育，所以不要等到抽筋了才去补，最好是妊娠20周后适量补钙。

女性如果体质不好也会影响怀孕，此类女性备孕时就要做好调养。

养成健康的生活习惯。要合理饮食，少吃垃圾食品，多吃水果蔬菜，肉类也要合理搭配，千万不要一忙就忘了吃饭，更不要为了保持身材而减肥。

过好生理期。月经期由于盆腔充血，胞宫经血下行，血室开放，抵抗力减弱，又容易发生情绪波动，若不注意摄取营养甚至可能导致妇科疾病。

坚持运动。当然，运动时要注意适量。如果体质比较差就不要做太过激烈的运动，也不要时间太长，感觉出汗就行了。

保持良好睡眠。睡眠可以消除疲劳，保持体力和精力，还可以使机体康复。睡眠能增强机体产生抗体的能力，从而增强机体的抵抗力；同时，睡眠还可以使各组织器官自我康复加快。

良好的心态。保持积极乐观的良好心态，也会增强体质。

带瘤怀孕行不行

冯凤芝 | 北京协和医院妇科主任医师

子宫肌瘤是妇科的常见病了，只是因为没有特别的症状，很多女性压根就不知道自己患了子宫肌瘤。那知道自己患上子宫肌瘤还能不能带着肌瘤怀孕呢？

患有某些子宫肌瘤能尝试怀孕

这要取决于子宫肌瘤的生长部位了。子宫肌瘤的生长部位一般分为黏膜下、肌壁间和浆膜下3种，其中黏膜下子宫肌瘤对怀孕的确有影响。其他类型的肌瘤只要不引起宫腔形态的改变，目前我们认为这对怀孕的影响不是很大。单纯从不孕的角度来说，真正因为子宫肌瘤导致不孕的概率还不到3%。

如果你从来都没有试过怀孕，只是无意中发现自己患了子宫肌瘤，而且月经等各方面都很正常，超声又提示不是黏膜下肌瘤，这类女性朋友怀孕应该是没有问题的，不存在先手术还是先怀孕的问题，可以先自己尝试着怀孕。

“红色变性”还可以保守治疗

带瘤怀孕对孩子本身的影响不太大，一般患子宫肌瘤的女性怀孕时，最担心的是流产。怀孕期间，随着雌孕激素水平升高，肌瘤迅速增大，引起孕妇腹痛。一旦腹痛子宫就可能收缩，从而导致流产或者早产，这就是常说的肌瘤“红色变性”。

一旦发生红色变性，可以保守治疗，通过休息、补液等对症处理，通常是可以控制住的。极少数患者因为一直很疼痛，只能做手术把肌瘤去除，但这样做，流产的风险相当大。

分娩时机尽量顺其自然

带瘤怀孕何时分娩要根据产科情况决定，如果没有各种产科并发症，应顺其自然。但如果合并妊娠期高血压综合征、糖尿病等，要根据相应产科指征决定分娩时机，肌瘤的大小对分娩时机没影响。

有些肌瘤会跟胎儿争养分，带瘤怀孕的妈妈生出的孩子可能会比正常孩子小一点。但这取决于肌瘤的位置，有些位置的肌瘤不影响胎儿从胎盘吸收营养。另外肌瘤可能会导致胎位异常，正常分娩时一般为头位，有肌瘤的孕妇可能是横位或者臀位。

Tips

要保住生育能力选哪种治疗方法？

只要不把子宫切掉，就能保住生育能力。最常用的方法是通过手术剔除肌瘤，保留完整的子宫。这样既能做病理检查，确定良恶性，又能保住生育能力。而药物治疗的最大缺点是停药后就可能复发。还有一种子宫动脉栓塞，属于介入治疗。有观点认为，子宫动脉栓塞可能对怀孕有影响，所以想生育的女性不太建议用这种方法。

另外，高能聚焦超声也可以把肌瘤缩小，保留子宫。如果子宫肌瘤表现出月经过多，又不愿或不适合手术，可以应用GnRHa类药物，也可以上避孕环（带有孕激素的避孕环如曼月乐）减少经量，然后等条件合适，去环再试图怀孕。

怀孕前先把痔疮治好

李帅军｜湖南中医药大学第二附属医院肛肠科
朱钢｜北京肛肠医院（二龙路医院）外科副主任医师

都说“十人九痔”，更确切的应该是“十男九痔，十女十痔”。要知道，以往没有痔疮病史的人在妊娠期和产后可能突发痔疮，原本就有痔疮的人病情更容易加重，医生因顾忌，不敢用药，患者就只能强忍着。因此，有痔疮的女性，怀孕前最好先治好痔疮。

准妈妈们特容易便秘，大便不畅，痔疮就容易找上门来了。而随着胎儿发育，子宫逐渐变大，腹压上升，会压迫下腔静脉，使血液回流受阻，肛门周围的血液淤积，痔疮就很容易发作。而一旦患上痔疮，即使再难受，准妈妈们也不愿用药或是做手术，特别痛苦。

即使熬到孩子出生，因患有痔疮而不宜进补，手术切除后甚至还要忌口，对身体的恢复和哺乳很不利。

因此建议准备生宝宝的妇女在备孕前的几个月最好去看看肛肠科，检查一下有无痔疮，及时进行处理，这样妊娠期间引发痔疮的几率也小一点。

已经怀孕的准妈妈们，有了痔疮怎么办？一般孕妇可用外用药膏、药栓，但少数孕妇使用后，可能会出现宫缩，应谨慎。可通过一些方法来缓解，比如排便后及时清洗，最好用温水或者凉水，切不可用热水，热水会让毛孔扩张，肛门周围残留细菌就趁机而入了。有人喜欢坐浴，时间不宜太久，3～5秒钟即可。

此外，应当积极进行一些体力活动，促进胃肠蠕动和血液循环以防治便秘，平时避免久坐久站。怀孕时应尽量少吃辣椒、芥末等刺激性食物，减少对直肠、肛门的不良刺激。便后要进行肛门清洗，避免残留的粪渣刺激肛门周围的皮肤。

孕妇平时加强肛门锻炼也有一定的预防作用，动作非常简单，只要自行收缩肛门，放松后再收缩，连续做3次，每次1分钟，每日3～7次。

延伸阅读

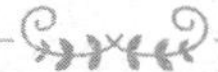

不靠谱的怀孕招数

王彬｜北京中医药大学东直门医院男科

吃素备孕：精子活力低

不靠谱指数：★★★★★

剧情回放：人到中年的冯莹和老公张嘉平准备追生一个女儿，为了以最佳状态迎接小生命，妻子冯莹对老公的饮食进行严格控制，每周只能吃一次肉，大部分时间坚持素食，引得老公抱怨连连。

误区解读：各种动物的肉基本上都含有水分、蛋白质、脂肪以及人体所需的氨基酸和很多微量元素，故常吃肉可弥补人体营养摄入的不足，而且对生殖功能有重要的辅助作用。

第一，肉类可提供丰富的蛋白质，蛋白质参与构成多种酶、性激素及其受体等男性生殖过程中的重要物质，精子的生成、成熟以及整个受精过程都与蛋白质成分及构象的变化有关。

第二，肉类提供的脂类中的胆固醇可合成睾酮、胆固醇、磷脂及糖脂，这些都是精子膜的基本构成物质，胆固醇的含量与精子膜的流动性有关。

第三，肉类中含有的许多微量元素对于男性生殖都有益处。有研究发现，精浆中锌和硒对精子密度、精子活力和精子活率都有益处，补充锌和硒可以显著改善精液质量；钙可以促进精子活力；磷可以维持精子结构和功能的稳定性。

排卵期受孕：精子质量差

不靠谱指数：★★★★☆

剧情回放：在医生监测到排卵后，妻子冯莹赶回家准备同房，并打电话给老公让他回家，即便老公正在开会，也毫不犹豫地中途赶回家。而在此之前，妻子冯莹一直不让老公近身，只为养精蓄锐，等到排卵期才能同房。

误区解读：丈夫平时禁欲，等到妻子排卵期时再同房，这是很多不孕不育夫妻想当然的妙招，在门诊中也很常见，其实，长期不射精会造成精子质量差，也不利于怀孕。

随着禁欲时间的延长，精液体积、精子浓度与总精子数会显著增加，但是精子质量、活动力和正常形态却会明显下降。也就是说，禁欲时间过长，弱精子、死精子以及畸形精子率会增加。

有报道显示，自然流产与射出精液量和精子畸形率有关，流产组男性平均精液量大于正常生育组男性的精液量，而且他们的畸形精子率也明显高于正常生育组。精液过多会使阴道内的精液大量流出并带出大量精子，干扰精子在女性阴道内运行，从而降低受孕几率，甚至导致不孕。

同房时多次射精：精子变少

不靠谱指数：★★★☆☆

剧情回放：为了受孕，并充分利用排卵期，夫妻俩在同房后担心命中率不高，决定再来一次，多次射精，以提高受孕率。

误区解读：精液由精浆和精子组成，精浆约占95%，精子约占5%。睾丸产生的精子被运输到附睾，在这里成熟并储存。性生活时，精子随着输精管的节律运动被输送到前列腺部，在这里混入前列腺液和精囊液。当这里的精液量逐渐增加到一定值时，随着盆底肌肉的一系列收缩，精液就被射出体外。

短时间内多次同房对怀孕是也是不利的。首先，频繁射精会造成射出的精子总数会显著减少，因为第二次射精更多的是前列腺液，精子数减少，会稀释精子。其次，由于精液组成成分供应不足，精液量也会相应减少。最后，射精间隔时间太短，精子活力会降低，这可能与频繁射精造成精液中 α 糖苷酶和锌不足有关。

据国外研究报道，精子总体活力在间隔射精后第6天最强，我们通常提倡备孕夫妇5～7天同房射精1次为宜。

怀孕要“扫雷”

姚书忠 | 中山大学附属第一医院妇科主任
谭先杰 | 北京协和医院妇科主任医师、教授

做妈妈，是每个女人的权利。然而，女性如果不幸患上癌症、乙肝、艾滋病等，就像进入雷区，战战兢兢，不敢怀孕。其实，通过一些治疗方法，可以把雷“扫掉”，让女性夺回做妈妈的权利。

癌症妈妈：产后做锥切

门诊见到某个准妈妈时，她已怀孕20周。她是在第一次做孕检时，发现子宫颈上皮存在高风险癌前病变。如能尽早手术，施以锥切可防止癌变进一步发展，但宝宝很可能就保不住了。

专家建议：像这种怀孕了还被查出子宫颈癌前病变的情况，一般会选择流产后施子宫颈锥形切除术（简称锥切）。但如果觉得宝宝得来不易，想保住，一般建议在孩子足月后行剖宫产。等到大人身体恢复得差不多时，再行锥切术。当然，母亲在孕期一定要定期做好检查，视具体情况而定。

乙肝妈妈：孕晚期阻断

有些女性，是乙肝病毒携带者，可肝功能一直很正常，也没什么症状，就没当回事。有的人，甚至压根就不知道自己曾感染过乙肝病毒，直到怀孕检查时才发现，于是便慌了神。

专家建议：本身有乙肝病毒的妈妈，在孕期或生产过程中都可能将病毒传给孩子。建议婚前主动做婚检，检查乙肝两对半，看自己是否是乙肝病毒携带者。如果没有抗体，可通过注射乙肝疫苗获得抗体。

母亲病毒载量（每毫升血液里病毒的数量）高的，新生儿感染乙肝病毒的风险相对要高。建议在孕晚期，即第7、第8、第9月时，孕妈妈接受降低病毒载量的治疗，例如使用核苷类抗病毒药物中的B级药，这时，阻断乙肝宫内感染的效果会更好。

艾滋病妈妈：别母乳喂养

艾滋病的传播途径中有很重要的一条是母婴传播，其实只要及时干预，母婴传播这个“恶魔”也可被扼杀在摇篮里。研究表明，实施预防艾滋病母婴传播措施，成功率高达95%以上。

专家建议：只要是女性阳性患者，都要给予抗病毒治疗，即孕期、产时、产后孕妇用药，抗病毒药物一般是3种组合，具体情况需咨询医生。

孩子出生后，建议不要母乳喂养，因为，感染了艾滋病病毒的母亲，其母乳中可检测到艾滋病病毒。如长期以母乳喂养，可增加传播几率。人工喂养的食品可以选择配方奶粉、新鲜牛奶，在适当时机可添加辅食。

另外，新生儿出生后还要服用抗病毒药物4～6周。新生儿出生后第42天、3个月要做早期诊断，12个月、18个月时做抗体检测等。

Tips

患宫颈癌仍可当妈妈

妇科恶性肿瘤的发病年轻化趋势明显，在罹患妇科恶性肿瘤的人群中有21%发生在未孕的年轻女性身上。

由此带来的问题是：怎样才能既摘除了病灶又保住子宫？事实上，对宫颈癌患者来说最危险的是怀孕，如果在怀孕之前没有检查出来有宫颈癌，那么怀孕会使癌变部位迅速恶化。因此，保留生育功能的重要的条件就是病情在早期，及时发现、治疗。

以子宫内膜癌为例，早期病变用腔镜把宫颈切掉即可，子宫和卵巢功能都可以保留，而如果是传统的手术，在开口时就要做淋巴清扫，甚至要把子宫全切下来，这个创伤非常大。

最后要强调的是微创技术虽然创伤小、疼痛轻、肠道功能恢复快，同时使患者的住院时间短、降低手术期出现并发症的概率等，但该手术也不是什么病都能治，手术前医生需要对患者认真进行评估，同时对医生的技术要求也比较高，建议患者选择正规的大医院。

怀胎十月的大事小情

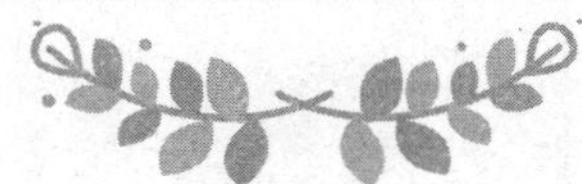

孕早期妈妈的三件为难事

孙晓光｜北京协和医院妇产科副主任医师

“这个宝宝对我来说，是超大的意外惊喜，大夫，我能生下来吗？”然而孕前没有做好准备，即便孕后非常渴望继续孕育，孕妈妈们依然不得不为胎儿的去留为难，陷入无限纠结的窘境。以下三种情况最为常见。

第一件：发现孕早期服用了药物

这类妈妈多没有备孕意向，在意外发现自己怀孕后，虽然想留下这个胎儿，却发现不久前刚刚服用了一种或多种药物。因此都会焦急地赶到医院咨询，“到底药物会不会对宝宝造成危害”，“是保住孩子还是放弃”，很是纠结。

因为很多药物没经过人体试验就上市使用，加上正常不吃药的准妈妈也会有胚胎发育异常的概率，所以医生不敢完全保证药物没有影响。

不过医生判断能否继续妊娠，一般会参考药物说明，比如一些明确标示孕妇禁用的药物，就会劝告应该立刻停止妊娠。而其他情况，医生会按经验评价药物风险程度。因此，找个临床经验丰富的医生，十分重要。

对于一些高龄、有不孕史的孕妇，如果药物风险小，可以考虑继续妊娠。不过一定要定时去医院进行产前监测，如果在这个过程中发现胎儿异常时，则仍需中止妊娠。另外，在中止妊娠的同时也存在一定的风险性。

“避难”建议：育龄期的女性，如果没有明确的避孕意向，在吃药前一定要确保没有怀孕。而想要宝宝的妈妈，则更是要慎用药物了。最好在用药前咨询专科医生。

第二件：孕早期间发现了卵巢包块

是否能够继续怀孕，与卵巢包块的性质及大小有关。如果是实性的，或囊实性的，且不是黄体囊肿，孕妈妈应该及时流产，然后到医院接受卵巢包块去除手术，能够避免病情的进一步发展。

而如果这个囊肿是纯囊性的，而且各个肿瘤标记物都呈现阴性，经医生会诊后考虑为良性、小于4厘米者，可以在仔细监测下继续妊娠。对于同样为良性，却大于4厘米的患者，如果想继续妊娠，必须在妊娠稳定期做剥除手术，时间约是孕14周。同样的，手术也有诱发流产的可能性。

“避难”建议：要避免这种事情发生，就需在孕前做B超检查，排除卵巢包块的可能。

第三件：怀孕期间发现宫颈液基薄层细胞检测（TCT）异常

最近一个患者在孕17周时进行产前检查，发现TCT异常和HPV高危型阳性。因而医生现在需要尽快安排阴道镜检查。而必要时，还需要做宫颈多点活检。原来她在两年前就检查出来TCT异常，但最近却没有做宫颈防癌筛查。

而活检也有流产的风险，患者听后特别难过，然而为了健康又必须做。因此陷入了为难境地。

“避难”建议：只需在孕前做TCT。其实这是必需的检查，特别是既往有“前科”的患者，除了做TCT外，更需要同时做HPV检测。

防妊娠纹从孕早期抓起

马小玲｜南京市妇幼保健院皮肤科主任

很多准妈妈怀孕后会出现紫红色的妊娠纹，显得很难看，于是便想尽办法使用各色消除妊娠纹的产品。其实这样效果并不好，因为妊娠纹出现后能不能恢复原貌，最关键的是在孕早期就做好预防工作。

妊娠纹形成时，孕妇的皮肤弹力纤维与胶原纤维已经损伤或断裂，因而无法完全恢复。

在妊娠的早期，每天洗澡后，涂上优质及滋润度高的护肤油，比如功能型的按摩霜或精华油，能保持皮肤湿润，使得皮肤的延展性得到增强，进而不会轻易被撕裂组织。

若无法分辨这些产品的良莠时，建议最好还是使用橄榄油。准妈妈们如果使用时再配以适当的按摩，还能促进皮肤的新陈代谢，起到缓解妊娠纹形成的作用。

另外，短期内体重的迅速增加，也会让皮肤弹力纤维损伤，因而还需将体重控制在合理范围内，以减少妊娠纹的产生。因妊娠纹具有家族遗传性，一些有家族史的女性，孕早期更要特别留心预防。

孕期进补悠着点

孙丽芳 | 北京积水潭医院妇产科主任医师

怀孕后准妈妈的待遇是节节攀升：吃，要新鲜有营养；动，要处处有人照料；烦人的家务活也有人代劳。

随之而来的就是比肚子增长还快的“体重”，但这在不少准妈妈眼里却是件正常事，毕竟现在是两个人吃饭，自己营养摄入越多，孩子也就补得越多。即便是孕前很注意身材的准妈妈，怀孕后也无所顾忌、大快朵颐。

然而，增长过快的体重对准妈妈是很危险的，尤其是以下四类病症需警惕。

妊娠高血压疾病：怀孕期间如果体重增加过快，特别是在怀孕5个月之后，如果每2周体重增加超过1千克，就要注意妊娠水肿和妊娠高血压病的可能。

难产：不加节制进食，胎儿容易过度发育，如果体重超过4千克就是巨大儿了，生产时会因身体过胖、肩部过宽，可能会卡在骨盆中难以被顺利娩出。即使顺产，巨大儿的母亲分娩时也易造成会阴撕裂、产道损伤。

妊娠期糖尿病：对特别爱吃甜食的准妈妈而言，如果不注意，血液中的血糖值就会直线上升，出现妊娠期糖尿病，从而导致巨婴症、新生儿血糖过低等严重并发症。

产后肥胖：生产后，产妇的体重往往并不会立即恢复到产前的状态，如果在怀孕期间体重大幅度增加导致产后后遗症，短期内会造成体形改变、皮肤松弛，中年后会增加患慢性病的隐患。

判断自己体重是否在“安全范围”：一般孕期体重增长在10～12.5千克是正常的，每周体重增加以不超过0.5千克为宜。

一问一答：

问：对于偏胖的人，体重减少多少合适？

答：应该计算出自己的BMI值，如果属于肥胖应适当减肥。一般胎儿和胎盘的总重量在5千克左右，以此计算肥胖的人大约要减少5千克体重。

问：开始怀孕时体重增长不是很快，可6个月后体重增长明显，怎么办？

答：可以先观察和对比一下自己在1周内体重的变化。与孕早期相比，孕中期和晚期体重更容易增长。体重标准的人，孕中期每周体重增加应控制在500克以内；孕晚期控制在300克以内。

问：孕晚期体重增加多少是合适的？

答：怀孕9～10个月时每周体重增加值最好控制在300克以内。

孕妈妈营养分段补

胡孟彩 | 河南省妇幼保健院保健部主任、教授

孕中期主食不能少

胎儿在4～8个月时是迅速发育及增重的时期，对能量和蛋白质的需求大大增加。最需要的能源物质是葡萄糖，如果妈妈的血糖低于60毫克／分升，则胎儿的葡萄糖供应就跟不上了。

要想摄入足够的葡萄糖，主要是增加主食的摄入，比如大米、面粉等。有的准妈妈患有妊娠糖尿病，都不敢吃主食。要知道，此时的胎儿开始在肝脏和皮下储存糖原及脂肪，不吃主食肯定是不行的。一般来说，准妈妈每天平均进食400克左右的谷类食品（可适当增加一些粗粮，如小米、玉米、燕麦片等），都是比较安全的。

分娩后也别忘补钙

有些妈妈怀孕时担心宝宝营养不足而补这补那，宝宝出生后反而不那么在意了，这样不好。因为哺乳时如果体内缺铁、缺钙、缺锌，都会影响孩子。所以说，产后补充微量元素非常重要。

在各种营养素中，钙的问题尤为突出，过去说的月子病，就是生完孩子后要么屁股疼，要么就是脚后跟疼、脚指头疼，实际很大一部分原因是在孕期和哺乳期钙丢失所致。

妊娠中晚期的时候，妈妈们的钙量需求每天达到1300～1500毫克，通过膳食指导并给孕妈妈提供含钙奶粉，也只能达到平均每天800毫克的摄入量，这至少500毫克的差值就需要通过钙质补充剂来提供了。

大家在补钙中要注意，营养学会的钙推荐量是指钙元素，而很多钙剂说明书中所标注的含钙量是钙盐量，而钙元素每包或每片含量可能只有20～50毫克，与每日要补充的500毫克钙元素需要量相差甚远。在临床中，我们考虑到吸收和性价比，一般会推荐使用碳酸钙。

准妈妈要补足DHA

刘长伟｜南京市儿童医院临床营养师

孕育一个聪明的宝宝是每个妈妈的心愿，除了遗传因素，智力发育与孕期及儿童期饮食营养密切相关，其中DHA是影响智力的一个重要因素。

孕中、晚期每周要吃2～3次鱼，婴儿大脑含60%脂肪，其中20%是ω-3脂肪酸（主要是DHA和EPA）。在孕中、晚期，胎儿脑细胞分裂增殖速度达每分钟25万个，因此，要想让宝宝聪明，准妈妈们要摄入充足的DHA，这对孩子精神、视力和免疫系统发育及长期认知能力有重要作用。

什么食物富含DHA？DHA的食物来源有鱼类（尤其是海鱼）、海鲜、蛋黄、藻类等（其他食物几乎不含DHA），其中首推鱼类。孕中、晚期每周要吃2～3次鱼，每次100～150克，且至少吃1次海鱼，尽量选择相对安全的三文鱼、沙丁鱼，谨慎选择含汞风险较高的旗鱼、马林鱼、金枪鱼等。另外，可吃些海带、紫菜、裙带菜等海藻。

世界卫生组织和联合国粮农组织联合脂肪专家委员会在2008年提出建议：孕妇每天DHA和EPA摄入量为300毫克，DHA至少为200毫克。我国孕妇摄入的DHA与推荐量相比多数还有一定距离，尤其是那些不能保证鱼类和海鲜摄入量的孕妇。

亚麻子油或紫苏子油代替部分烹调油，海鱼是DHA好来源，但因种种原因，有些孕妇摄入不够，就得通过摄入富含α-亚麻酸的食物在体内合成DHA以及EPA（转化率仅有3%～10%，但却是多数孕妇合成这两种物质主要原料）。

亚麻子油、紫苏子油与一般食用油最大的区别就是富含α-亚麻酸，含量达50%以上，建议孕妇及乳母用亚麻子油或紫苏子油代替部分烹调油，每天5～10克。另外，亚麻子、大麻子和南瓜子也是α-亚麻酸较好的植物来源，可将它们直接或者混合核桃仁、黑芝麻粉碎后作为油脂来源的一部分。

7～8个月的宝宝可尝试添加鱼类辅食，0～3岁的宝宝在日常饮食中要获取足够的DHA。母乳中含有丰富的DHA，因此，0～6月婴儿要坚持纯母乳喂养，哺乳期妈妈每天要坚持吃些富含DHA或α-亚麻酸的食物。如果母乳不够，需混合喂养或人工喂养，应选择含有DHA且能满足宝宝需要的配方奶。

宝宝长到7～8个月时，可尝试添加鱼类辅食（注意鱼类可能导致部分宝宝过敏），以后逐步增加进食量，也可将亚麻子油或紫苏子油添加到孩子辅食中，每天控制在5～10克。

对鱼类过敏的宝宝避免过早添加鱼类辅食。对于停止进食母乳、不进食鱼类及对鱼类过敏的宝宝，若DHA摄入不足，可在资深临床营养师及医师指导下合理补充DHA。

孕期做好口腔检查

任婉峰｜山西医科大学第二医院口腔科主治医师

通常情况，普通人群每年应至少进行1次口腔检查，吸烟人群应该3～6月进行1次口腔检查。而备孕父母也要提前进行口腔检查。

孕妇的口腔健康会影响胎儿的发育，患牙龈炎、牙周炎的孕妇，胎儿早产、流产、低出生体重儿的风险比正常孕妇高7倍，故在计划怀孕阶段，一定要提前半年左右看牙医，及时发现问题，提早处理。比如发现牙龈炎、牙周病需要洗牙，进行牙周系统治疗；发现龋齿尽早充填；不能保留的残根残冠尽早拔除。在怀孕前照牙科X光片，局部注射麻药，不会影响怀孕和胎儿健康，可放心进行。

如孕前没有进行相关口腔检查，怀孕期间牙齿发炎疼痛，治疗口腔疾患应在怀孕4～6个月时，一些常规的牙科治疗可正常进行。事实上，孕中期找牙医进行一次常规检查和清洁还是很有必要的，因为孕早期、孕吐及孕期吃东西较多，一部分女性此时会出现牙齿酸蚀或者龋齿，同时怀孕时激素水平的改变，导致牙龈肿胀明显，使牙龈比平常更易发炎、出血，医学上称之为妊娠期牙龈炎，严重者，可导致妊娠期牙龈瘤。

因此怀孕前应及时治疗原有的口腔问题，整个妊娠期都应认真使用牙线、刷牙，严格控制菌斑。值得注意的是，男性在备孕期间的口腔健康也非常重要。

孕期感冒吃不吃药？

谭先杰｜北京协和医院妇科主任医师
张晓红｜北京大学人民医院产科副主任医师

吃药一族：得病不吃药，病重更伤宝宝

网友星晴℃（来自育儿论坛）：孕期该用药还是应该用，医生给的药肯定都是安全的，病快点好对宝宝、妈妈都有好处。感冒后扛着不吃药，等到发热那不更麻烦吗？

解读：前3个月尽量别吃

怀孕前3个月是胎儿各器官生长发育时期，尽量不要吃药，以免发生意外。在感冒初期，比如仅有流鼻涕、打喷嚏等症状，可通过食疗来解决，多喝水、多休息一般7天后不适症状就能缓解，不要着急吃药。如果出现发热等严重症状则应及时就医，否则胎儿有畸形的危险。

拒药一族：坚决不吃药，不能因小失大

网友程程妈（来自程程妈的日记）：同事感冒第2天就被传染了，连话都讲不出来，咳嗽也非常厉害。越咳越怕肚子里的宝宝出事，医生说可以吃川贝枇杷膏，但还是不敢吃，为了孩子坚决不吃药，不能因小失大。

解读：有两种情况可吃药

准妈妈们能不用药尽量不用，可有两种情况还是建议在医生指导下用药，一种是本身就患有糖尿病、高血压等慢性病的准妈妈，感冒后要找医生寻求如何用药；另一种由细菌感染引起发热有可能会导致流产，应去医院由医生决定怎么吃药。

提醒一下：孕期用药要严格控制药品种类和剂量，美国食品和药物管理局对损害胎儿的危险性分了五个级别，最低级别的药有多种维生素、孕期维生素等；最高级别的药物则都是禁用的，如避孕药、某些抗病毒药物等。

孕期管住嘴，孩子防好糖

赵迎盼｜中国中医科学院西苑医院消化科

美国伊利诺伊大学营养系进行的一项《关于孕期高脂饮食的研究》发现，这样的孕妇即使血糖正常也会增加其后代患上糖尿病的几率。这就提示我们，预防糖尿病的切入点应该提前到胎儿期。

研究人员将没有肥胖基因的怀孕的大鼠分成了两组，一组给予高脂饮食，另一组服用比较清淡的食物，这种喂养方法从大鼠怀孕第1天开始持续到小鼠出生。

虽然母鼠的血糖均正常，但小鼠出生后的血糖检测发现，由进食高脂饮食的大鼠产出的小鼠的血糖水平是另一组的2倍，甚至更多。

这说明：即使孕妇本身没有肥胖或糖尿病，孕期高脂饮食仍可导致后代将来罹患糖尿病。

于是专家推测：出生前暴露于高脂饮食会改变后代肝脏的基因表达，使之更容易发生糖生成过量，引起早期胰岛素抵抗和糖尿病。

进一步的研究发现，高脂饮食组的子代的调节血糖代谢的基因发生了遗传学改变。

根据这一项研究结果，孕妇在孕期应当采用低脂肪的均衡饮食，但并不是说要其一概拒绝脂肪。

脂肪分为饱和脂肪和不饱和脂肪。饱和脂肪被认为是不健康的，油肉类、快餐、点心以及甜品等含较多饱和脂肪，应少吃。

不饱和脂肪酸是健康的脂肪酸，对胎儿的大脑和神经的发育具有很重要的作用，孕妇需要食用适量的ω-3和ω-6脂肪酸。亚麻仁、亚麻子油、大豆油、鱼肝油和核桃仁等都是健康的ω-3脂肪酸来源，鸡蛋、玉米油、全谷面包、家禽、葵花子和葵花子油含有ω-6脂肪酸。

高龄孕妈妈的纠结事

李瑞霞 | 武警总医院妇产科副主任医师

一般情况下，大于35岁才生第一个宝宝的孕妇就算高龄孕妇了。好不容易有了宝宝的妈妈们会心里犯嘀咕，高龄孕妈妈有什么额外需要注意的吗？

得早点进医院？不一定！

高龄孕妇可能面临骨盆比较坚硬、韧带和软产道组织弹性较小、子宫收缩力减弱等问题，因此生育的风险相对要高些。

如果是高龄初产、身材矮小、骨盆狭窄等高危孕妇则要在预产期前两周提前入院。大龄孕妇在妊娠32周以后就不宜再工作了，尤其是高龄产妇更要注意提前请产假。

小贴士：不是所有的高龄孕妈都要提前住院。有的准妈妈对生育本身就很紧张，如果过早入院待产，会增加她们的心理压力，反而不利于生产。什么时候入院最合适应咨询您的主治医生。

一定要剖宫产吗？不一定！

10个高龄孕妈妈中有9个会选择剖宫产，原因是不少高龄初产妇对阴道分娩缺乏信心。其实，如果产妇分娩发生后宫缩良好，胎儿位置正常时，还是可以试试自然分娩的。

小贴士：临床中对剖宫产有严格规定，比如产妇年龄在35岁以上，胎儿头过大而产妇盆腔太小或产道狭窄等造成无法自然分娩等。

尽管年龄是参考因素之一，但因创伤较大产妇恢复所需要的时间要比自然顺产长，还会增加产妇感染的机会。年龄大本身并不是剖宫产指征。

高龄孕妈妈易早产？有可能！

早产是高龄准妈妈在孕期需要重点防范的事情，尤其是合并妊娠高血压疾病、妊娠糖尿病的准妈妈们更容易出现早产。再有就是心理压力大、过度劳累等也是造成早产的原因，这种情况在高龄准妈妈们中也比较普遍。

小贴士：早产最明显的迹象就是子宫收缩。如果子宫收缩的次数过于频繁，达到每小时3～4次以上，就要尽快去医院。

唐氏儿几率会高？是的！

唐氏儿就是指患有唐氏综合征（简称唐氏征）的孩子，超过35岁的准妈妈一定要做唐氏筛查。需要指出的是唐筛检查只能帮助判断胎儿患有唐氏征的机会有多大，但不能明确胎儿是否患上唐氏征。也就是说化验指数偏高时，怀有“唐”宝宝的机会较高，但并不代表胎儿一定有问题。

小贴士：除了唐筛检查，有的孕妇还需要继续接受羊水穿刺检查，然后分析判断胎儿患唐氏综合征的风险度，如果羊水穿刺检查结果正常，可排除唐氏征的可能。

孕期并发症多？有可能！

高龄准妈妈身体的各种机能都会有所下降，一些准妈妈还有平时不易察觉的疾病，在怀孕时就会显现出来。超过35岁的孕妇，怀孕期间发生并发症的几率比一般女性要高。

最常见的并发症是妊娠期糖尿病、妊娠高血压等。比如，不少女性患有轻微糖尿病，平时觉察不出来，一旦怀孕身体各机能和激素水平变化会将这些疾病诱发出来，引起胎儿早产、巨大儿、畸形胎儿等。

小贴士：高龄准妈妈们要预防妊娠高血压、妊娠糖尿病、流产等不适，应定期进行相关检查和监测，并在医生指导下科学饮食及运动，达到降低发病风险的目的。

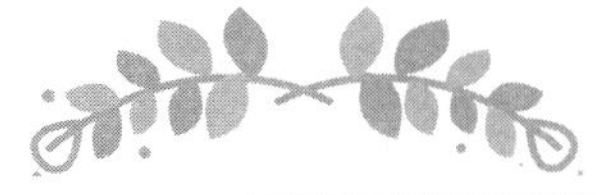

孕期症状都出来了

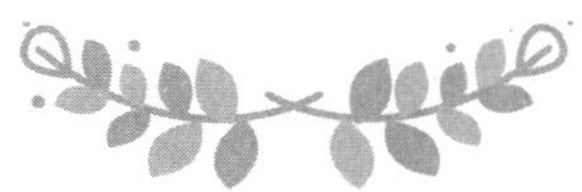

孕吐不是小事儿

戴永梅｜南京市妇幼保健院营养科副主任医师

很多人觉得早孕呕吐很正常，不用管。但其实，孕吐还真不是件小事儿。有些刚怀孕的女性，早孕反应特别严重，称为妊娠剧吐，有些甚至不仅体重未增，还降了几斤，对胎儿的营养摄入很有影响。有以下几个小妙招，不妨试试，能在一定程度上缓解孕吐。

少吃多餐。反应期间，胃肠蠕动减慢，消化能力下降，三餐切勿多食，以免引起胃部不适或恶心呕吐；可在三餐间准备少量的食品，如水果、果汁、牛奶和面食等，感觉胃部不适时，立即吃下一些可适度缓解。

饭菜清淡。要爽口、不油腻、多吃容易消化的食物，如稀粥、藕粉、烂面条等；晨吐反应重的准妈妈，可在早晨起床前吃一些烤馒头片、咸味面包、饼干等，可吸附一定量的胃酸，有利于减轻孕吐。

食物多样。烹调要多样化，尽量采用孕妇喜欢的口味，如糖醋味、酸味，这将有增进食欲的作用。早孕反应时孕妇对气味相当敏感，即使是油味、鱼腥味、鸡蛋味也会引起呕吐，因此应让准妈妈远离厨房。

低温食物。食物温度不要太高，否则食物的热气容易刺激嗅觉，诱发呕吐。可适当吃些低温食物。低温食物的气味较小，有助于抑制胃肠的蠕动。给予孕妇常温酸奶、饮料等均能够减少呕吐。

备好零食。随时准备一些开胃小零食，如酸梅、柑橘、牛肉干、陈皮梅、坚果类和小鱼片等。但最好不吃山楂制品，因其有收缩子宫的作用，泛酸多的准妈妈也不宜吃太多甜食，否则刺激胃酸过度分泌。

重在预防。在准备妊娠前就可适当加强营养，补充维生素B_1、维生素B_6、维生素C或复合型营养素片。

另外，如果反应较严重，如持续性呕吐，甚至不能进食与进水，营养严重缺乏，这种情况必须到医院输液治疗，以免引起代谢紊乱，造成意外。

Tips

孕吐食疗小验方——草莓橙汁

用草莓200克，橙子100克，将草莓洗净，橙子去皮、核，切片，一起放入搅拌机榨取原汁。饮用时可加入1倍的温开水进行稀释。

应对孕期不适

张迎新 | 山东省立医院孕妇学校专职讲师、高级营养师

粗粮馒头缓解孕吐。孕吐是怀孕初期常见的症状之一，对于轻微呕吐及一般呕吐，一般建议孕妇尽量忍耐，只要度过怀孕初期，症状大多可以获得改善。很多准妈妈在出现孕吐后，会改吃稀饭、牛奶等，其实吃太多稀的食物反而会吐得更厉害。

孕吐会使吃下的食物得不到吸收，身体缺乏能量，不妨就多摄入一些碳水化合物的东西，千万不要让胃空着。如果有孕妈妈吐得特别厉害并且经常感觉胃酸，可以就把家里的粗粮馒头切成片，放到烤面包机或烤箱里，把它制作成面包干，因为它既是粗粮，又含有一定的小苏打，防吐效果较好。

温水泡脚消水肿。对于水肿，这里有一个小技巧。中医讲温水泡脚，我也希望大家在怀孕的过程当中，学会用40度以下的温水泡脚，千万不要用热水。温水泡脚以后，把脚抬高，让静脉回流缓解一下，就能对水肿有所缓解，还能给心脏减压。

并且，不同的水肿也不同，如果你在泡脚、把脚抬高之后，在脚踝、脚面轻按之后，水肿减轻了，那这就属于生理性水肿，大可放心了。但是如果脚踝水肿随着小腿，大腿甚至逐渐往上延伸的话，你一定要小心，因为所有的妊娠高血压综合征都是从水肿开始的，这时就要及时到医院就诊。孕妈妈们常自我观察，能及早发现问题。

心慌气短要补钙。在孕期，宝宝的全部营养都要从母亲身上获得，所以孕妈妈们对微量元素要注意补充，保证自己和宝宝的需求。

有的孕妇前来就诊不愿意坐电梯，结果爬到二楼再走到诊室前，就气喘吁吁了，上气不接下气。孕妈妈自己会说，孩子太大了，负担太重了，结果检查后发现是钙缺乏。

钙的补充不仅对孕妈妈产前的身体有好处，如果是顺产，钙充足的话也能够促进身体恢复。

所以，从孕早期开始，一直到坐月子，孕妈妈们都要注意饮食中钙质的足量摄入，孕早期每天800毫克，孕中期每天1000毫克，孕晚期每天1200毫克。

孕妈妈们可以根据每样食物含钙量的不同设计食谱，并且准备一个家用小秤，把每天要做的食材都算一下，争取达到孕期营养“科学、均衡、适量”三大目标。如果平时的饮食中没法保证钙摄入量，那就要在孕中期钙需求量增大的时候，适当地服用钙片、钙制剂来进行补充。

产前“便意”，两类孕妇要警惕

尚红梅 | 郑州市第三人民医院妇产科主任医师

镜头一：门诊候诊室，一位候诊的宫外孕女性，突然感到肛门下坠，和家人说想去排便，结果在卫生间排便时发生大出血，幸亏被及时发现，经手术抢救后脱离了危险。

镜头二：一位即将临盆的准妈妈，在家中待产时，突然感到腹痛、肛门下坠难忍，以为自己要排便呢，结果，在卫生间排便时羊水破了，继而有规律的宫缩，最终将婴儿生在了家中的卫生间里。

妇产科有两类患者想去排便时要特别警惕，一类是异位妊娠的孕妇（习惯称宫外孕），另一类是即将临产的孕妇。

宫外孕有排便感，说明出血了。如果宫外孕患者突然产生强烈的肛门坠胀感，很想大便的话，往往意味着腹腔内已有小股渗血发生，血液聚集在盆腔最低部位，也就是直肠前方，血液刺激肠壁就会引起想大便的感觉。

患者不知道这些，蹲下去后，腹压增加，会引起腹腔内大出血导致晕厥，甚至发生严重磕碰和外伤，如果没人发现，后果不堪设想。

产妇有排便感，是胎头压迫的。另外一种情况是临产的孕妇，在宫口快开全的时候，这时候也会有便意，但是，她根本就不是真想大便，而是胎头压迫盆底肌和肛提肌产生的排便反射，这是身体在告诉她要像拉大便一样往下使劲生孩子了。

如果这时候去解大便，就有可能把孩子生在马桶里了。

临产前，需提前排空大小便。并不是说孕妇在临产前不能排便，而是最好在医生指导下提前排空大小便。

如果孕妇在临产前没有排空大小便，由于膀胱充盈尿液或直肠积聚大便，占据了产道的空间，就会影响产妇用力；甚至会因产妇用力过大，导致大小便和胎儿同时排出，污染产后的会阴部和新生儿脐带，容易引起细菌感染，不利于母婴产时的卫生保健。

呵护孕期腰酸背痛

吕讷男 | 北京妇产医院妇瘤科
黄秀敏 | 厦门大学附属中山医院妇产科主任医师

随着肚子一天天隆起，身体酸痛成为准妈妈们甜蜜孕期的小负担。怀孕5个月后孕妇多会出现3种症状，即腰酸、背痛和坐骨神经痛。这是为适应宝宝，母体肌肉、关节等发生的小变化。虽然酸痛部位不同，但属于妊娠期正常反应，可采取一些小技巧缓解疼痛。

腰酸：白领、瘦妈妈更严重

平时经常劳动的女性，腰背肌肉发达，可以支撑腹部重负，腰痛就轻些；而缺少劳动和运动的白领女性，腰肌薄弱，实在难以承重，过度劳损，疼痛肯定严重。甚至产后会留下腰痛反复发作的病根儿。

一般来说，体质柔弱、身材苗条、骨盆窄小的孕妈妈；干体力活、需要提东西、经常弯腰的孕妈妈；怀双胞胎或胎儿发育较大的孕妈妈；妊娠期体重增加过多的孕妈妈容易感到腰背痛。

在妊娠晚期，孕妇腰部承受的压力增大至原来的2～4倍，1个体重是50千克的孕妇，后期其腰部承受的负担相当于体重为100～200千克时的状态，腰部负重较大因而酸胀。20周后胎儿已长成人型，此时若恰好压到母亲的腰椎，亦会疼痛。

另外，胎儿要从妈妈的骨骼和牙齿中获取发育所需的钙质，母体钙质流失引起骨质疏松，难免也会腰酸。俗话说“生一个孩子掉一颗牙”，就是这个道理。而工作时间长且姿势固定、无法休息的妈妈，也容易腰酸。

怎么办？平时多食用乳制品促进补钙，帮助骨骼发展。避免孕期腰酸的最好是在孕前加强锻炼，训练腰部承受能力。可现代审美认为“虎背熊腰”的女人不美观，更喜爱“杨柳细腰”。这使得许多的纤瘦女性怀孕后不堪重负，腰部严重酸痛。经常坐着的孕妈妈应常活动一下，实在太忙也要站起来伸伸懒腰。

如果是孕中晚期才开始出现的腰背痛，那多是孕期正常的骨骼、韧带反应，不用过于担心，甚至包括痛感强烈的耻骨联合分离痛，也不需要急于进行医学处理，不可以随便用止痛药，也不可用针灸、拔罐儿、贴膏药等方法止痛，因为膏药里面常含麝香，对胎儿不利。

但在生活方式上可以进行调理。最快的缓解办法就是减轻腰部负担，如用靠垫使腰部向后倾斜20度，其负担可减半。实验数据显示，孕妇坐在椅子上的时候，如果椅子靠背呈直角，那么她们腰部承受的负担与站立的时候几乎相等，但如果把靠背向后倾斜20度，腰部也随之后倾，那么腰部负担就可减半。这就是说，如果孕妇能坐在飞机上那种靠背放斜的座椅上；或坐在沙发上，垫上腰垫，腰背向后倾斜地靠在沙发背上，就可以减轻腰肌负担，缓解疼痛。平时按摩、用热水袋热敷或热水冲淋都能减轻背痛，也可用托腹带来分担宝宝的一部分重量。

平时应适当休息，但不可长时间卧床。特别不可仰卧，沉重的子宫会压迫下腔静脉和腹主动脉，影响血液回流，导致孕母一过性的低血压，胎盘供血减少，甚至威胁胎儿宫内安全。这时候，要尽量侧躺着（最好向左侧躺，这样能增加流向胎盘的血量），把一两个枕头放在膝盖之间，再在你的大肚子下面放一个枕头。如果腰部陷进软床里，可试着在腰下放一个卷起来的小毛巾，或一个长条状的枕头。

背痛：不要久站、不睡软床

孕妇的腹部需伸展容纳不断变大的子宫，而这种伸展远远超过非孕期的正常状态，为了保持身体姿势，背部就必须负担更多的重量及压力以维持身体姿势；孕期分泌的松弛激素，使骨盆关节放松，婴儿才有从产道出生的空间。其在孕妇体内的浓度是未怀孕时的10倍。这种激素也可以使其他关节松动，如脊椎关节；胎儿长大也会挤压孕妇的脊椎。这些都会造成背部的疼痛。

怎么办？日常妈妈们应经常变换姿势，单一姿势不要超过20分钟。不要久站，也可以适当请老公给自己按摩来放松肌肉。而睡觉时，怎样的姿势舒服就怎样躺着，平躺较痛则多尝试侧睡。一般建议左侧睡，这样胎儿容易呼吸。太软的床会引起脊椎畸形。不过预防的关键在于孕期劳逸结合，避免做剧烈的体力活动，尤其是在临产前3个月。

坐骨神经痛：完成分娩能自愈

腰酸背痛进一步发展，越来越重的宝宝还会挤压坐骨神经，在腰部以下到腿的位置产生强烈的刺痛。而妊娠期水肿也是另一个原因。由于子宫压迫下腔静脉，使得静脉回流不畅，下肢出现凹陷性的水肿，如背部、小腿部、足部等，这都容易压迫坐骨神经诱发疼痛。

怎么办？睡前身体平躺，将脚抬高，促进下腔静脉回流；睡觉时在两腿膝盖间夹放一个枕头，以增加流向子宫的血液。此外，出行尽量选择平底鞋。幸运的是，大部分准妈妈在分娩后，坐骨神经痛能自愈，只有少数需要分娩后再手术。倘若孕妈坐骨神经痛症状严重，建议采用剖宫产分娩，以免加重病情。

预防提示：腹部运动强健腰背

孕妈妈可以做一些安全简单的下腹运动，需要注意的是动作轻柔舒缓即可。首先用手和膝盖趴在地上，保持背部基本水平，吸气，然后在呼气时收紧骨盆底肌肉，同时尽量向上收起肚脐。不要憋气，背部保持不动，坚持这种收缩姿势5～10秒钟。运动结束时慢慢放松肌肉。

孕早期就开始散步等运动，以加强腰背部的柔韧度。有意改善一些生活细节，有助于预防腰背痛。比如，使用长柄的拖把或扫帚；把办公椅的高度调整到最舒适的位置；避免提重物等。

孕期带状疱疹：仙人掌消炎止痛

王山米｜北大人民医院产科主任医师

一位孕妇忽然右边腰部外侧疼痛难忍，捏捏揉揉倒也暂时舒缓了一下。但后来疼痛持续不断，第2天右腿膝盖以上部位开始疼，直到第3天，身体右侧的疼痛处冒出许多片状红疹来，才感觉不妙，急忙赶到医院忐忑不安地接受检查，确诊为孕期带状疱疹。

这位护子心切的孕妈妈，顾不得向我询问止痛的药方，只是怯怯地咨询可能给胎宝贝带来的伤害。我也赶紧和她解释清楚，中医认为，带状疱疹的发病多为正气虚弱、毒邪乘虚侵入，加上经络阻滞、气血郁闭引起的，但好在它不会进入血液和胎盘，也就不会传染给胎宝宝。需要注意的是，治疗期间一定要考虑用药安全，以免影响胎儿健康。

妊娠期带状疱疹通常以保守治疗为主，所有西医中能迅速止痛、治愈的方法如抗病毒、镇静、止痛、消炎、电疗等都不能用。

我给她开了几服清热除湿的汤药，既能缓解病情，还含有几味保胎药，配上外用的炉甘石洗液。为了尽量减轻发病过程中剧烈的神经痛，我给她推荐了一个科学的小偏方，将新鲜的仙人掌去刺刮片后，捣成糊状，每日数次涂抹于疱疹处，因为它有清热解毒、行气镇痛、消肿散结的功效，而且很容易被黏膜及皮下组织吸收，可以很大程度地消炎止痛。大约4周之后，因为护理得当，她没有引起发热、头痛等并发症，顺利康复了。

提醒患上了带状疱疹的孕妈妈们，发病之后要学会放松心情，即使出现血疱、糜烂等较为严重的症状，也不要过分紧张，切勿用针或牙签等挑破或过度搔抓，以免加重继发感染。多喝水，多吃新鲜的蔬菜水果，多听缓和神经的轻音乐、入睡前喝杯牛奶、泡泡脚。

虽然带状疱疹不会影响胎儿，但被带状疱疹撞上的孕妈妈还是必须加强孕检。其中单纯疱疹病毒检测非常必要。检测时应重点和B超医生沟通，关注胎儿的发育情况。

孕妇快乐，孩子健康

张为远｜北京妇产医院副院长
于莎莎｜北京世纪坛医院妇产科主任医师

怀孕已经不是一个人的事情，现在是一个人怀孕，全家人操心。随着信息社会的知识普及，很多准妈妈反而容易听得过多，引发孕期焦虑，还有些人对优生优育的理解就是大吃大喝，结果造成孕期营养失衡。这里给大家做个提示。

备孕时，记准末次月经

面对每一位孕妇，医生都会问：末次月经是什么时候？一般多长时间来一次月经？每次月经持续几天？有些孕妇难以回答清楚这些问题，也没有意识到这些问题的重要性。

记准月经周期是为了准确推算孕周和胎儿生长的周期。时间算准了，才能知道胎儿的生长状况是否存在异常，是过大了还是过小了等。一般情况，女性月经周期平均为28天。孕周的计算是从上次月经来潮的第一天算起，受孕一般在下次月经来潮前2周。需要提醒大家的是，女性月经周期异常，要排除相关疾病后再考虑能否受孕。

怀孕后，吃大锅饭

有调查显示，超过七成准妈妈超重，体重增长超过20千克的不少见。超重非但保证不了胎儿营养，还会影响胎儿健康。更严重的后果是，容易出现巨大儿（新生儿体重超过4千克），剖宫产率也因此居高不下。还可能引发妊娠糖尿病、妊娠高血压等。怀孕了，家人吃啥你吃啥就够了。孕早期最好清淡点，少食多餐，多吃点富含碳水化合物的食物和富含叶酸的食物；孕中晚期适当增加鱼、禽、蛋、瘦肉、海产品和奶类的摄入量，常吃一些含铁的食物，少吃刺激性食物。

怀孕了，莫太焦虑

准妈妈担忧："我睡觉时手有点抽筋，是不是孩子出了什么问题啊？""我怀孕长了30多斤，会不会生一个巨大儿啊？是不是必须得剖宫产啊？""我都怀孕40周了，孩子怎么还没动静啊，我要不要住院啊？"

很多现象，不是非此即彼一下子就能断定是有问题还是没问题的，可能有的女性怀孕38周就生了，而有的到41周才生，这都属于正常范围。再比如，B超没看到孩子的脸，可能溜达溜达，活动活动，孩子转动了，再拍B超孩子的脸就又能看到了……所以，不要着急，不要焦虑，自信、开心的妈妈生的孩子才更健康。做到科学保健、顺其自然是最好的。

四类孕妇要羊水穿刺

一个在地方医院作过唐氏筛查，被确诊为高危并建议其做羊水穿刺的孕妇诉苦："网上说，羊水穿刺有1%的流产率，我没敢做。"

唐氏筛查是通过母体血液中的一些激素水平变化和孕妇的年龄等推算胎儿的风险系数。为了获得一个健康的宝宝，排除胎儿染色体异常的可能性，我们建议做羊水穿刺。穿刺过程中一部分人可能因此造成子宫收缩，从而引发流产，但这个几率是很低的。能行羊水穿刺检查的医院不多，医生操作很谨慎，有预防和治疗手段。除唐氏筛查高危人群，35岁以上孕妇，家族有遗传病（如血友病、地中海性贫血等）或以前生过有染色体方面异常孩子的孕妇，建议做羊水穿刺。

Tips

羊水穿刺没那么可怕

羊水穿刺检查是产前诊断的一种方法，可筛查胎儿大部分的染色体疾病和神经系统疾病，以减少呆傻儿、先天性痴呆儿的出生，属于“金标准”。羊水穿刺并没有想象的那样可怕，过程是很快的，对孕妇和孩子一般也不会造成意外。

如何做羊水穿刺

穿刺时，医生先在孕妇的肚子上画了一个圈，表示孩子不在这里，可以从这下针，然后开始消毒，铺上无菌单。宝宝的位置是B超引导下确定的，一般不会出现意外。

确认了宝宝的位置和羊水深度，医生便拿出一根细长的金属针（20或22号脊椎穿刺针），同时让孕妇鼓起肚子，就像扎气球一样，这根金属针在超声波的引导下刺入孕妇的羊膜腔内，大约1分钟，淡淡的羊水就被抽了出来，充满整个针管。

穿刺前后注意什么

穿刺前要注意——别错过最佳检测时间。最佳穿刺抽取羊水时间是妊娠第16～20周，太早羊水不够多，抽取标本困难，容易伤及胎儿；太晚胎儿已发育成形，如此时发现异常，不适合继续怀孕。

穿刺后要注意——穿刺完别急忙走动，回家多休息。羊水穿刺后医生还会来测一下胎心，因此别着急离开医院。穿刺当天回家后能不洗澡就不要洗。另外，孕妇做完羊水穿刺后，还要注意多休息，最好是能卧床休息，避免长距离坐车等。

妊娠期高血压应知道的知识

秦文芝｜北京华信医院妇产科副主任医师

妊娠期高血压患者由于全身小动脉痉挛会使各脏器产生病变，对于心脏来说心脏冠状动脉供血不足时，会导致心肌缺血、水肿及点状出血与坏死，而且由于周围动脉痉挛，阻力增加，心脏负担加重，还可能出现左侧心脏衰竭。这种病变可能会增加日后心肌梗死的风险。通常来说，高龄产妇、早育、多胎、营养不良，有妊娠高血压家族史、卵巢综合征、抗磷脂综合征的孕妈妈都是妊娠期高血压爱盯上的高危人群。

孕妈妈要每天吃1～2克钙片。除了尽量早点怀孕并做好正规的产检和充分休息外，高危孕妈妈日常一定要补好钙，因为钙的缺失是导致妊娠期高血压的一个诱发因素，建议高危患者从怀孕4个月开始就可每天吃1～2克钙片。另外，还要多吃含高蛋白、维生素C多的食物，水果中樱桃、橙子、橘子、草莓、猕猴桃和酸枣等含有的维生素C成分相对较高，蔬菜中菠菜、花椰菜、西蓝花、紫甘蓝和马铃薯等也含有非常丰富的维生素C。

此外，大家都知道高盐是导致高血压发生的因素之一，孕妈妈虽然在饮食上也要注意减盐，但是不能像普通高血压患者那样控制得非常低，因为妊娠期的激素也会使血中的钠含量上升，孕妈妈在出汗和排泄时还会损失一部分的钠，所以还是要在保证身体对钠的需要量基础上来限盐。

平均血压大于140毫米汞柱时才用药。对于高血压孕妈妈来说，降压的目的和普通人稍有区别，主要是为了延长孕周，也就是怀孕的时间，改变妊娠结局。所以，用药的血压值要求也和普通高血压患者不同。要舒张压大于110毫米汞柱，收缩压大于160毫米汞柱，或是平均血压大于140毫米汞柱时才能用药。而且降压药的选择也有讲究，必须对胎儿无毒副作用，不影响孕妇子宫的胎盘灌注，对血管中枢没有大的影响。

降压不能过快过低。由于妊娠期高血压的特殊性，高血压妈妈降压一定不能过快或过低。高血压本身本来是缓慢进行的，但是妊娠期高血压相对发作快，在诊断期可能就出现蛋白尿了，所以很危险。对孕妈妈来说，降压太快会导致心肾功能的衰竭，如全身血肿、心力衰竭、脑血管疾病和视网膜脱落等，此外还可能诱发小动脉痉挛，对肾血管造成损伤。对腹中的宝宝来说，则可能导致早产、死胎和死产等，而且后代更易患高血压。

“糖妈妈”孕期7项检查不可少

朱安 | 江苏省人民医院内分泌科主任医师
杨慧霞 | 中华医学会围产医学分会主任委员、北京大学第一医院妇产科主任

我国妊娠合并糖尿病的患病率现已高达17.5%，也就是说，不到6个孕妈妈中就有1人受到高血糖的威胁，变成“糖妈妈”。

根据我国国家卫生和计划生育委员会2011年开始采用的妊娠期糖尿病诊断新标准，空腹血糖（≥5.1毫摩尔每升）、服糖后1个小时血糖（≥10毫摩尔每升）、服糖后2个小时血糖（≥8.5毫摩尔每升）3个时间点中的任何1个高于标准数值即可确诊为妊娠期糖尿病。

一旦患了妊娠期糖尿病，孕期检查就非常重要了，其中一些检查，需要糖妈妈自己在家随时做，这样对控制病情更有利。

自数胎动：现在很多人喜欢用家庭胎心监测仪来监测宝宝的情况，但其实最好的方法是数宝宝的胎动，因为听胎心只能反映短时的情况，而胎动代表的是持续的变化。妊娠16～20周开始出现胎动，此时应该记录每天胎动的情况，如果发现每天胎动少于10次或胎动方式较以往发生异常改变时应该及时就医。

自测血糖：如有条件，最好每天监测空腹和餐后血糖4～6次。如无条件，可抽查空腹、餐前和餐后2个小时的血糖。血糖控制的目标是空腹或餐前小于5.6毫摩尔每升，餐后2个小时血糖小于或等于6.7毫摩尔每升。

自称体重：只要患者体重增长正常（每周增500克），就不用担心胎儿发育不良了。但是，这是在患者血糖控制好的前提下，一旦其血糖控制不好，即使体重增长正常，胎儿也可能出现营养不良。患者最好在空腹、排完大小便、穿尽量少的衣服的状态下测体重，以确保测量的准确性。

患者的自查只是粗略排查，还要配合在医院做超声、尿酮体等检查才行，但不必每天往医院跑，每隔1～2周去1次就行。

做B超：孕妇进行的常规B超检查可以了解胎儿发育情况，排查胎儿是否畸形，一般在孕期18周、28周、32周和36周时就可进行。由于妊娠期糖尿病会导致胎儿畸形风险增高，因此，对于糖妈妈来说，这项检查非常重要。

测尿酮体：尤其在患者血糖高于12毫摩尔每升或生病时。

查糖化：每2～3个月进行1次，结果最好控制在6.0%以下。

量血压：无论是妊娠前已有的高血压还是妊娠期并发的高血压，均可加重已有的糖尿病并发症，建议患者的血压最好控制在130/80毫米汞柱。

此外，需要提醒的一点是，糖妈妈易生低糖娃。一些高血糖的准妈妈被医生如此提醒时，往往都十分惊讶——妈妈高血糖，孩子怎么会低血糖呢?

高浓度的血糖通过胎盘到达胎儿血液循环，使得胎儿在母体内适应了高血糖环境，而等宝宝出生后，突然离开母体供血、供营养的环境，并由于新生儿刚建立起自身相对独立的生命体征，尚来不及建立起自身的饮食通道，此时，就会出现病态的表现——“低血糖”，但这种低血糖是相对的。

打个比方说，正常孩子出生后只需“10个糖”就可维持正常的生命体征，而高糖妈妈生出的宝宝因习惯了母体的高糖环境，本来跟正常孩子一样“10个糖”就足够了，宝宝却仍然执著地认为他还是需要“20个糖”，而一旦跟不上这“20个糖”，他就会认为自己血糖低了，从而出现低血糖症状，甚至出现“糖昏迷”。

新生儿“糖昏迷”很危险。新生儿低血糖多发生在出生后2～3天内，一般发病时间越早，血糖水平越低，持续时间越长，越易造成中枢神经系统永久性的不可逆损伤。

很多新生儿低血糖的主要表现为多汗、面色苍白、虚弱、嗜睡等，不过，也有不少新生儿发生低血糖时无典型症状。

比较典型的是，有些家长看到刚出生的孩子一直在睡，认为很正常，觉得孩子刚出生就是这样，不吃就不用喂，愿意睡就睡。事实上，对于高血糖妈妈生下的宝宝，应格外受到关注。如果孩子一味地昏睡，那可能是低血糖的表现。

预防新生儿低血糖，早喂、多喂是关键。早喂、多喂，让孩子慢慢适应离开母体的外界环境，一点点过渡，血糖就会慢慢回到正常水平。

延伸阅读

北京遇上西雅图：那些糊涂孕事

徐尤佳｜健康时报驻杭州市中医院特约记者

电影《北京遇上西雅图》，除了展现男女主角在异国发生的浪漫爱情，同时还3个孕妇一台戏，讲述了3个女人在美国一家月子中心的生育故事。而这其中潜藏着不少乌龙孕事，孕妈妈们要对这些错误的孕产方式引以为鉴。

错误一：孕早期用束腹带

电影伊始，已经怀孕的文佳佳（汤唯饰）在洗手间用束腹带将肚子紧紧包裹起来，以防止过美国海关时露出马脚。其实现实生活中也会有一些孕妇在怀孕期间使用束腹带，认为这样对产后体形恢复有好处。然而事实上非但起不到这种作用，长时间使用过紧的腹带，还不利于胎儿正常发育。

如果医生建议使用束腹带，一般是一些做了腹部手术或剖宫产的患者，以免腹部伤口开裂，并帮助腰腹部肌肉恢复，另外还有防止内脏下垂等功效。商店里买的束腹带都带有高弹力，其实医用束腹带为纯棉布，而且不具有弹性，长度也较市面上的长，一般是从乳房下方到耻骨。

电影中文佳佳的操作还有一个严重错误。原来，穿着腹带前提是需要感觉松紧舒适，切忌过紧。否则可能使血液循环发生障碍和影响皮肤代谢，不利于腰肌恢复，还有可能会引起皮炎。长期的勒紧进一步加大腹压，直接影响盆底功能的恢复。相对于束腹带，自然分娩的女性，医生更推荐通过运动康复训练来恢复体形。

错误二：羊水破了仍站立

周逸（海清饰）在孕晚期羊水突然破裂，她站在沙发上挺着肚子，手足无措地大声呼叫。而文佳佳此时也惊慌无助，最后赤着足跑了几个街区在大马路上拦车呼救。其实孕妈妈发现羊水早破，应保持冷静，不要焦急慌张。首先向家人求救，及时赶往医院。在等待医生救治期间，家人要帮助产妇躺下，垫高臀部，保持头低臀部高的姿势。这样有助于防止胎儿脐带脱垂。

不过，羊水早破不容易被发现，有的产妇会误认为是尿湿了内裤。因此建议孕晚期，应准备测试羊水破裂的化学试纸。羊水破后，将橘黄色试纸放入阴道，会自行变成深绿色。

电影中周逸自己拿着工具修理家具，这可能存在隐患。孕中晚期不要进行剧烈活动，在生活和工作中都不宜过于劳累，这些都会导致羊水早破。另外，孕期减少性生活，怀孕最后1个月必须禁止性生活。

错误三：检查忽视妊高征

男女主人公在Frank前妻的婚礼中翩翩起舞，可中途佳佳就倒在了Frank的怀里。医生通过三天三夜的抢救，才将母子二人从鬼门关里夺回。而此前，美国医生从检查结果中并没确诊其有妊娠高血压综合征。

妊娠高血压综合征简称妊高征，多发生于孕20周后，主要表现为高血压、蛋白尿、水肿等，一般经过检查较易确诊。

妊高征会造成胎盘早剥、胎儿生长受限，严重的甚至会引起母婴两者的生命危险。准妈妈们在孕早期测量的1次血压，以此作为孕期的基础血压，以后定期测血压、查尿常规。而孕36周以后，每周都要检查血压，观察体重变化、有无蛋白尿及头晕等症状。在孕中晚期，补充蛋白质、多种维生素、叶酸和铁剂对预防妊高征有一定作用。平时还应少盐，多休息，避免生气。

家族中有妊高征史，或孕前患过原发性高血压、慢性肾炎及糖尿病的准妈妈均是高危人群，应更加小心留意。

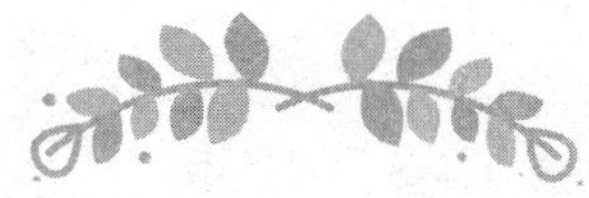

分娩：痛并快乐着

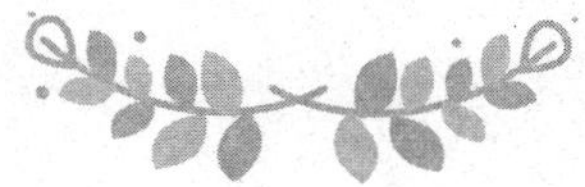

生孩子最累腰

张帅｜中国中医科学院眼科医院骨外科

我的骨科门诊，最近来了一位“常客”，总是腰疼不已，做了MRI、照了X光片，一切正常。听她讲、给她看，次数多了，就知道了，这是生孩子累的。

女人生产不易，带孩子更不容易，这个过程，最容易受累的就是腰。

类似的腰痛，治疗主要依靠手法按摩，但最关键的，还是要学会预防和养护。

怀孕时：家中枕头用起来

孕妇多会腰背痛，尤其是在孕后期。除了注意控制胎儿重量、减少弯腰动作外，还可多多利用家里的枕头，也能给腰部减压。

多放几个枕头在床上，腰痛时，可平躺、双腿弯曲，同时在小腿下垫3、4个枕头，这样能使腰部得到最大程度的放松。半躺在床上时，腰后部也要垫上枕头，借助枕头的力量给腰部省力。无论是沙发还是餐椅，也都最好放上腰枕，不要因为犯懒或遗忘而让腰受累。

生产后：及时做“小燕飞”

生产后，第一时间是休息，产后2周左右就应该适当做些锻炼腹部及腰骶部肌肉的运动了。

最值得推荐的运动是“小燕飞”。站着做、躺着做都可以。刚开始做时，量力而行，随后逐渐加大频率。这项运动很有效，但最重要的是坚持。具体做法如下：

站立时，两脚与肩同宽，手掌伸平，双臂举起，轻轻向后，肩向后用力，以腰骶部为中心轻轻向前，从侧面看略有点“挺肚子”的感觉，这是模拟燕子俯冲时收起翅膀的动作；

躺下时，尽量在硬板床上，俯卧，脸朝下，双臂以肩关节为支撑点，轻轻抬起，手臂向上的同时轻轻抬头，双肩向后、向上收起。与此同时，双脚轻轻抬起，腰部肌肉收缩，尽量让肋骨和腹部支撑身体，持续3～5秒，然后放松肌肉，四肢和头部回归原位，休息3～5秒再做。

看孩子：戴上腰围帮大忙

让新妈妈少抱孩子恐怕不太实际，但需要提醒的是，一定要量力而行，也别长时间抱，别一只手抱，要学会用巧劲儿，比如在需要长时间用腰的时候，不妨借用腰围来帮忙。

腰围是骨伤科常开的保健处方，其主要作用是给腰椎以支撑，加强腰部的稳定性。

购买腰围一定要选择合适的大小、宽窄和弹性的腰围，在没有专业腰围的情况下，绑上产后腹带或在腰部缠上厚长的布条，也能起到一定的护腰作用。

需要注意的是，长期佩戴腰围会产生依赖，不要以佩戴腰围替代卧床休息、替代腰背肌的练习。要时刻牢记，减少伤腰行为，增加腰部锻炼，才是养护腰部的最好办法。

最后还要提醒产后腰痛的女性，出现异常，一定要及时去医院，在医生的专业指导下进行治疗和康复保健。

学会温柔地孕产

芭芭拉·哈珀 | 产科及新生儿科护士、助产士，导乐和分娩讲师

“如果孩子是被温柔地带到这个世界的话，这个孩子以后的性情就会比较温柔温和。如果说世界上都是一群温和的孩子，那么他们就会去创建一个温和的未来，乃至一

个温和的星球。”芭芭拉•哈珀深情地说。

那么什么样的方式能把孩子温柔地带到这个世界上呢？芭芭拉•哈珀给孕妈妈们出了两招！

让孕妈妈不被干扰地分娩

当孕妈妈觉得宫缩开始的时候，就马上去医院，胎儿也开始接收到生产信息，他在盆腔的位置也开始随之发生变化。这样，孕妈妈的体内就开始产生一些有助于宫缩和生产的激素，宫颈开始变得柔软，她和她的孩子接收到爱的信息，生产的过程开始了！

自然分娩应该叫做“不被干扰的分娩”，大自然本身就赋予了母亲和婴儿这个能力，不需要任何旁人盲目或控制性地施以外力，来进行所谓的“帮助”。因此，妈妈在分娩时也应该处于她自己最自然的一种状态，她可以按着自己的需要去做，比如自主地更换生产体位、用手触摸自己、自由走动、哼哼歌、亲近家人，请丈夫帮忙拖住自己的阴道处等，都可以去做，只要有助于顺利生产就可以。

此时医生、家人只需要提供一个安静、柔软、光线较暗、没有干扰的环境和必要的安全监控，让产妇自己发动起生产机制，并在她需要的时候给予陪伴感，比如握手、安慰鼓励她等，她会更容易放松并顺利生产。有研究指出，没有任何陪伴的产妇产后更易患上抑郁症。

出生后让宝宝在妈妈胸脯上多待一会儿

对于所有的哺乳类来说，新生儿是真正启动母乳喂养机制的关键，让宝宝哪怕是在妈妈的胸脯上多待1个小时，母乳喂养的时间就可能会延长1年。

可是，我们最通常的做法却是在宝宝生下来后，立即将他抱离妈妈、洗干净、包整齐、放进婴儿室进行安全监控。其实这样会延迟母乳喂养。芭芭拉•哈珀建议，此时不要把宝宝包起来，不要给他戴帽子，也不要剪断脐带，而是光溜溜地送到妈妈那里，妈妈可以抱着宝宝时，闻闻他、吻吻他、看看他。“这时候孩子是需要妈妈身上的有益菌群的，妈妈阴道里头的细菌对孩子其实是好的。”芭芭拉•哈珀说。

不要小看新生儿，他们可以靠着本能做事，比如寻找乳头、吃奶。母婴在一起，他们之间的神经网络或者整个大脑的神经布线都在发生着交流和对话，就像我们把电脑电源一打开，所有程序都会开始运作一样，出生时让宝宝在妈妈胸脯上多待一会儿，是成功母乳喂养的关键。

瓜熟蒂未落怎么办

李桂英｜上海红房子医院产科主任医师

人们常以“瓜熟蒂落”来形容自然分娩。因此，有的产妇日子到了也不愿引产，执意等待自然临产。其实，在自然临产的产妇中，仅5%左右正巧在预产期分娩，85%左右在预产期前后2周内分娩（正常范围）。还有约10%孕妇至妊娠超过42孕周分娩，称为“过期妊娠”。

过期妊娠危害大

生出巨大儿。过期妊娠时，若胎盘的功能没发生衰退，胎儿会在子宫内继续发育生长，最后形成巨大胎儿——胎儿体重超过4千克，身长超过55厘米，颅骨钙化明显，不易变形。此时，由于胎儿过大，不仅会增加分娩的困难造成难产，同时也会增加新生儿颅内出血、产伤、母体子宫破裂、产道裂伤、产后出血以及产褥感染等并发症。

生出小老人。过期妊娠时，若胎盘老化，胎盘功能衰退，经胎盘供给胎儿的氧气和营养减少，导致胎儿皮下脂肪减少，全身脱水，皮肤干裂、皱褶等状况，像个小老人。这类胎儿很容易发生宫内死亡，即使出生，其健康状况也比正常分娩儿差，常因脱水、贫血、肺部感染等而夭折。

羊水量减少。妊娠时，子宫内充满羊水，胎儿生活在羊水中，羊水量正常是妊娠情况良好的标志之一。妊娠时间延长，超过42周后，羊水量就会减少甚至不足100毫升。羊水过少对分娩不利，可致宫口开扩张缓慢，第一产程时间延长，并且胎儿、脐带易在宫内受压，增加胎儿窘迫的发生率。

三招避免过期妊娠

算准预产期。备孕的前半年，准孕妇就应及时记录每次的月经周期及末次月经来潮日期，以便能推算较准确的预产期。如果月经周期不准或不记得末次月经来潮日期，一旦确诊怀孕，应尽早作B超测定胚胎大小（孕囊或头臀长），前3个月胎儿的成长不太受到人为因素（如孕妇身体状况、营养等）的影响，所以，据头臀长值推算出的预产期准确度较高。

定期做产检。孕妇定期到医院进行产前检查，过预产期1周不临产者，可在医生密切监测下引产。遇到这种情况，其实首先要判断是否确实已过预产期。有些孕妇过预产期2周以上，但检查并没有发现过期妊娠迹象，很可能是月经记得不准，或本身不规律或碰巧排卵和怀孕时间错后。

B超来帮忙。此外，还可做B超检查，B超可判定胎儿是否成熟、胎盘是否老化及羊水量多少，从而判断是否该分娩。如果确实已过预产期，必须请产科医生帮助尽快分娩，早日结束妊娠。

过期妊娠的孕妈妈及家人，应密切与医生配合，千万别等到“瓜熟蒂落”。

延伸阅读

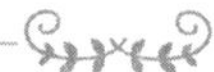

郭晶晶为什么不能顺产

王青丨浙江中医药大学附属广兴医院眼科主任医师
顾江红丨浙江中医药大学附属广兴医院妇产科主任医师

郭晶晶生下爱子，人们不解的是，运动员出身的郭晶晶身体素质应该很好，为什么最终选择了剖宫产而不是顺产?

腰椎间盘突出，只能选择剖宫产

据相关媒体报道推测，郭晶晶选择剖宫产，可能是由于她有腰椎间盘突出的问题。产妇在怀孕过程中，随着胎儿的增长，腹部慢慢地向前增大，脊椎正常的生理曲度就会随之发生很大的改变，腰椎承受的压力也会越来越大。对于本身就患有腰椎间盘突出的产妇来说，腰痛的情况会更加严重。虽然并不影响顺产，但是对于正在辛苦孕产的妈妈们来说，额外附加上的严重腰痛会使人难以忍受。

因此，临床上大多数这样的新妈妈们都熬不到预产期，有的等胎儿37周足月就剖宫产了。

另外，像尾椎等类似部位有问题的产妇也不建议选择顺产方式，因为尾椎受伤之后活动能力都会变差甚至消失，在顺产过程中，不利于胎儿头部的下降和胎儿娩出，导致难产等情况。

因此，腰椎、尾椎等部位有过伤痛病史的产妇，一定要在医生的指导下，选择剖宫产的方式安全分娩，切不可执意要求顺产。

高度近视，顺产并不一定危险

也有媒体推测，郭晶晶选择剖宫产可能是她眼睛的问题。据报道，她曾为了在空中翻腾完美，一直保持睁眼入水，强大的水压对她的眼睛就会产生非常大的伤害。2001

年，她还出现过右眼视网膜破裂的情况，做了手术才恢复正常。

医学上高度近视为600度以上，而在妇产科的相关书籍中并没有提到高度近视不能顺产的情况。但在临床上，产科医生会提醒近视超过800度的产妇选择适合自己的分娩方式。因为视网膜脱落有很多致病原因，比如外伤、提重物，妊娠也可能成为视网膜脱落的诱因之一。

产妇在生产过程中需要配合用力，尤其在宫口全开到胎儿娩出的阶段用力时，全身血压上升，高度近视的产妇确实容易出现视网膜脱落。但是，不能因为是诱因，就认定高度近视的产妇选择顺产肯定会导致视网膜脱落。

通常来说，眼睛只有在受到不均匀压力的情况下才会引起视网膜脱落，而分娩过程中眼睛所受到的压力还是非常均匀的，所以从医学上来说高度近视的产妇顺产会引起视网膜脱落没有科学依据。建议孕妈妈们可以先去眼科做个眼底检查，根据眼部的具体情况再做决定。如果眼底检查显示可以进行顺产，也应注意分娩时不要过度用腹压。

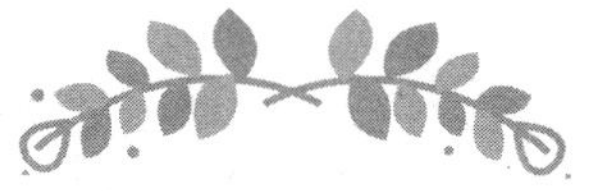

坐月子和产后康复的关键

寒冬坐月子记住“321”

杨力 | 中国中医科学院教授

门诊上，经常有头痛、脚痛的患者来找我，询问后发现，很多是由于坐月子的时候没有注意受了寒所致。尤其是在“三九四九冰上走”这样的日子坐月子，稍不注意就会受寒。因为这时的寒气最重，此时坐月子，最重要的就是防寒。

3——防寒3句话

头要包起来。“高处不胜寒，头要包起来”，这对于坐月子的人来说，是不可违背的金律令。中医认为，头为诸脉之汇，产后白脉空虚，寒气易乘虚而入，防寒是不能忽略的。可现在很多妇女不好意思包头，觉得很土很难看，但如果不注意，很容易受风，以后易患头痛。最好至少包1个月，早晚至少要包，外出时一定要包，或戴顶帽子。

手不碰凉水。坐月子时，家里最不能缺的就是热水了。洗衣服、洗手、洗水果，不论洗什么，最好都不要碰凉水，都要用温水来洗。否则，寒气就顺着指尖跑遍全身，等到关节疼痛的时候，再采取任何措施补救，效果都大打折扣了。

肚要暖起来。冬季严寒干燥，产妇更容易心烦意乱，往往想喝些冷饮来舒缓一下。这样做的结果是，当时可能感觉好了，但却为以后胃寒、腹泻留下了伏笔。有些人会觉得，我身体好得很，阳气旺得很，不怕凉的，而这些人就是我要大大劝谏的人，可千万不能大意。无论身体好不好，无论是不是阳虚，冷饮、凉菜等最好都不要碰。

2——营养2个食谱

早晚，红糖煮荷包蛋。红糖性温，有益气、活血、化淤的作用。产后适量喝些红糖水不但可补血，还有利尿、促进恶露排出的功效。

中午，喝个老母鸡汤。鸡汤是产后不能缺的。无论爱不爱喝，产妇最好都要补一下。要选用母鸡，对乏力疲劳、贫血、虚弱等症都有改善作用。如果产后恶露不尽，可在中医指导下，食用三七炖鸡，适当添加当归、党参。

1——别忘护眼睛

产后坐月子，多数时间待在屋里，但要注意，打发时间可要少玩电脑、少看电视、少看书，否则很容易伤肝血。很多妇女产后视力不如以前，或与此有关。

这是因为妊娠、分娩过程中消耗很大，肝、肾都会有一定影响。若再不注意保护，眼睛很易受伤。打发时间，中午天气好时可出去晒晒太阳。

“月子汤”催肥不催乳

赵之德 | 国家三级公共营养师

年轻妈妈坐月子，家里老人都会让多喝些“月子汤”，将猪蹄汤、排骨汤或鲫鱼汤熬成乳白色，每天准备一大碗，据说喝下去能催乳。但事实上，喝“月子汤”催乳的做法很不科学。

这些汤汤水水为何能催乳，我们不得而知，或许是觉得乳白色的汤和母乳很像吧。但不管是猪蹄汤、排骨汤，还是鲫鱼汤（一般先煎后煮才能成为乳白色），其主要成分是水、脂肪和含氮浸出物（主要包括蛋白质、氨基酸），之所以呈现出乳白色，是其中的脂肪和蛋白质发生乳化作用的结果，而汤要熬成乳白色，要靠大量脂肪。

乳白色的汤中含大量脂肪，而脂肪能否催乳，在学术界有一定争议，即使对催乳有帮助，效果也比较弱。而且，汤中只含有少量的含氮浸出物、维生素及矿物质，蛋白质含量也很少，营养价值有限，对催乳也没有太大帮助。不可否认，汤中大量水分对催乳有益，但远不如直接喝水或清淡的粥汤。

此外，年轻妈妈要注意，产后前7天要清淡饮食，此时乳腺导管还未完全疏通，如果这时候家里人每天都给准备一碗猪蹄汤，再加上肉类等其他脂肪含量较高的食物，造成脂肪摄入过多，容易引发乳腺导管堵塞，甚至造成乳腺炎。

“月子汤”催乳的做法不靠谱，但催肥的效果倒很不错。因为汤里的脂肪很多并非浮在汤的表面，而是充分融入汤中，喝起来也不感觉腻，所以很多人并不知道其中含有大量脂肪，每天喝1碗，长期下去不但不利于恢复身材，还有可能造成进一步发胖。另外，汤中还含有不少嘌呤、胆固醇和盐，常喝对健康也不利。

关于催乳，还有人建议喝米酒，这里要告诉大家，米酒中含有酒精，酒精不仅不能催乳，还会抑制泌乳，而且酒精能通过妈妈的乳汁进入宝宝体内，对宝宝的身体和智力发育不利。

乳母要多喝水以及清淡的粥汤，乳汁中90%都是水分，所以充足的水分摄入有利于乳汁的合成和分泌，喝汤的话一定要少油少盐。其次，适当多吃些鱼虾、畜禽瘦肉、蛋、奶和大豆，以提供大量优质蛋白质。正常情况下每日泌乳量约为750毫升，含蛋白质约9克，摄入充足的优质蛋白可提高转变为乳汁蛋白的效率。

产后防“三病”

邬素珍 | 佛山市中医院妇科主任医师
俞而慨 | 复旦大学附属妇产科医院中西医结合科副主任医师

在坐月子期间，许多产妇会出现易出汗、易疲劳等症，严重的还会忧郁、抽筋、便秘。张仲景曾在《金匮要略》中提到的“新产妇人有三病”，说的就是新妈妈常常会受以下3种症状的困扰。

郁郁寡欢——回到娘家坐月子

生产让女性气血虚弱，身体无力，产褥期里还要照顾一个鲜活陌生的新生命，新妈妈既想努力，又害怕做错，陷入不知所措中。各种小麻烦更让其受挫，因而有些人会心情不畅，表现出郁郁寡欢。

产后抑郁一旦形成，日后会反复发作，因此要给予重视。在帮其恢复体力的同时，我还常会鼓励女性回娘家坐月子。熟悉的环境，外婆的亲手指导，都能减轻产妇内心的负担。饭后还可以试试饮用能帮助舒畅气息的合欢茶。一些肠胃好的人，还可加入几颗山楂，其能开郁气而不伤正气。这款茶饮味道清新，口味酸甜，能带来一个宁静的下午。

专家支招：家人在产褥期不要和产妇争吵，应给予同情、爱护和谅解。作为产妇，不要独自忍受困难，应主动告诉家人自己的困惑。

手脚发颤——姜皮水洗澡祛风邪

生产完多数女性会出现手脚颤抖，有的人晚上会因抽筋而醒来。中医认为产妇们气血丢失，出现亏虚，腠理不固。此时风邪入侵，就容易躁动，手脚便不自主地痉挛。

此时可准备姜皮，用水加热后用其洗澡，能起到祛除风邪作用。不过最重要的就是补充气血。

对于未满月的新妈妈，经典的八珍汤最适合不过，八珍汤主要由当归、川芎、白芍药、熟地黄、人参、白术、茯苓、炙甘草八种中药制成。另外黄酒煮鸡、黑豆煲鲶鱼等，都能起到食补作用。适当也可服用一些钙片、复合维生素片。

专家支招：阿胶为血肉有情之品，具有改善睡眠的功效，滋阴养血以养神，产后有阴血亏损的女性和老人最为适合。

排便困难——饭后抚肚15分钟

便秘最让新妈苦恼，一方面是不得不吃的营养食物，另一方面是排便困难造成的诸多不适。产妇腹部和盆底的肌肉松弛，胃肠的蠕动变慢，加上体力较虚，导致了排便力量的减弱。

首先要做的就是调整饮食结构。在用肉食进补时，注意搭配含膳食纤维的蔬菜和水果。常见的芦根菜、芝麻糊、核桃仁，这些食物都可帮助排便。

饭后还可轻轻揉按肚脐周围，每天坚持15分钟，有助胃肠蠕动，促进排便。日常也要多补充水分，可养成清晨起床喝一杯蜂蜜水的习惯。

专家支招：每天喝些小米芝麻粥，可预防或消除产后便秘。小米粥中除了含多种营养素外，还富含膳食纤维。把芝麻炒熟后放在小米粥里，滋补作用更好。

产后水肿调调脾胃

李志刚｜北京中医药大学针灸学院副院长

很多年轻母亲生完孩子后常抱怨，坐完月子后身体仍有些水肿，尤其是脚还胀得像包子似的，有时候用手指一按就是一个坑儿。还有的产妇，不仅身上水肿，而且还常有腰酸背痛，浑身无力、心慌气短等症状，到医院检查也没检查出问题。

其实，这就是女性产后的常见问题，即产后水肿，一般来说，产后水肿在坐完月子后大多都可以不治而愈，但也有些人需要治疗调养一段时间才能恢复。但不管怎么说，产后水肿总不是一件令人舒服的事情，能尽早解决当然是件好事。从临床经验来看，由脾胃虚弱引起的产后水肿较多，这是因为脾胃是负责运化的，脾胃虚弱则水湿运化不利，多余的水分积聚在体内就会形成水肿。

有位女性朋友，今年30多岁了，刚生完小宝宝，整个人也“胖”了一圈，尤其是大腿和腰部水肿得厉害，手脚冰冷。平时也不怎么爱吃东西，大便溏稀，小便很少，腹部经常胀痛，浑身无力，精神也不好。她的老公也很是着急，在我的诊室里一直叹息。

其实像她这种脾胃虚弱的产后水肿，治疗起来一点也不复杂。可选中极穴、关元穴、脾俞穴、肾俞穴，用艾条分别艾灸每个穴位，以皮肤发红为宜。每天1次或者隔天1次即可。我为她治疗后，又将具体方法详细教给了她老公，让他回家为老婆做艾灸。

水肿患者平时还可以从饮食入手。像赤小豆、薏米都有很好的消肿的功效。赤小豆有健脾止泻、利水消肿的功效。它与老姜一同煮汤服食，对消除下肢水肿有很好的疗效。薏米有健脾渗湿、除痹止泻的功效，将它与红豆、老姜一同煮汤食用，也可利水渗湿、健脾消肿，是产妇祛肿的上好食材。

产后自汗按揉申脉穴

程凯 | 大诚中医连锁医疗机构创建人、北京中医药大学教授

产后自汗，是指生完孩子后，在白天经常不由自主地出汗，即使坐着不动，仍然会汗流不止，稍有活动更甚。产妇常表现为气色差，面色苍白，说话有气无力，浑身没力气，走路像踩棉花一样。

中医认为产后自汗是因为气虚，体内的卫阳之气不稳固或是阴虚内热而引起了浮阳外越，不能收敛，体内的水液代谢失常，汗液被迫向外流出所致。申脉穴是足太阳膀胱经上的一个腧穴，八脉交会穴，通阳跷脉，刺激申脉穴能激发阳跷脉的经气，将浮阳束缚住，在调整水液代谢的同时，激发膀胱经的经气，促使水液从膀胱排出体外，而汗自止。

申脉穴在足外侧部，外踝直下方凹陷中。找到穴位后，以中指指腹放在穴位上，按揉10～20分钟，以闲暇时间为主，不拘时间次数的限制。

由于在分娩时，产妇用力过度、失血过多，造成严重的气血损伤，而出现产后气血虚弱的体质，所以产后大补气血的同时还要兼顾止汗。

年轻妈妈与美同行

杨志军、王少冰 | 原军事医学科学院教授

很多女性在生育之后，会出现皮肤黯淡无光、脸上留斑；胸部下垂、萎缩，光彩全无；体形肥胖，减肥不易……各种问题，让很多爱美的女性害怕再照镜子，甚至出现产后抑郁等问题。不妨从3个方面来防护。

护肤，多喝乌梅红糖饮

怀孕后，很多女性会脸上长斑。要祛斑，育后不妨多喝乌梅红糖饮。将乌梅15克，红糖30克一起入煲，加水一碗半，煎剩至大半碗，去渣后温服。乌梅红糖饮具有补血止血，美肤悦颜的功效，很适合产后女性服用。

若感觉脸部肌肤下垂、松弛、不紧致，失去了往日的靓丽，每天做一个动作有很好的改善效果。眼睛向上看，同时将舌头伸出，样子就像狮子吼一样，同时轻轻地发出声音。每天做几分钟，一段时间后，就能明显感受到脸部的变化；同时，对咽喉部也有按摩、养护的作用，有助保持清亮的嗓音。

护胸，排出残乳，举手运动

我们现在提倡母乳喂养，很多妈妈也都坚持母乳喂养，但建议母乳喂养的妈妈们，在母乳喂养2～3个月后，最好能将残存乳汁排干净。残存乳汁在乳房时间长了，往往会发霉变质，很容易引起乳房的一些疾病。

而在断乳之后，很多妈妈也会沮丧地发现，乳房变得下垂萎缩。预防和减轻这种情况，建议女性朋友每天都做一个简单的胸部运动，能起到恢复的效果。很简单，平稳站立，双手上举至头顶，慢慢向头后方拉伸，感受胸部得到提升；再慢慢从头后方放下手臂，动作要缓慢，每天都可以做几组练习。

护形，怀孕之前就准备

要孕育一个健康好孩子，良好的体质不可或缺。有个很好的故事可以和大家分享。

一位女性在怀孕前半年就开始锻炼身体，改进饮食，多吃新鲜蔬菜、水果、豆类和奶类，补充维生素。怀孕后，不用像别人那样担心因为早孕反应耗竭营养储备妨碍胎儿生长，也不用担心因为营养不足而大吃大喝。临产前，除了肚子外，其他部位没有明显发胖，就这样轻松生了1个3千克的宝宝，半年后，就恢复了原来的身材。

做好准备，怀孕也有好身材。即便怀孕之后体重增了不少，生完孩子，坚持运动与均衡饮食，也会很快恢复好身材。

母乳喂养是防肥胖第一步

李旭东 | 中国疾病预防控制中心流行病学办公室

2013年6月，美国医学会投票一致通过，确定肥胖是一种疾病，并且需要一系列干预措施，以促进其治疗和预防。儿童肥胖不仅严重影响儿童身心健康，还易延续至成年期，甚至导致2型糖尿病、心血管疾病、高血压、脑卒中及某些肿瘤等一系列相关疾病。

孩子要达到最佳生长，需要家长在三个阶段都进行科学喂养，犹如三级火箭发射。一级火箭就是出生后立即开始母乳喂养，二级火箭是在换乳期及时添加泥糊状食物，三级火箭就是在孩子可以吃固体食物时均衡膳食、合理营养。

母乳喂养作为一级火箭，是孩子健康成长的基石，但现实生活中，我国母乳喂养率持续下降，中国有一半新生婴儿没有吃够母乳。

世界卫生组织建议，出生后1个小时内开始母乳喂养，6个月内纯母乳喂养，并坚持哺乳24个月以上，是哺育婴儿的最理想方式。但中国有一半新生婴儿没有吃够母乳，许多新妈妈因各种原因过早放弃了哺乳，对母亲和孩子来说，都是一件“坏事”。

坚持母乳喂养，对母亲和孩子都能形成良好的保护作用。母乳喂养能降低婴儿患感染性疾病的几率，促进儿童体格和智力发育，并对心血管疾病有长期的保护作用。美国癌症研究所（AICR）综合了7000多项研究发现，对预防癌症有确定作用的因素只有两个：运动和母乳喂养。母乳喂养让母亲在随后的生命阶段中降低患乳腺癌和卵巢癌的风险，且有助于母亲更快恢复到孕前体重，降低肥胖发生率。

20世纪80年代以来，越来越多的研究表明，母乳喂养还是预防儿童期肥胖的保护伞。而我国儿童肥胖形势日趋严重，城市6～17岁的儿童青少年超重和肥胖率分别达到了11%和7.7%，比2002年分别增长了29%和75%。

儿童肥胖本身是种慢性病，也是许多慢性病的重要危险因素。国外50年随访研究表明，儿童期肥胖中有30%延续到成人期，心血管疾病患病率和死亡率明显高于成人期发胖的患者。

我国研究表明，母乳喂养能降低儿童肥胖风险。这一点估计很多年轻妈妈都不知道。而在营养科学领域，欧美国家已进行了很多相关研究，大多数研究表明，母乳喂养是预防儿童肥胖“好”的保护性因素，而人工喂养则是儿童超重和肥胖“坏”的危险因素。但这些研究缺乏亚洲人群尤其是我国大样本人群的长时间随访证据。

2010年，中国疾病预防控制中心流行病学专家们利用河北沿海某县围产保健和儿童保健监测系统中的数据，以当地4个乡镇的862名正常出生体重婴儿作为目标人群，开展了我国首个新生儿期喂养方式对儿童超重、儿童贫血发病率及儿童血脂水平影响的研究，从而为儿童肥胖预防和干预措施的制定提供科学依据。

研究结果表明，与用配方奶喂养的孩子相比，母乳喂养的孩子超重风险要低34%。部分研究发现，母乳喂养与儿童肥胖或超重发生率存在剂量－反应关系，即随着母乳喂养持续时间的延长，超重肥胖发生风险将降低。此次研究也证明，随着母乳喂养持续时间延长，尤其超过12月，保护效应明显。

产后谨防“石头奶”

张妍红｜北京大学第三医院产科护士长

“能不能用刀把乳房切下来啊，我实在受不了了。”产科里，一位产后3天的新妈妈，因宝宝吸吮力弱，乳汁较多，未能充分吸出，导致乳汁淤积，乳房胀痛、硬如石块，即出现了传说中的“石头奶”。

说实话，上述情况较少见，而更多的“石头奶”是因哺乳不当引起的——成为新妈妈后，给孩子喂奶是自然而然的事情，可一些年轻妈妈在分娩后，就认为大功告成，宝宝的喂养完全推给“名牌奶粉”，且没有及时进行产后乳房护理，结果导致乳汁淤积在乳房里，不能正常排出，乳房又硬又痛，就像石头一样。

何谓“石头奶”

在没有很好地进行早开奶的情况下，新妈妈的乳房通常在产后2～3天出现胀痛及沉重感。据肿胀程度可分4种类型。

Ⅰ型——乳房无硬结、压痛；

Ⅱ型——乳房有硬块，局部皮肤红润，有轻度压痛；

Ⅲ型——乳房紧硬，局部皮肤红肿向外浸润扩大，触痛明显，腋下淋巴结肿大；

Ⅳ型——除以上症状外，局部皮肤颜色由红变紫，并伴有高热，拒绝触碰，双侧腋下淋巴结肿大。这也是所谓的“石头奶”，症状严重，乳房紧硬、触痛明显。

为何会有“石头奶”

导致乳房胀痛的原因有多种，可能是生理性的，一般表现为，刚开始分泌乳汁时，乳房变得较热、重且疼痛，产后3～4天乳汁分泌达高峰，乳房变得更为肿胀且疼痛。

还可能是开奶太晚，未及时进行早吸吮及按需哺乳，导致乳腺管不通，大部分妈妈产后会有疲劳、活动不便等不适，精神和体力不济影响早吸吮。

另外，有些妈妈担心乳汁不够、宝宝营养不足，就以奶粉喂哺，使宝宝对母乳依赖性降低，吮吸更少，造成乳汁淤积。

如何预防“石头奶”

让宝宝把乳汁吮净，是预防“石头奶”的最好方法。一般来说，1次喂哺时间应以30分钟为宜，一侧乳房充分吸吮15分钟，就可完全吸空乳汁。

如果宝宝吸不完乳汁，应及时用吸奶器将剩余乳汁吸净，可防止乳汁淤积。

对于母婴分离的妈妈，保持泌乳尤为重要。在与宝宝分离2～3小时后，应开始进行乳房按摩，然后挤奶或用吸奶器将乳汁吸出。两侧乳房交替进行，每次20分钟。时间不宜过长，避免乳头破裂。

按摩缓解“石头奶”

Ⅲ型、Ⅳ型的妈妈，挤乳汁前应先冷敷乳房5分钟，然后用右手食指、中指、无名指指腹，从乳房根部向乳晕做螺旋式按摩。挤乳汁时一侧乳房至少挤3～5分钟，待乳汁少了，再挤另侧乳房，如此反复，每次20分钟，每2～3小时1次。

具体方法：彻底洗净双手→坐或站→按摩后背（有助射乳反射）→如乳房已很胀痛，状如石头，需先冷敷再按摩→在距乳头根部2厘米的乳晕周围，用拇指及食指向胸壁方向轻轻挤压和放松→沿乳头依次挤压所有乳窦→依各方向按同样方法挤压乳晕（不要挤压乳头）→按摩后用吸奶器将乳汁吸出。

催乳试试省钱招

赵立娜 | 北京中医药大学东方医院乳腺科

在问题奶粉被频频曝光之后，许多乳汁稀少，乳量不足，难以满足婴儿的需要的妈妈们又开始纷纷求助于催乳师、排奶师，但动辄几百甚至上千元的上门服务费与鱼目混珠的催乳师市场也时常令妈妈们伤脑筋。我在临床上常为患者用乳腺按摩推揉通络法进行催乳，简单有效，妈妈们在家里可按如下ABC步骤进行操作。

A：点按膻中穴

膻中穴在体前正中线，两乳头连线的中点，《铜人腧穴针灸图经》中便有刺激膻中"疗膈气呕吐涎沫，妇人乳汁少"的记载。按揉膻中穴可以疏通经络，促进乳汁的分泌和排出，所以乳腺按摩推揉通络法的第一步便是让妈妈取仰卧姿势躺好，自行或是家人用拇指先顺时针再逆时针方向各按揉此穴20下，反复做10次，按压的力度要适中，以有微微的酸胀感为度。

B：提捏推揉疏通乳络

刺激膻中穴后，用左手从一侧乳房根部托住整个乳房，再将右手拇指和食指垂直胸部夹起乳头，轻轻提捏，反复10次，换另一侧乳房提捏，以刺激乳头、乳晕，引起排乳反射。然后在乳房上均匀涂抹些护肤油或甘油等护肤品，再分别用双手大鱼际由乳根部（即乳房远端）向乳头方向环状按揉推进10次，以使双乳松软，促进乳汁排出。

C："包围式"推进以排出深部乳汁

最后一步可用双手拇指及食指轮流由乳根部向乳头方向推按数次，由轻至重，反复进行3~5次。受推挤作用，乳房内淤积的乳汁往往便会呈线状喷薄而出。如此，妈妈们会感觉乳房轻松，触摸腺体则均匀松软。

排出乳汁时还要注意乳头有无皲裂、小栓子、炎症病灶，而且每次按摩总时间不要超过半个小时，以防止过长时间的按揉对乳腺造成损伤。如果以上方法行不通，应趁早到医院就诊。

Tips

猪蹄通草汤

中医认为“乳汁为气血所化”，刚生产后的妈妈气血虚弱，乳汁来源缺乏，从而造成乳汁生成过少。但过早或过度进补会对脾胃造成负担，更不利于脾胃运化吸收顺利转化为乳汁。一般说来，顺产后第2天或剖宫产后第4天如乳房仍然没有胀满感、乳汁极少，再进补为宜。可以用1个猪蹄加10克通草炖煮成汤，一般服用2天即可。

给办公室“奶牛”的建议

黄婉文 | 广东省佛山市中医院乳腺专科主任医师

新妈妈重返职场后，纷纷网购吸奶器、冰包等“全副装备”，当起了“背奶妈妈”，只为让小宝宝继续享受“最健康”的“口粮”。“奶牛”上班了，怎样“背奶”才能保证母乳安全无污染、妈妈乳腺也健康呢？来看如下攻略。

定时挤奶不要涨奶

未上班时，新妈妈喂奶时间都是根据宝宝需要安排。而“背奶族”应养成定时挤奶的习惯，不能等到涨奶才挤。这其中有两个原因：一是使乳房产生的乳汁能及时排空，以免造成乳导管堵塞；二是避免乳汁长时间蓄积在乳房内导致奶水浓缩，而婴儿食用浓度过高的奶水后容易消化不良，引起湿疹、便秘等。

多备几个专用胸罩

新妈妈常见的烦恼就是乳房被汗水和漏奶“围困”，导致细菌繁殖并沿着乳头的乳孔“潜入”，进而污染母乳，或引起乳头炎。现在就抛弃传统的化纤胸罩，为哺乳期间增大的乳房选择合适的胸罩吧。

“背奶”妈妈最好选择哺乳期的专用胸罩，这类胸罩为纯棉材质制作，透气性、吸湿性好。“背奶族”最好在包包里准备1～2件哺乳期胸罩，最好不要使用护垫来防止漏奶，这样易引起尴尬。

挤奶前充分揉乳房

“背奶族”使用吸奶器“下奶”时，一定要先用手揉搓乳房，使其变得松软，尤其是本身乳房比较大的妈妈，更要注意按摩乳房的根部和外围，并由这些部位沿奶管向乳头方向疏通。

因为无论是婴儿吸吮还是挤奶器挤压，大多是靠近乳头部位的乳汁容易排出，离乳头较远的腺体如根部或外围组织里的乳汁则容易淤积。揉搓乳房的目的是使整个乳房的乳汁能畅通地排空。事实上，有的妈妈挤奶前没有揉搓乳房，乳汁吸出不畅，挤奶器负压太大，以致乳导管内的毛细血管破裂出血。

操作前后都要清洁乳头

“背奶”妈妈在挤奶的前后都要注意清洁乳头，可以使用干净的纯棉小毛巾，用温开水洗湿后擦拭乳头。挤奶前清洗乳头是为了避免奶水受污染，挤完奶后擦拭残留的乳汁可预防乳头炎。

乳母挤出乳汁后，应把奶瓶放到冰箱或冰袋里保存，尽快给婴儿饮用，并注意要先解冻再加热。

再忙碌也别忘了营养

辣妈重返职场后，工作压力骤然加大，忙起来甚至连水都没空喝，日常膳食也渐如常人，很多妈妈上班后奶水就自然减少，或即使有奶水，也感觉奶水质量跟不上宝宝的发育要求。因此肩负“产粮”责任的“背奶”妈妈，要想方设法提高自身奶水的质量。

对此，不必像坐月子那样偏于温补，但也不可随意节食，平时饮食中要注意多摄入营养丰富的食物，尤其是含钙食物，因为不仅宝宝正常发育不可缺少，妈妈在怀孕和哺乳过程也丢失了不少钙，也需要补充钙质。同时不管多么忙碌，乳母也要注意多喝水，以免奶水过稠。且杜绝浓茶、咖啡的摄入，除了会“过奶”给宝宝，这些办公室饮料可加速妈妈体内钙质和铁质的流失。

5种新妈妈要防胰腺炎

刘慧｜解放军总医院妇产科副主任医师

刚生完宝宝的新妈妈们，月子期中常常摄入高脂肪、高蛋白和高糖分的食物。殊不知，这种大鱼大肉的饮食，很容易引起胰腺血管局部缺血，毛细血管扩张，损害血管壁，从而导致胰液排泄困难，引起胰腺炎。

有这样5种新妈妈们正是因为讲究月子里“大吃大喝”的习惯而被危险的胰腺炎招惹上的。

暴饮暴食的新妈妈

由于暴食大量油脂，引发胆囊强力快速收缩，胆囊中的胆汁大量被挤出，促发胰腺分泌过度，一旦胰液向胰管内反流，激活“胰酶原”，就会引起胰腺炎。

胆道本身有问题的新妈妈。由于产后激素水平和新陈代谢的变化及情绪波动等原因，更容易引起胆总管下端括约肌痉挛，增加了胰腺炎发病的几率。

肥胖型的新妈妈

她们体内过高的甘油三酯堆积在胰腺中，激活的胰酶会使甘油三酯分解为大量游离脂肪酸，剩余的没有和白蛋白结合的游离脂肪酸带有很强的毒性，更容易损伤胰腺。

高钙血症的新妈妈

现在患有甲状旁腺功能亢进的新妈妈很多，钙会诱发胰蛋白酶原的激活，使胰腺自身被破坏。另外，高钙还可能产生胰管结石，造成胰管梗阻，刺激胰液分泌增多，造成胰腺的麻烦。

病毒感染的新妈妈

新妈妈的抵抗力和免疫力很低，有些病毒感染也会引起胰腺炎，如腮腺炎病毒、腺病毒、甲型肝炎病毒以及细菌性肺炎等，病毒或细菌通过血液或淋巴进入胰腺组织，就可能引起胰腺炎。

一旦染上了胰腺炎，最常见的症状就是中上腹或左上腹疼痛，有时伴有背部疼痛，中、重型患者还会全身发热，甚至超过38.5摄氏度，合并反酸、呕吐症状，重症者常伴随有多器官损伤，出现休克和腹膜炎，病情凶险，尤其是出血、坏死型胰腺炎，死亡率很高，产褥期发病危险性更大。加上产后新妈妈们往往对胰腺炎不够重视，经常会将胰腺炎的发病误认为是产褥感染或胃肠功能紊乱，耽误了及时的对症治疗。

建议产后的新妈妈们，尤其是这五种类型新妈妈，一定要合理科学地把握产后的饮食，进食量不可太多、太突然，或大量进食高糖、高脂肪、高蛋白食物，而应该反过来重视低脂肪饮食，以避免对胰腺分泌功能的过度刺激。

一旦进食油腻食物后出现腹痛等症状、怀疑有胰腺炎的可能性，一定要到正规医院及时诊治，不能自行服用止痛药，胰腺炎的治疗一般包括禁食、补液、抑制胰腺分泌、预防感染、手术等措施。

即便病情得到控制、医生准许进食，也要记得循序渐进，从少量清淡流汁开始，如果汁、藕粉、米汤等，稍后可以吃稀面条、粥。必须绝对禁忌肥肉、花生、核桃和芝麻等富含脂肪食物。

另外，散步、打球、游泳等对击退胰腺炎都有很大的好处。

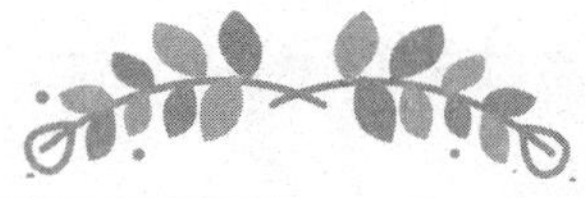

避孕与第二胎：别以为生完娃就万事大吉

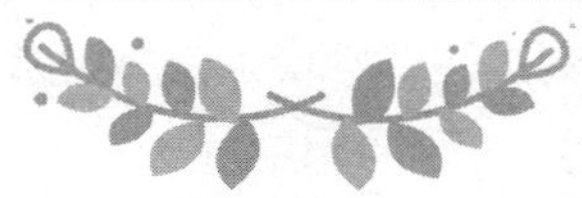

避孕是一种生活方式

王志启｜北大人民医院妇科副主任医师
李坚｜首都医科大学附属北京妇产医院主任医师、教授

避孕并不仅仅是“吃药”或者是“放环”这些短暂的动作，而是生活的一部分，就像每天吃饭和工作一样。有些人避孕做得不是很好，导致反复人工流产，其危害主要是对将来生育的影响，比如说刮宫之后造成的宫腔粘连、宫颈粘连，子宫内膜损伤、输卵管和盆腔的炎症造成了继发不孕，有的会出现习惯性流产和早产的情况。为什么有这么大的危害可是还有那么多人做人工流产？有些女性总觉得我不会那么不幸，如掉下来砖头不会砸到我，侥幸的心理特别多，知道需要避孕，但又不想避孕，怕麻烦或者避孕的副作用，反而给身体带来更大的伤害。还有一部分就是避孕不当，出现了用了安全套也怀孕的，或带着环也怀孕的情况。

如果避孕措施采取的好，流产率就低。所以说，避孕是生活中应该筹划的一件事，下面将介绍3种常用而又很有代表的避孕方法：避孕药、避孕棒、节育器的正确使用方法，以及各自优缺点。

吃避孕药——未生育建议吃短效的

避孕药分为长效、短效和紧急避孕3种。如果愿意应用口服避孕药，通常会推荐大家服用复方短效口服避孕药作为常规避孕的方法，尤其是没有生育过的女性，停药后再经过一次正常的月经就可以计划怀孕了。

在欧美国家应用比较广泛的就是短效口服避孕药，其避孕成功率在99.9%以上。现代的复方短效口服避孕药还具有高效、对人体伤害小等特点，在避孕的同时也对一些妇科病症有预防和治疗作用。

需要特别强调的是，紧急避孕药只是在已使用的避孕方法失败，或没有采取避孕保护的性行为后采取的应急补救措施，不能当成常规避孕方法而长期频繁使用的，尤其不建议短时间里反复应用。

皮下埋植——放1根避孕棒，1次能避孕3年

皮下埋植在国外应用比较多，比如在法国、澳大利亚等国家的女性，尤其是年轻人，无论是否生育过，往往更多愿意选择皮下埋植的方法。

其实，皮下埋植与宫内节育器作用途径不一样，前者是放在一侧上臂的内侧皮下（绝大多数在左侧上臂），后者是放在子宫的宫腔内。

简单说，皮下埋植就是埋了一个含有避孕药的避孕棒，质地柔软，一般不会有异物感觉。含有依托孕烯的新型单根皮下埋植剂，还配有专门的放置器，使用时就跟打针似的，一推就进去了，无须进行缝合，仅需1分钟左右就能完成。

皮下埋植是长效、可逆、高效的激素避孕方法之一，埋入8个小时后就开始发挥避孕作用。1次埋入1根避孕棒之后，可提供3年避孕保护，且有效率可达99.5%，生育前后都可以使用。

如果不想避孕可随时终止，取出植入剂后即可计划妊娠。

放节育器——避孕时间多在5～15年

在各种避孕方法中，目前宫内节育器的使用率是比较高的，在中国有超过40%的人，通过在宫腔内放置节育器来达到避孕目的。

原因是很多女性觉得放宫内节育器省事，不用担心意外怀孕，医生告诉什么时候来取就可以了，一般适于育龄妇女，尤其是生育后的人群使用。

事实上，宫内放节育器属于长效、可逆的避孕方法之一，在适宜的时间放入后，就可以发挥高效的避孕作用。

目前，临床广泛适用的带铜或含激素的“宫内环”使用时间在5～15年，这意味着

使用年限到期后要及时取出来。节育器的类型上，主要有带铜的，含有吲哚美辛、孕激素，形状上有T形、V形、Y形和固定式等，医生会根据患者不同的身体情况和避孕要求选择放置不同的节育器。

另外，对于平常月经量较多或是伴有痛经的女性，建议选择含孕激素的宫内节育器，因为这类节育器在避孕的同时还可以达到治疗的作用，从而改善生活质量。

新妈妈避孕方式挑挑看

华桦 | 南京市妇幼保健院生殖健康科主任

新妈妈在生产4周后，就具备了再次受孕的可能性。产后生殖器官还未恢复正常，继续妊娠对生殖系统的复原十分不利。所以，新妈妈一定要选择最适合的有效避孕方式。

避孕药：当心抑制母乳

口服避孕药不仅可以随时中止服用以恢复生育能力，而且效果稳定，并能缓解月经期的不适。要注意区分短效与长效避孕药的适用对象，如果用于日常避孕可使用短效避孕药；如果是紧急避孕可使用长效避孕药。

小贴士：短效避孕药需每天坚持服用，生活不规律，不注意细节就会打乱服用秩序。经常抽烟、血压高或心脏功能不良者不宜用这种方式，因为避孕药会增加血液凝固、心脏病发作的危险。要注意的是哺乳期的新妈妈口服避孕药会抑制母乳的分泌，不推荐服用。

避孕套：推荐产褥期用

性生活时，男性使用避孕套可防止精液进入子宫，进而排除怀孕的可能，还能预防性病。但前提是爸爸们愿意使用的情况下才能起到避孕作用，并且无法确保使用时不出现裂缝或者滑落等意外情况。

小贴士：对于产褥期的妈妈们而言，这种方式避孕值得推荐。

节育器：避孕成功率稍低

采用宫内节育器避孕的大多为经产女性，节育器可以提供长期方便的避孕效果。节育器的优点是：不抑制排卵，避免了一般药物避孕的不良反应；不影响性生活；不影响女性的生育能力，取出后可恢复生育能力。

小贴士：安置节育器适宜的时间为顺产的妈妈可产后42天后，恶露干净至少5天以上，无子宫、阴道感染症状就可置放，剖宫产的妈妈半年后放置为宜。虽然，环上移、环脱落、带环怀孕的现象偶有发生，宫内节育器的避孕成功率稍稍低于口服避孕药和避孕套，但简便、经济。

正确服用避孕药

侯爱洁｜辽宁省人民医院心血管内科
樊庆泊｜北京协和医院妇科专家、教授
王黎娜｜武警总医院妇产科主任，全国优生科学协会理事

目前我国平均每年人工流产约1000万例，这一现象和大众避孕知识的缺乏有很大关系。在我国使用口服避孕药这种科学避孕方法的人相对较少，而来自《“世界避孕日”中国调研》的结果却显示，竟有55%的受访者认为体外射精是可靠的避孕方式。事实上，口服避孕药不仅是安全可靠的避孕方法，还对女性生殖健康有诸多裨益。

正确选择避孕药，事前事后皆顾到

短效口服避孕药是一种常规的避孕药，每天1片，按说明书规定的周期连续服用，能够达到99%以上的避孕效果。在美国FDA（食品药品管理局）公开的一份文件中认为，短效口服避孕药的避孕效果仅次于绝育，高于常用的避孕套。同时，目前新型短效口服避孕药激素剂量多为30毫克，低于医学界公认的安全剂量50毫克，第四代口服避孕药还采用了与人体自身黄体酮极为相似的孕激素屈螺酮，长期服用副作用小，耐受性更好，且减少了不适反应的发生。

紧急避孕药不是常规的避孕方法，是女性在发生了无保护的性行为或是避孕失败之后，72个小时之内服用的，只对服药前的一次性行为有作用，避孕效果在80%左右。但紧急避孕药因为是用来“补救”的，还是会存在着一定的风险。如果经常服用，避孕效果会降低，还会干扰正常的内分泌，易引发月经周期紊乱、不规律的阴道流血等症状。紧急避孕药一年最好不要使用超过三次。

要避孕也要健康，长期服用更安全

短效口服避孕药在欧美是主流的避孕方式。澳大利亚有94%的女性认为短效口服避孕药是曾经使用过的最常用的避孕方法，但在我国，有很多女性对短效口服避孕药的安全性还存在误解。事实上，对于健康的育龄女性而言，只要正确服用短效口服避孕药，不仅不会影响生育能力和胎儿健康，还能起到对一些疾病的预防作用。

在2008年，医学权威杂志《柳叶刀》刊登了一篇论著，指出口服避孕药对卵巢癌具有长期预防作用，并且服用时间越长，卵巢癌患病风险越低，每服用5年相对风险下降20%，服用15年累计患病风险减半，而即使在停药30年后，这种对卵巢的保护作用仍持续存在。

另外，服用口服避孕药对于子宫内膜癌也有着相似的预防作用。而《英国肿瘤杂志》还刊登一篇论著，其认为长期服用口服避孕药可降低女性结、直肠癌发病风险的20%～50%。

谨慎规避高危因素，“吃吃停停”别忘体检

虽然，目前临床尚不能确定短效口服避孕药可导致血栓发生，但任何避孕药都含孕激素，而一些种类的合成孕激素被认为有增加血栓发病率的风险，但不能因个例就彻底否定短效口服避孕药的安全性。有部分女性有家族遗传病史，或本身有潜在疾病却不知，这种情况下长期服用避孕药，又没定期到医院体检，会对身体造成损害。

有三类人群不宜服用避孕药。第一类是有基础病的人，如患有肝炎、肾炎、肿瘤、糖尿病、血栓性疾病、心脏病、高血压和高血脂的人。第二类是产妇，包括产后半年内及哺乳期女性。另外一类是，年龄在40岁以上的女性，也不宜服用避孕药。

一般来说，短效口服避孕药，安全性较高，副作用较小，只要按说明规律服用，不漏服也不过量，一般是推荐使用的。但在服用过程中还有几点注意事项。

首先，短效口服避孕药不要一直吃，而是要“吃吃停停”。一般来说，用药6个月

以上者应停服1～2个月，目的是使被抑制的卵巢功能得以恢复，防止卵巢功能的损伤。而且，用药1年以上者要体检1次，看看药物有没有对身体某些部位造成异常，并咨询医生能否继续服用。

另外，正在服用避孕药的女性，如果血压超过140/90毫米汞柱应考虑停用避孕药而改用其他方式避孕。避孕药引起高血压的程度个体差异很大，临床表现也各异，多数为轻中度，极少数发展为进行性或恶性，一般停药后血压可恢复正常，但恢复正常所需时间与个体素质、血压高低及服药时间长短有关。

凡是有肥胖、高脂血症、糖尿病、妊娠期高血压疾病史、肾病史、高血压家庭史及心脏病家庭史的妇女都属高危的人群，这些女性服用口服避孕药时更易诱发高血压，建议考虑改用其他的避孕措施。如果条件不允许必须使用口服避孕药时，应注意要定期体检，并且要查明血压升高的病因，千万不要自行服用降压药。

除口服短效避孕药外，紧急避孕药也是女性避孕的一大选择。不过，这个方法只能偶然用，不能代替常规的避孕方法。

现在许多女性，特别是未婚女性，在发生性行为前没有足够的保护措施，而在事后把紧急避孕药当做万能法宝，以为“事后服药万事大吉”，一个月内反复多次服用，结果造成月经紊乱、出血延长等副作用，损害健康。这些女性需谨记：紧急口服避孕药1个月使用最多1次，且不可每月都用，1年内别超过2次。

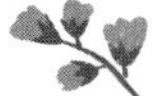

“怀二胎”的学问

周琦｜北京妇产医院妇科主任医师
于莎莎｜北京世纪坛医院产科主任医师
刘芳｜上海交通大学附属第六人民医院内分泌代谢科主任医师、博士生导师

第一胎后戴环，再孕后排查宫外孕

很多妈妈要了第一胎后就戴了避孕环，取环之后最好等3～6个月后再备孕。这是因

为无论放环时间长短，作为异物的避孕环都会或多或少对子宫内膜组织有一定损害，对于胚胎或胎儿的生长发育不利。

而上环本身可能会造成子宫内膜感染、输卵管炎症，造成其堵塞等问题，怀孕后易形成宫外孕。取环后的准妈妈在月经延迟后一定要到医院抽血检查人绒毛促性腺激素（HCG）和黄体酮（P）值确定怀孕情况，排查宫外孕。

第一胎孩子偏大，第二胎做好指标监测

有些妈妈认为第一胎生了个健康的宝宝，第二胎就不用做产前检查了，这也是不对的。女性随年龄的增加卵子的质量在下降，畸形儿的发生率增加。即使第一胎检查没有问题，准备怀第二胎时也要去做产前检查，看看有没有不适合怀孕的疾病，孕期是否病毒感染。

特别是第一胎孩子偏大，即便尚在临界线内的孕妇，在怀第二胎时可能会诱发妊娠期糖尿病。因其第一次怀孕虽然没有完全激发，但有隐性风险，年纪大后更容易激发妊娠期糖尿病，指标监测控制尤需严格。

第一胎七斤以上，怀第二胎前先做“糖筛”

不少妈妈认为，自己生第一胎时正常，便觉得一切正常，血糖的筛查也是多此一举。其实不然。这是临床上常见的误区，即便是第二次怀孕，母亲年龄也构成了一个独立的危险因素。年龄越大，面临糖尿病合并妊娠的风险也就更高。

此外，有的妈妈刚生下的第一胎宝宝的体重已经达八斤，明显偏大（医学上称为巨大儿），但是其他指标还在临界值内，她们就属于隐形糖尿病高危人群了，在第二胎准备怀孕前，最好做一下糖筛（妊娠期糖尿病筛查的简称），否则母体糖代谢不好，可能会面临自然流产，甚至是大月龄流产的危险。

第一胎时妊娠期糖尿病，第二胎前要排除孕前糖尿病

如果妈妈生第一胎时就患有妊娠期糖尿病，怀第二胎时患妊娠期糖尿病的几率会更高。所以，生第一胎时有糖耐量异常的妈妈，属于糖尿病高危人群，在怀第二胎前要尽早到医院先做空腹血糖及糖化血红蛋白检测，以排除孕前糖尿病的可能。另外，第二胎的孕期保健仍然需要和第一次怀孕一样做到不吸烟、少吃盐、不酗酒、经常运动，避免过食、过补和高热量饮食，这样可以预防和减少糖尿病的发生。

此外，宝贝生下后，及时查新生儿的血糖。如果发现宝宝低血糖，只需给宝宝输入一点葡萄糖即可缓解低血糖，避免由此造成的损害。

Tips

不要经常用手摸肚子

频繁地或者用力地摸孕妇的肚子可能会引起早产，甚至是胎盘早剥。如果想感受肚子里的宝宝，要避免拍打或触压，力度要轻柔，每次5分钟即可。

剖宫产女性第二胎如何“好孕”

魏军｜中国医科大学附属盛京医院产科副主任医师
韩学杰｜中国中医科学院针灸学院内科主任医师、博士生导师

“单独二孩”政策颁布之后，很多父母开始筹备第二个宝宝的到来。然而现在我国的剖宫产率世界第一，很多女性第一胎都是剖宫产，这就导致“疤痕子宫”（医学上认为剖宫产或者做过子宫肌瘤手术的子宫就属“疤痕子宫”）的产生。“疤痕子宫”再生育，剖宫产的可能性很大，即便能够再顺产，对孕妇的身体、胎儿的状况要求都很严格。

第一胎选择剖宫产的孕妇，如果子宫愈合状况良好，再次怀孕的胎儿不是很大、头盆相称，就可以在医生的严密观察下尝试顺产，但要注意，这仍有子宫破裂的风险！如果孕妇本就因为骨盆畸形而在第一胎时选择了剖宫产，那第二胎时还是不能选择顺产。很多人认为顺产比剖宫产好，其实这不适用于所有孕妇。比如先天性心脏病患者，心脏功能不好，就不能顺产；前置胎盘患者，顺产容易大出血；胎盘早剥、胎儿臀位、巨大

儿等孕妇，也必须选择剖宫产才能母子平安。

一般来讲，所有孕妇在经历了生产和哺乳等过程后，身体状态都不会很好，因此建议女性身体恢复一段时间后再妊娠比较好。第一胎剖宫产的孕妇需要2年以后再怀孕，完成正常的相关检查即可，只不过需着重检查着床位置是否在瘢痕处、孕晚期要注意预防子宫破裂等。孕妇如果腹部一活动就痛，要马上去医院处理。

剖宫产“伤元气”，怎样调补才能更好地孕育第二胎呢？食疗是不错的选择，但要分4种类型，产妇可以根据自己的情况选择。

气血大亏型。表现为产后疲劳、乏力、月经量减少，此时可用黄芪、当归搭配滋补食材如排骨、乌鸡、鲫鱼等炖汤喝，也可用黄芪、当归、红枣、生姜煮水喝。

阳气不足型。如果产妇有手脚冰凉、腹部寒凉等症状，就需要温补肾阳。可用肉桂、白蔻仁、干姜、小茴香煮水喝。

贫血型。若手术后闭经、血色素降低，可用阿胶、紫米、红色或紫色花生米、红枣煮粥或炖汤。

中气不足型。如果产妇有遗尿、腰痛、子宫脱垂和疲劳等情况，就要调补中气，可以用杜仲、桑寄生、芡实、升麻和黄芪等升提的药物煲汤或煮水喝。

Tips

第二胎孕前中药调理

第一胎剖宫产的孕妇可以在第二胎孕期前3～6个月用健脾、补肾的中药调理，一般中药可保胎3～4个月；再次生产后3个月或半年，也可用中药调理一下。但是备孕用中医食疗、调理时不可自作主张，应找专家指导。

Chapter 4

营养师为女性量身定做的食谱

营养师的修炼秘笈

买菜带张“彩虹卡”

李园园｜营养与食品卫生学硕士、国家二级公共营养师

营养师买菜的功夫是怎么练成的，告诉你，靠“彩虹卡”。按照“彩虹原则”走，营养完备，搭配合理，适合各类人群。

在琢磨“晚上吃什么”这个问题时，我一般会先想想买菜时应该如何进行颜色搭配，红、橙、黄、绿、紫、黑和白，菜篮子中各种颜色的蔬菜都要有。如果按每日500克蔬菜的量来计算，深浅蔬菜可以各占一半，深色蔬菜还可更多一些。在深色蔬菜中，绿叶菜要占据半壁江山，剩下的用紫色、红色、黄色来填充，差不多平均分配就行。

那吃的时候如何搭配呢？举个简单的例子，荷兰豆、紫甘蓝、红黄彩椒，外加花椰菜，菜样就搭配好了。另外，油菜、胡萝卜、洋葱、西红柿和香菇、金针菇一起搭配也可以。总之，颜色想好了，往里填菜就很方便，而且不易重样，不仅自己有成就感，也让家人每天都能吃出新鲜感。

营养学上为什么推荐多吃深色蔬菜呢？因为深色蔬菜里富含类胡萝卜素，是维生素A的主要来源之一。

而深色蔬菜之所以呈现出不同的颜色，也多亏了其内的多种色素物质，如叶绿素、叶黄素、番茄红素、花青素等，不仅让蔬菜呈现出五彩缤纷的颜色，促进食欲，并会产生一些特殊的生理活性。

我们可以简单地按颜色来辨别深色蔬菜，深绿色、红色、黄色和紫色蔬菜都属于深色蔬菜。但像茄子这种皮是紫色、果肉是白色的则不属于深色蔬菜，因为皮所占比重很小，能提供的营养素有限，类似的还有黄瓜、红萝卜、青萝卜等。

在烹调时需要注意，烹调黄色及红色蔬菜时切忌高温，否则会破坏其中的营养成分，而烹调紫甘蓝时可以加点醋，以保护它赏心悦目的颜色，吃着更舒心。

每天吃300～500克蔬菜，深色蔬菜占一半以上，如菠菜、油菜、西蓝花、胡萝卜、南瓜、黄甜椒、紫甘蓝、紫洋葱、西红柿和红甜椒等，其中绿色蔬菜占深色蔬菜一半以上。浅色蔬菜中，建议适当增加十字花科蔬菜（甘蓝、花椰菜、卷心菜）及菌藻类食物。

餐桌上的健康“钉子户”

易维真｜安徽省中医院乳腺外科主任
孙桂菊｜东南大学公共卫生学院营养与食品卫生系主任

果葡糖浆

居住地：饮料、果酱、蜜饯

健康危害：增加患肥胖、糖尿病、脂肪肝等风险

长期以来，果糖都被宣传为“健康糖”，不过就在不久前，发表在《美国医学会杂志》上的一篇文章显示，果糖可能抑制大脑产生饱腹感，致使过度进食，使人容易发胖。

在水果、蜂蜜等天然食物中都含有大量果糖，生活中的很多加工食品中也有人工果糖——果葡糖浆。果葡糖浆作为重要的甜味剂，投资费用较低、甜度高、易储藏，目前被广泛应用于果汁饮料、冷饮、蜜饯和果酱等食品加工中。

以前确实有糖尿病患者服用果糖后与服用葡萄糖相比，其血糖水平和胰岛素水平变化不大的报道，所以有人称之为“健康糖”。但近年来很多研究表明，富含果糖的食物有增加肥胖、糖尿病及加重肝脏负担和患脂肪肝的危险性。如在日常生活中，用果糖（尤其是人造果糖）替代其他碳水化合物（蔗糖和米面等），还会增加患痛风的危险性和引起脂代谢紊乱。

与饮料不同的是，水果中果糖含量低得多，且水果还有大量维生素、膳食纤维等有益成分，可缓解果糖潜在的危害。平时必须限制果糖的食用量，少吃含糖的食物，糖尿病患者应少食用含果糖、尤其是含高果葡糖浆的食物。在购买诸如果汁饮料、冷饮、果酱等食品时，应该看食品外包装的食品配料列表，识别有无果葡糖浆。

盐

居住地：各色汤羹料、调味品和各种酱类、腌制食品

健康危害：增加患高血压、肾病风险

“3碗水、2份食材、1份浓汤宝”，几分钟就能喝到浓汤了，目前市场上各种便捷的汤料越来越多，给人感觉确实很省事儿。不过，浓汤宝、汤羹料等各种调味品中盐的含量不低，不像广告中宣传的那样营养健康，应尽量少用。

以某品牌的菌菇靓汤口味的浓汤宝为例，每10克就含有883毫克的钠，该品牌的老母鸡汤、牛肉浓汤、猪骨浓汤等不同口味的浓汤宝，每10.7克，也分别含有772毫克、779毫克和805毫克的钠。

根据《中国居民膳食营养素参考摄入量》标准，成人每天钠的适宜摄入量是2200毫克，1克食盐约含400毫克钠。某品牌浓汤宝外包装上的“做法提示”写道，6碗水的汤要放入2块浓汤宝，而一份浓汤宝就是30克，如此一来，就有2600多毫克的钠。这样一锅汤的钠含量也远高于2200毫克，光喝汤，钠就超标了。

这个盐含量是相当高的，摄入盐分太多，对人的健康很不利，对高血压和肾病患者来说尤其危险，应尽量少用。如果一定要用这些羹汤料，建议做汤时多放水，多吃菜，少喝汤。因为蔬菜中丰富的钾离子对钠离子过多有一定的平衡作用，而大量的钠盐也多数溶解在汤水中。除了这些汤料中国人喜欢吃的各种酱类（如辣椒酱、肉酱等）、小菜（如榨菜）、加工肉制品（如火腿肠等）都含有较高的盐，都应少食。

茴香、花椒、八角

居住地：“十三香”调料、大料包

健康危害：抑制乳汁分泌

茴香、花椒、八角等调料一直是中国人餐桌上的重要配角，炖肉、炖汤都少不了。可调查发现，“十三香”调料其实是“婴儿杀手”，十三香调料中的一些成分，如花椒等有抑制乳汁分泌的作用，会导致妈妈“回奶”，宝宝没奶吃。而作为新妈妈月子里

“汤汤水水”中常见的配料，它们可谓是最隐蔽的“钉子户”。

在中医应用中药帮助希望断奶的妈妈回奶的时候，有时的确会用到含花椒、八角这样的配方，但一般用量都会大于作为调料时的用量，才可能有抑制或减少乳汁分泌的效果。日常生活中，因为每个人的体质不同，有些妈妈吃了一点花椒等调料后也不会有明显的抑制乳汁分泌的效果。当然如果担心因为食用了这种调料会影响乳汁分泌，最好还是慎用。

其实，日常生活中像花椒这样的抑制乳汁分泌的食物还有其他一些，哺乳期的妈妈最好也慎重对待。比如山楂，也有降低泌乳素的功效，从而抑制乳汁分泌。此外，大麦茶也有回奶的功效，哺乳期妈妈最好还是少碰为妙，也最好不要喝麦乳精等。

紫色食物，高贵的营养宝库

孟玉华 | 资深营养顾问

紫色，神秘而浪漫的颜色，典雅高贵，且能帮助舒缓情绪。“红到发紫”的食物，不仅外表绚丽，其营养价值也特别高，可谓“内外兼修”的美食。紫色植物内含一种天然色素——花青素。花青素不仅有强大的抗氧化性，还可强化微循环和记忆力，有助于延缓衰老。

番薯中的上等佳品——紫薯

番薯也称甘薯、地瓜，是被广泛栽培的一种杂粮作物，品种高达上百种，可作为粮食或制取淀粉、酒精的原料。番薯含有丰富的蛋白质、维生素、矿物质等营养成分，并且热量很低，被世界卫生组织评为最健康的食物之一。

研究发现，比起其他颜色的番薯，紫薯具有更强的超氧化歧化酶（SOD）活性，对活性氧的消除作用更强，而且对脂质过氧化的抑制作用也更强。另外，从紫薯中提取的花色苷也是一种强抗氧化剂，对肝功能障碍有缓解作用，并且可以调节血压。

护眼明目的小浆果——越橘

越橘是一种可呈现出紫蓝或紫红色的小浆果，有益于视力和预防血管硬化而逐渐被人们认识和喜爱。经常食用越橘，能减少自由基对眼睛晶状体和视网膜的伤害，预防视网膜病变；还能增强毛细血管的柔韧性，促进眼内微循环，进而改善视力，预防近视和白内障。

法国空军临床试验曾显示，越橘能改善夜间视觉，减轻视觉疲劳，提高对低亮度的适应力。此外，越橘对延缓衰老也有一定的意义。

药果兼优的养生佳品——葡萄

葡萄可谓浑身是宝，葡萄汁、皮、籽内均富含一种名为白藜芦醇的植物营养素。白藜芦醇作为天然抗氧化剂，可为心脏和血管等脏器提供抗氧化保护，还可帮助降低血液黏稠度，保持血液畅通，加上葡萄多酚的保健作用，对动脉粥样硬化、冠心病、缺血性心脏病、高脂血症具有防治意义。

蓝莓是个好东西

赵兢 | 北美野生蓝莓协会

雍凌 | 营养与食品卫生学硕士

蓝莓主要有两种，即人工栽培和野生的。人工栽培蓝莓主要分布在热带以外的大多数地区，没有海拔限制，果实大，鲜果肉呈深绿色，口味酸甜，我国东北、西南、华南地区都有种植。

相比之下，野生蓝莓就稀秒得多，其产量低、果实小，主要分布在我国东北等地区，而在国外，野生蓝莓是原产于北美洲的三种浆果之一。人工栽培蓝莓口感较好，一般用于鲜食，而野生蓝莓大多用于制作蓝莓加工品。

近些年大量的国内外研究已经证实，蓝莓是一种非常好的营养水果。很多人都知道蓝莓能保护视力。1999年，美国农业部人类营养中心的詹姆斯•约瑟夫博士（James

Joseph）和他的团队所做的动物实验表明，每天食用适量蓝莓可大大减缓随着老龄化而出现的记忆和动作协调性障碍。军事医学科学院卫生学环境医学研究所蒋与刚等人的研究也发现，蓝莓提取物可增强动物认知功能。

美国国家医学中心贝克曼研究所的研究团队发现，北美野生蓝莓提取的粉末能抑制实验动物的三阴性乳腺癌（一种迅速扩展并难以治愈的乳腺癌），可能对预防癌症有积极作用。

此外，蓝莓对肠道、皮肤、肝功能及免疫系统的健康都有积极作用。而这些健康效益归功于蓝莓鲜果中的花色苷。每100克蓝莓含有300毫克左右花色苷，是葡萄、苹果等水果的几倍至十几倍。花色苷有非常强大的抗氧化能力，可帮助清除自由基活性，并可以与维生素C、维生素E有很好的协同作用，增强体内的抗氧化能力。

市面上有鲜蓝莓、蓝莓干，建议首选鲜果，花青素等花色苷类植物化学物是水溶性的，鲜蓝莓中含量丰富。蓝莓表面有层霜一样的东西，说明比较新鲜，购买时注意。如果是纯正蓝莓干，可适当吃点，但若是用大量糖腌渍的，最好别买。

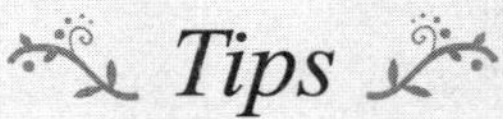

冷冻野生蓝莓

新鲜的蓝莓保存期很短，但有一种方式可以保持蓝莓的新鲜度——冷冻蓝莓。野生蓝莓在刚刚收获并保持新鲜的时候被冷冻起来，他们的味道和抗氧化能力在这个时候都处于高峰期。美国食品药物管理局（FDA）表示，冷冻的野生蓝莓与新鲜的野生蓝莓相比具有同样的营养价值，但冷冻野生蓝莓能更长时间地保存营养。

年过四十，饮食“五减五加”

徐静 | 高级营养配餐师

女人的美丽气质来自于由内而外的调养。不同年龄段，对于美丽的关注自然也不同。

上了年纪，更要注重对身体的养护。迈进40岁的女性要开始预防更年期带来的一系列不适。可以从饮食上入手，讲究“五减五加”。

五减

减少胆固醇摄入量。高脂血症是中年人存在的普遍问题，对女性健康有一定的危害。限制膳食中胆固醇的摄入量是重要措施。

减少饱和脂肪酸。在并不缺少肉、蛋、奶等动物性食物摄入的情况下，饱和脂肪酸是比较充足的。如果再额外吃一些动物油，很容易导致摄入饱和脂肪酸过多。饮食中过多的饱和脂肪酸和胆固醇是导致血脂异常、动脉粥样硬化、冠心病的重要危险因素。

减少盐的摄入。当食盐摄入增加时，中年女性的血压也容易升高。

减少酒精摄入。无节制的饮酒，会使人食欲下降，食量减少，以致发生多种营养素缺乏、急慢性酒精中毒、酒精性脂肪肝，严重时还会造成酒精性肝硬化。过量饮酒也会增加中年女性患高血压、中风等疾病的危险。

减去浓茶、咖啡。常饮浓茶、咖啡，对整个中枢神经系统会产生强烈的兴奋作用，使大脑处于过度兴奋状态，尤其是晚上饮浓茶和咖啡往往会严重影响睡眠质量。

五加

增加铁、钙。食欲减退、心慌气短、头昏眼花可能是缺铁的表现，同时缺铁对女性的注意力和耐力也会产生负面影响。补钙是贯穿人一生的饮食计划，过了中年人体就慢慢进入了负钙平衡期，即钙质的吸收减少、排泄加大，因此日常生活中要多吃一些富含钙质的食物。

麻酱含的钙铁特别丰富。可以选麻酱烧饼、麻酱糖花卷、麻酱拌菜等。

增加植物蛋白质。大豆含优质蛋白质，并含有独特的生物活性物质如大豆异黄酮等。经常吃豆制品可以帮助弥补女性雌激素不足，维持体内雌激素水平，对内分泌有良好的调节作用，还能预防骨质疏松。

增加膳食纤维。膳食纤维可以保持消化系统健康，促进排便，有预防心血管疾病、癌症、糖尿病以及其他疾病发生的作用。燕麦、玉米、竹笋和芹菜中都含有丰富的膳食纤维。

增加抗氧化物质。有效补充含有维生素C、维生素E以及β-胡萝卜素的水果和蔬菜。

增加维生素。通过新鲜的蔬菜和水果可以帮助补充维生素，目的是调整自主神经功能。还可以降低血压，延缓面部皮肤的衰老。

此外，中年女性还应主动、多次饮水。尤其早晨起床后可空腹喝一杯水，可降低血液黏稠度，增加循环血容量。睡觉前也可喝一杯水，有利于预防夜间血液黏稠度增加。

聪明吃冰不伤身

陈朝宗｜台北联合医院仁爱院区中医科主任

在某些情况下，吃冰还是有些好处的，比如可以补充热量及水分。咽喉炎、因口腔黏膜破损疼痛而吞咽困难的女性，偶尔吃些冰凉食物，能缓解口腔不适。不过，冰品毕竟属于“寒湿之物”，寒会伤气，如果真的很想吃，必须有技巧的吃，才能消暑又健康。

时机

中午吃冰为最佳

真的要吃冰，就选阳气最盛的时刻。中午时段不仅是一天中阳气最盛，也是人体阳气最旺、比较容易中暑的时间，因此正午到下午3点是吃冰最适当的时机。

另外，饭后1个小时才吃冰。清凉的冰品一下肚，首当其冲的就是消化系统，所以空腹时不宜吃冰，也不适合边吃饭边喝着冰饮料，应该在吃饱饭之后，至少相隔1个小时再吃冰，避免短时间内一冷一热刺激肠胃。

吃法
细细品，慢慢吞

如同吃饭要细嚼慢咽，才能帮助消化，吃冰当然也不能狼吞虎咽。冰品入口后，可以先含在嘴巴前端，等冰溶化，接近体温再慢慢吞下，以免太刺激咽喉、呼吸道。如果吃冰速度过快，或是短时间内猛灌冰水，都会刺激交感神经，让血管快速收缩诱发头痛，所谓的“冻冻脑”“冰淇淋头痛”，都是大口猛吃冰造成的。

而冷冻较久了的冰品，如酸奶、酸梅汤等，先退冰15～20分钟再吃，让食品养分不致流失，也不会让食品太冰冷就直接下肚。一些有配料的品类，先吃配料再吃冰，可以让冰融化一些，也能让身体循序渐进地适应冰品的温度。

搭配
温热食材来中和

以天然、温热性食材制成的冰品是比较健康的选择，可以中和冰的寒气。如西瓜、葡萄柚属性寒食物，若再加上冰，等于是寒上加寒。所以加了桂花、荔枝或是黑糖等热性食材的冰，相较之下就会温和一些。

依照体质选择冰品也是很好的方式。偏虚寒体质的人，可以选热性、平性、糖分与淀粉比较高的食材制成的冰，例如桂圆、红豆、绿豆和芋头等；体质比较热的人，则可以选择水果类的冰或是仙草等。

食量
过量也会长胖

吃冰消暑的同时，也必须注意吃的分量，才不会因为吃太多冰，让身体也跟着胖了一圈。掩藏在冰品清凉甜美外观之下的，其实是惊人的高热量。因为其大多是高糖分、高热量、高脂肪的。

曾有女性患者在夏天吃冰品减肥，把冰品当正餐吃，结果反而愈减愈肥，就是因为冰品不仅热量高，更影响身体代谢。因此，虽然不是完全不能吃冰品，但是的确必须适量。

防癌从饮食开始

董文红丨北京大学营养与食品卫生学硕士

防癌，做到调整饮食结构、增强身体活动、戒除烟酒嗜好、治疗感染性疾病、远离致癌物质、保持心态平衡这六点，可大大降低患癌症的风险！而看似平常、简单的良好饮食习惯则是防癌第一步。

不吃加工肉制品

在畜、禽、海鲜和加工肉制品中，加工肉制品增加癌症风险的能力最强，它导致结肠癌、直肠癌证据确凿，咸鱼导致鼻咽癌的问题也已是毋庸疑的。

加工肉制品含盐高，过多食盐可增加患胃癌风险。为保证肉的风味和防腐，还会经常使用亚硝酸盐。虽然国家有标准，但超标情况普遍存在，尤其是街边店铺的熟肉制品。亚硝酸盐本身不致癌，但和胃内蛋白分解物结合，形成致癌物质亚硝胺，会增加患胃癌的风险。

慎用“抗癌”补充剂

食物中的多酚、异硫氰酸盐、黄酮类确实有抗癌功能，但纯提取物是否可用于癌症预防呢?

美国癌症协会出版的《饮食、营养、身体活动与癌症预防》中指出，全球最优秀的癌症专家团队通过综合评估世界各地的研究，最终认为：目前还没有一种证据充分的、可预防癌症发生的膳食补充剂。

高剂量、盲目补充营养素，甚至会增加癌症发生风险。而充分摄入含有抗癌成分的食物（如柑橘、西蓝花、洋葱、黄豆和茶叶等）能降低癌症风险，健康益处远高于膳食补充剂，且更安全。

每天必有蔬菜和水果

果蔬是膳食纤维的主要来源。膳食纤维可带走肠道中有害成分，减少对胃肠道黏膜细胞刺激，预防癌症发生。而且，其中还含有一些有抗癌作用的植物化学物，如蒜素、多酚、原花青素和黄酮类物质等，可降低癌症风险。

肥胖与1/3左右的癌症发生有关，膳食纤维有利减肥，有利于控制体重。

多粗粮，少精米面

《癌症预防指南》和《饮食、身体活动防癌指南》中都建议要以植物性食物为主，且尽量选择未经过度加工的粗粮杂豆，少吃精白米面。

精米去掉了外壳中的大量维生素和膳食纤维，留下的主要是糖类物质，血糖生成指数和血糖负荷高，对控制血糖、减肥和抗癌不利。而粗粮杂豆则弥补了这些缺点。

另外，食物选得再好，但若总是用煎、炸、烤等方式烹调，也不利于防癌。

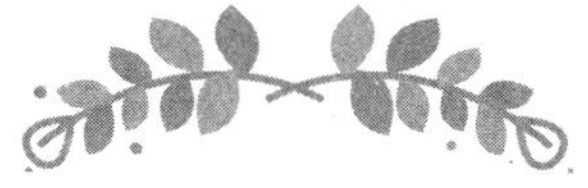

瘦身饮食

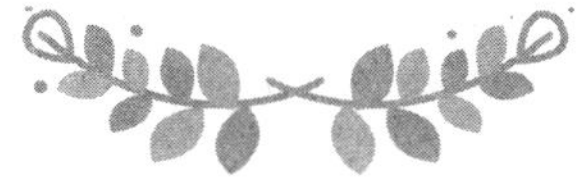

吃不胖的魔力食物：榛蘑

王翠侠｜营养与食品卫生学硕士、国家二级公共营养师

东北有句老话，“姑爷领进门，小鸡吓掉魂”。意思就是，新姑爷第一次到丈母娘家，丈母娘就会做一锅小鸡炖榛蘑来招待，可见这道菜的重要。而这道菜的价值，正得益于里面用到的味道鲜美的榛蘑，它被称为“东北第四宝”（人参、貂皮、鹿茸角被称为东北三宝）。

榛蘑可是名副其实的山珍，细长杆，小薄伞，一般多生长在针叶树和阔叶树的根部。榛蘑在我国分布广泛，是主要采食的野生食用真菌之一。其最大特点是只能野生，很难人工养殖，所以能够保留原有的山野味儿，再和农村的小笨鸡一起炖煮，能够最大程度地突出鸡肉的鲜香。慢慢炖制1小时，再加上土豆粉条煮一会儿，那真是香极了。

榛蘑中含有丰富的蛋白质和氨基酸，尤其是人体必需氨基酸中的赖氨酸和亮氨酸，含量都高于肉类、蛋类和乳类，但脂肪含量却很低。而且其中的B族维生素、维生素D和维生素C含量也很丰富。

另外，榛蘑本身有一种天然的香气，具有开胃的功效，丰富的膳食纤维还有助消化和防治便秘的作用。

除了最有名的小鸡炖榛蘑外，还可以来点清淡的菜品——榛蘑清炒小白菜，有榛蘑入菜，清淡又不失鲜美。将小白菜焯水后摆盘，接着将海米下油锅，加入少许料酒和蒜末，将泡发好的榛蘑下锅翻炒，加少许盐，勾入芡汁即可出锅。将炒好的榛蘑倒入摆好盘的小白菜中就可以了。另外，榛蘑炒西芹也是不错的选择，清淡又鲜美。

魔芋：魔芋多糖是膳食纤维之王

钱多多｜国家二级公共营养师

魔芋俗称蒟蒻、鬼芋，主要产于东半球热带和亚热带，而中国则是魔芋的故乡，不但资源丰富，而且品种很多，但栽培最多的是花魔芋和白魔芋。魔芋地下块茎呈扁圆形，宛如大个头的荸荠，直径可达25厘米以上，营养十分丰富。

魔芋因其所具有的保健功能和食疗作用，被人们誉为“魔力食品”，这跟它富含的保健成分——魔芋多糖密切相关。魔芋多糖，即葡萄甘露聚糖，是一种可食用植物纤维（魔芋中含量可达45%以上），具有强大的膨胀力，既可填充肠胃，消除饥饿感，减少能量摄入，食用后又可促进肠道蠕动，使粪便软化，加快排便速度。

另外，科学研究表明，魔芋多糖能有效阻止小肠对胆固醇、胆汁酸等脂肪分解物的吸收，有辅助降脂的作用，而且还有降糖、预防心血管疾病等多种功效，因此，有“膳食纤维之王”的美称。

魔芋具有低热量、低脂、低糖、高纤维的特点，减肥瘦身、清理肠道，魔芋食品可是好选择。魔芋通常都制成魔芋粉食用。而一般市面上常见到的是魔芋粉制成的魔芋豆腐、魔芋挂面、魔芋面包、魔芋丝等产品，大家可以根据个人喜好购买，但注意一定要到正规的大超市购买。

魔芋营养这么好，我当然也不会错过，经常用它制作一些低脂又营养的菜肴，在这里跟大家分享一道素炒魔芋。先将魔芋豆腐（约300克）切成小块，油烧至七成热时加入葱花、姜丝、蒜末及辣椒丝，炒出香味后放入魔芋豆腐同炒，翻炒五分钟，最后放少量调味品就可以出锅了。想要减肥瘦身、控制体重，平时可以适当食用一些魔芋。

细数4大增肥酱

景子芮 | 国家二级公共营养师

吃火锅离不开料，吃西餐离不开酱，但这些料材酱有可能比吃进去的食物能量还高！下面让我们揪出日常饮食中的增肥酱。

一号增肥酱：沙茶酱

沙茶酱是福建、广东等地常吃的一种混合型糊酱状调味品，复合了虾米、大蒜、洋葱、花生等特殊的鲜咸味，还伴有轻微甜味和辣味。其口感独特，是火锅店里必不可少的调味品。

但是，沙茶酱肥得流油！沙茶酱在制作过程中需要用大量油炸制，因此，产品配料表中第一位就是油，能量也大大升高，每100克有3033千焦能量和70.9克脂肪。

自己大概算一下，吃一顿火锅你会加几勺沙茶酱？一勺沙茶酱大约20克，但它可以给你带来607千焦能量和14克脂肪，几乎跟一勺猪油的能量差不多（约753千焦）。

二号增肥酱：沙拉酱

低脂健康的果蔬被一层厚厚的沙拉酱包裹，能量翻着跟头往上涨。

沙拉酱由植物油和生蛋黄混合制成，脂肪占七成甚至更多。但因为油和蛋黄发生了乳化作用，没有那种油腻腻的感觉，甚至有点像炼乳，会让人误以为其是蔬果的好搭档。

想通过吃沙拉来解腻，简直是火上浇油！如果一盘蔬果沙拉加2～3勺沙拉酱，至少多摄入了大约586千焦的能量（比一碗米饭还多）和15克脂肪。如果需要减肥瘦身，最好离沙拉酱远点。

三号增肥酱：芝麻酱

芝麻酱是好东西，平时拌凉菜、拌面条都用它！芝麻酱营养丰富是不假，但能量也不容忽视，毕竟它是用油料种子加工制成，脂肪含量不可小觑。

如果只图口感而忽略了能量，吃芝麻酱拌面或拌菜时使劲往里面加料，最后再把好喝的麻酱汤给喝了，那这顿饭的能量摄入很可能就超标了。譬如一款纯芝麻酱每100克含能量2807千焦、脂肪59.5克，平时你习惯放几勺，就能算出多摄入了多少能量和脂肪。

芝麻酱营养好，建议少量食用，最好选购“纯芝麻酱”，少买加了花生酱的“混合芝麻酱”。

四号增肥酱：花生酱

浓香的花生酱抹面包片最好，很多人喜欢涂上厚厚的一层，这样吃着才过瘾。但花生酱也是典型的高脂高能食品。一款花生酱每100克含48.9克脂肪，吃1勺花生酱，就相当于吃进去10克脂肪。

酱料能让食物更加美味，但要学会健康食用。吃火锅时可以用少许香油、腐乳、蒜泥配上酱油、食醋来调味儿，少吃沙茶酱、芝麻酱等高脂高能调料；蔬菜沙拉用糖醋汁拌，水果沙拉用酸奶拌，代替高脂的沙拉酱；面包最好不抹酱，即使是果酱也不推荐，因为含糖量高。可以加一片低钠奶酪，再配些蔬菜一起吃。

这样吃水果会增肥

范志红 | 中国农业大学营养与食品安全系副教授

减肥似乎是女性永盛不衰的话题，即使是在进补季节的冬季，“水果减肥”也经常是我身边朋友们的热议话题。可是，水果真的会让人减肥吗？近年来的经验发现，有些人吃水果之后瘦了，而另一些人似乎不仅没有瘦，反而还增肥了。这是怎么回事呢？

有些女性因为长期以吃水果代替主食，造成身体代谢紊乱，蛋白质严重不足，一旦停止“水果减肥”的减肥行动，恢复正常饮食，身体就会立即主动地把失去的蛋白质补回来。然而，蛋白质在体内可不是干粉状态，500克蛋白质要结合1000～1500毫升的水分。所以，蛋白质增加的结果，会使体重飞快地反弹回来。

另外水果增肥还来自水果的不当吃法。很多女性都以为水果怎么吃都不会胖，于是放任自己每天晚上吃1000～1500克水果，或者半个大西瓜。殊不知，水果的甜美，主要来自于里面的糖分。水果里的糖分，和甜饮料、甜点心里的糖分，归根到底是一回事情！

千万别被“果糖”之类美丽的词汇所欺骗，果糖吃进去而消耗不掉的话，照样长肥肉。比如说，西瓜瓤的含糖量约为8%，吃1500克西瓜瓤就相当于吃120克糖，接近于一碗半米饭的热量了。

所以，吃饱了三餐，饭后再吃水果，最大的麻烦就是增肥。如果要餐后吃水果的话，最好能够少吃几口饭菜，给水果留下一些“空位置”，这样才能对体重安心！

我国营养学会建议每天吃200～400克水果，只相当于1个苹果，或1个苹果加1个橙子的量。如果控制不住，三餐之外吃了太多水果，那就多用用运动的方法吧，把那些糖分消耗掉才能真的减肥。

跟营养师学瘦身

董文红｜北京大学营养与食品卫生学硕士

减肥前：我真的需要减肥吗

“女人永远不会嫌自己瘦”，究竟你需不需要减肥？胖，到底什么样才算胖？恐怕很多人并不知道。可以用一个简便但又不失权威的方法自己判断一下——计算BMI（Body Mass Index，体质指数），计算公式为：BMI=体重（千克）/身高（米）的平方。如果你的BMI数值在18.5～23.9，恭喜你，你的体重是正常的，无须减肥；如果在24以上，很不幸，你已经超重甚至肥胖了；BMI在28以上，就是肥胖，要抓紧时间减肥了！

还有很多人看着不胖，但腹部、大腿、臀部等个别地方的肉很多，而且是“肥肉”——这种人身体的脂肪成分较多、肌肉成分较少，也属于一种肥胖。一项研究数据显示，我国40～59岁女性的BMI平均值为23.3千克/米^2，但其体脂所占比率却是30.5%，也就是说，这个年龄段女性的身体，平均下来1/3都是“油”！

减肥中：我的方法健康吗

饿肚子、减肥药等是现在非常流行的减肥方法，但我要告诉你，这不科学，也不健康！要想甩掉肥肉，唯有少吃多动。怎么实行呢？首先，要控制总热量的摄入。刚开始可慢慢减量，比如将每餐的进食量，尤其是热量密度高的食物（如甜品、碳酸饮料、快餐类食品等）减少1/4；等习惯了以后，再循序渐进，将进食量减少到以前的2/3。

其次，要尽量选择热量密度低的食物。何谓热量密度（CD，Calorie Density）？就是单位重量食品所含有的热量。最近微博上被热转的一个文件说的就是这个问题：同样能提供837千焦热量的芹菜和糖果，谁的CD高呢？当然是糖果了！同样的热量，吃哪一种食物更容易有饱腹感呢？当然是CD低的芹菜了！因此，减肥时，你一定要学会选择CD低的食物——菠菜、油麦菜、西蓝花、大白菜、芦笋、甘蓝；木瓜、小西瓜、葡萄柚；脱脂牛奶、豆浆等，大都是蔬菜和水果。当然，优质蛋白和杂粮类主食减量的同时，还是不能缺的。

减肥后：我达到最佳状态了吗

即便减肥成功，或者根本就没超重，也应保持身体的最佳状态。我自己就有些体会。

首先，饮食均衡是关键。上学时，我的BMI一直在20左右浮动，和所有人一样，冬天高一点，夏天低一点。但自从工作后注意了饮食，我的体重竟然在大冬天出现了缓速下降！中午犯困的习惯也基本没有了。仔细想了一下，这和我工作后饮食习惯的改变，有着莫大的关系。我现在大多自己做饭，多用水煮少用炒，煎炸基本没有；早餐尽量不吃油、盐、糖；主食的种类多了豆类和杂粮；每日必有奶制品、水果、坚果等。一句话，就是吃得均衡了、合适了。

然后就是保持肠道健康，不让体内废物累积。可以用多吃蔬果、按摩、补充有益菌等手段防治便秘。最后，还要适度运动。快步走、举哑铃都是不错的选择。不要总觉得没时间——我非常敬佩的一位女性，优米网的创始人王利芬，应该比大多数人更忙、更没时间，但从她的微博上，我们可以看到，她一有功夫就会换上跑鞋跑上5000米。

最后想跟大家说，减肥不是一朝一夕的事，需要长期的“均衡营养+坚持运动”，方能达到目的，同时还能保持健康。

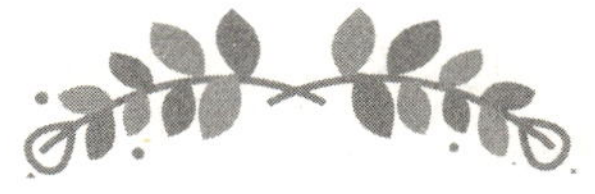

美容饮食

冬天吃点神仙果

高睡睡｜国家二级公共营养师
谷传玲｜营养与食品卫生学硕士、国家二级公共营养师

无花果被称为“天仙果”，做成果干后甘甜如蜜，富含各种维生素和矿物质；雪莲果被称为“神果”，不但低糖、低脂、低能量，而且对肠道健康非常有益。冬天滋补，这些营养丰富的果实最合适不过了。

干果：无花果煮水做茶饮

哪种水果干好，在我看来，无花果干肯定是首选之一。

无花果是世界上最古老的果树之一，被称为“天仙果”“寿果”。鲜果口感香甜，有清热生津、健脾开胃的作用，但不易保存，一般都制成果干。无花果制成果干，因水分减少，各种营养素被浓缩，如钙、钾、镁及维生素B_1、维生素B_2含量达鲜果的3～6倍。另外，无花果中含有香豆素类化合物（有抗肿瘤、抗氧化、抗炎等药理活性）、无花果多糖及黄酮类化合物等多种具有生物活性的物质。

鲜果变成果干，碳水化合物也得到浓缩，直接吃甘甜如蜜，入茶、入汤、入菜味道更好。跟大家分享一下我的经验：将果干（2个）和梨（半个）放入沸水中煮5分钟，转小火再煮20分钟，放入少量冰糖，做成无花果冰糖雪梨水，适当饮用有润肺止咳、预防感冒的作用。其次，无花果做成茶饮也不错，用80摄氏度的温水冲泡无花果、玫瑰花和绿茶，反复冲饮，最后将无花果嚼食，很适合女性饮用。另外，也可用无花果、香菇和鸡肉炖汤，清甜不腻，适合产后妈妈食用。

购买无花果干，建议挑选个头大、没虫眼、色泽暗黄的，如果色泽过白，可能是漂白过的。另外，鲜果一般在夏秋季节成熟，到时候可千万别错过。

鲜果：雪莲果做菜更入味

雪莲果原产自南美洲安第斯山脉，被当地人称为“神果”，具有低糖、低脂、低能量的特点。其味道清凉，适合冬天食用，而且富含果寡糖，又称为低聚果糖，是人体肠道内双歧杆菌繁殖所需要的营养成分。

雪莲果甜味淡，很多人不喜欢吃，认为口感无法与橙子、香蕉相比。在我看来，雪莲果虽然没什么味道，但吃完后清香满口，祛火除燥，而且不但能当水果吃，还可以做菜食用，稍微烹饪一下，就能让整道菜清香宜人。

印第安原住民用雪莲果炖鸡或炖排骨，作为冬令滋补佳肴，我们也可将雪莲果入菜食用。跟大家分享一道素炒三丝，准备1个雪莲果、1根胡萝卜及西蓝花梗，分别洗净去皮切成丝（雪莲果易氧化变黑，最后切丝好），蒜蓉炝锅后下胡萝卜丝煸炒，再放入西蓝花梗丝和雪莲果丝，出锅前放少量调味料。

素炒三丝口感酸甜，里面的雪莲果没有了怪怪的“土腥味”，吃下去满口清脆，能帮助大家更易接受这种低热量的健康蔬果。而且，雪莲果中含有低聚果糖，不仅有利于肠胃菌群健康，还有降压、降血糖的作用；西蓝花梗中富含维生素C、类黄酮和膳食纤维，做菜时千万别浪费了。

雪莲果低糖低脂，非常适合高血压、高血糖、高血脂、肥胖及便秘人群吃，适当食用对健康非常有益。冬季北方气候干燥，上火、咽喉不舒服，建议吃些雪莲果，会感觉舒服很多；若不喜欢当水果吃，可以做菜食用，炒雪莲果丝、雪莲果炒牛肉都可尝试一下。

常吃豆腐能美肤

胡维勤｜解放军总参警卫局保健处主任医师

邻居老张家的姑娘在外地上大学，是个爱美的女孩。那天，我碰巧在楼下遇见了她。她微笑着跟我打招呼，说有个问题想请教我。

原来，她是个追星族，非常喜欢女明星杨幂。前几天，她看到一篇有关杨幂的报道，说杨幂爱用豆腐美白。她疑惑地问我："豆腐真能美白吗？"

我告诉她，豆腐不仅营养丰富，而且具有美白肌肤的效果。许多人喜欢用"豆腐西施"来赞美女人，以此来比喻她的肌肤如豆腐般白皙嫩滑。而豆腐之所以美容，是因为豆腐里含有丰富的大豆异黄酮、优质蛋白质、钙及维生素E，具有很强的抗氧化作用，经常内服外用，会使肌肤变得又白又嫩。

豆腐美白，最简单的方法就是食用，如我们生活中常吃的白菜豆腐、虾仁豆腐、鲫鱼豆腐汤等，都是不错的选择。还有一款豆腐美白食疗方——白芷豆腐美白祛斑汤。白芷20克，用清水浸泡一夜，洗净、切片；豆腐400克洗净，切成小块；生姜5克洗净、切片，大葱10克洗净、切断。将白芷、豆腐、姜片和葱段一起放入砂锅中，加适量清水，大火煮沸，改小火炖煮30分钟，加适量盐、味精、胡椒粉调味即可。这款汤特别适合脸上长斑、皮肤较黑的女性。

豆腐外敷也有很好的美白效果。最直接的方法就是用豆腐按摩：每天晚上清洁皮肤后，切下一小块豆腐，将豆腐放在手心里按摩脸上每一寸肌肤，使豆腐中的大豆蛋白及其他营养成分被肌肤充分吸收，按摩15～20分钟，用温水洗净，再使用一些其他常用护肤品。坚持1个月，肌肤就会白皙很多。

临别前，我跟邻居家的女孩开玩笑说："以后等你成为'豆腐西施'别忘记谢谢我！"此后她是不是经常用豆腐美白我不清楚，但后来我常听邻居老张抱怨，他老伴不知为何爱上了吃豆腐，他们家已经连续吃了近一个月的豆腐。

Tips

美白方——生姜蜂蜜水

很多女性在50岁左右就开始长老年斑，建议每天服用1杯生姜蜂蜜水。具体做法是：将适量新鲜生姜洗净切片，用沸水冲泡，加盖闷5～10分钟，待水温降至60℃左右时，再加入蜂蜜搅拌饮用。同时，可辅助按摩手法。手掌搓热干洗脸，再用手指指腹对斑点局部按摩，直至皮肤变红、发热。

向饮食要美丽

张晔｜原解放军第309医院营养科主任

我要红润！

血液充足是好气色的基础，面色苍白会给人留下不健康的印象。而枣可是女人的好朋友，红枣、黑枣都很好，其中的枣环磷酸腺苷还会抑制免疫反应，达到抗过敏的效果。

有些人吃红枣会上火，那就要把吃枣的量控制好。上火的人，金丝小枣1天不要超过3个，而像新疆的那种大枣，1天1个就够了。用枣煮粥的时候把枣核去掉，也可防止吃枣上火。

另外，赤小豆也是维持红润的好食材，还能起到利尿、利湿的作用。将等份的赤小豆、茯苓和焙干的薏米混合，与冬瓜皮一起熬煮，最后把汤水喝掉。

我要水灵！

都说女人是水做的，这话一点不假，缺了水，皮肤会暗淡无光，毛孔粗大，喝够水是保证皮肤水润的一个前提，但总有些人想不起喝水，也不爱喝白开水。

有试验显示，让同一个人，先喝500毫升白开水，她上厕所的时间距离喝水时间在2个小时左右；而让她改喝500毫升茶水后，上厕所的时间缩短到了1个小时。这说明，茶水这种“有成分水”有促进排尿的作用。排的多了，自然摄入的也跟着增多，用这种方法可以让不爱喝水的人也能达到一定的饮水量。除了茶水属于“有成分水”外，粥、汤、饮料等也都可以。

对于干性皮肤的人，则可喝些鸡汤、鱼汤，这些要比骨头汤好。鸡汤的油分子小，对保持皮肤水分有一定的作用，但谁也不愿意喝进去太多油。怎么办呢?

紫菜可是一个吸油的好方法。准备一个圆盘紫菜，慢慢地揭下来一层（保持圆盘状），汤还未煮开的时候将紫菜放入，当紫菜慢慢沉下去时，立即捞出来，上面就会附着很多油。

我要通畅！

体内垃圾过多也会反映到皮肤上，所以我们需要时不时地吃一些清肠的食物。黑木耳是我们很熟悉的肠道清道夫，但与肉片一起炒着吃，它的清肠功能就会大打折扣，最好是凉拌着吃。

有些女性是“直肠子”，吃啥都不吸收，脸色特别差。对于此类女性，山药最适合了，可到药店买点山药熬粥喝。药店里的山药一般都是真正的淮山药，对调胃肠很有帮助。另外，那种铁棍山药作用也不错，切成一段段的，与米饭一起蒸着吃，坚持半个月大概就会看到效果了。但要注意，那种粗的，毛少的菜山药，就是我们常用来做蓝莓山药的那种，药性和营养都会大打折扣，购买时要注意。

延伸阅读

漂亮女人的食物需求时刻表

赵娅如编译

如同每天都会日出日落，一天中的不同时刻，人体对于食物的需求和消耗也有一定规律，下面是一个简单的“食物需求时刻表”，姐妹们不妨一试。

早餐 —— 吃鸡蛋

早餐吃个鸡蛋可摄入约6克蛋白质，有效抑制饥饿，增强饱腹感，防止暴饮暴食，且摄入蛋白质（牛奶、鸡蛋）时，最好配以其他主食，如全麦面包，有助蛋白质被吸收利用。

另外，由于早上8点消化系统的吸收功能最低，此时更适合补充些维生素。维生素家族中，维生素A、B族维生素、维生素E和维生素K等都属脂溶性维生素，例如胡萝卜最好是油炒或和荤类食物一起炖煮，才更利于人体对维生素的吸收。

早午间餐 —— 吃甜点

这个时间，即使摄入较多脂肪也会很快转化成能量被消耗掉，因此不易发胖，同时有助控制午饭摄入量。热爱甜食的女性可这时进食，但晚上要克制住，不然摄入这些食物后，身体又处于休息状态，缺乏运动量，糖分转化成脂肪无法消耗，只有堆积体内增加体重。

午餐 —— 喝咖啡

大约午饭后半小时喝一杯纯咖啡，既有助消化又能燃烧脂肪；《美国临床营养学杂志》最近刊登了一项新研究，发现午餐时间喝咖啡有助于调节餐后血糖变化，降低糖尿病危险，而且不会干扰晚上睡眠；每天喝咖啡可使糖尿病危险降低34%。

夜宵 —— 喝酸奶

晚饭后2个小时左右，胃酸被食物稀释，这时喝酸奶效果好；由于夜间人体血钙水平处于低谷，所以此时或睡前喝酸奶补钙效果更好。

美颜方

陈玫妃 | 中医师
周千钦 | 中国台北市立联合医院林森中医院区营养师

阿胶：补血，适合安胎

阿胶是驴皮制成的动物性胶原蛋白，富含氨基酸，常用来补血、安胎，改善女性贫血及血虚状况，像孕期晕眩、胎动不安或淋漓出血。可以用捣碎的阿胶入药，修复子宫内膜的异常剥落情况。

阿胶属“滋腻”中药材，吃多了会恶心、呕吐、腹泻，建议一次不超过150克。感冒、喉咙痛时暂时不要吃。

这样用最好：阿胶适合秋冬进补，可用少量阿胶加枸杞子、红枣、黄芪及鸡肉炖补熬汤，有气血双补的功效。

益母草：活血养颜，改善痛经

益母草自古以来就是妇女保健良药，聪慧美丽的甄嬛不但自己种植益母草，也请太医用它调制“神仙玉女粉”敷脸，短短半月，便使苍白的容颜变得如玫瑰般水嫩有生气，因而重获圣宠。

益母草也能活血化淤、消肿，加速排除血块，改善痛经，中医师刘佳佑常以益母草搭配其他药方，用来治疗多囊性卵巢炎和子宫内膜异位。

益母草有类雌激素成分，有子宫肌瘤的人不适用，因为可能诱使肌瘤变大。

这样用最好：有痛经及经前综合征者，建议用干燥的益母草100克、红糖5克加600毫升水熬煮，经期前每日喝1杯，喝到经期第3天。怀孕及有子宫肌瘤者不适用。

山楂：消脂解腻，最适合应酬后食用

酸溜溜的山楂解腻助消化，应酬饮食大多太油腻，之后喝点山楂茶会舒服。

山楂也能减少药物苦涩味，《甄嬛传》中老太后嫌中药太苦不肯吃，细心的沈眉庄在旁端着蜜渍山楂伺候着，让太后去除口中苦味。

山楂维生素C含量丰富，也是中医界的减重明星，对于新陈代谢不好、下半身淤滞及水肿性肥胖及小腹肥胖等，有很好的消油效果。

这样用最好：消化不良者，建议喝桂花山楂茶：山楂100克、桂花50克、陈皮100

克，冲泡热水500毫升。胃酸多者不能空腹喝或喝太多。

杏仁：苦杏仁止咳，甜杏仁润肺

苦杏仁又称北杏仁，外形和当作零食的甜杏仁（南杏仁）很像，都呈咖啡色，但做成药用后是白色指甲状，尖头含有毒的苦杏仁苷，一般少量可作为止咳中药用，但过量会导致中毒，引起中枢神经损伤，心跳加快、恶心、呕吐甚至死亡。

苦杏仁止咳效果好，多作急性期药物；一般人则可用甜杏仁作日常食疗。杏仁热量不低，建议1天1把（别超过10颗，10颗约等于310焦）。

这样用最好：常需说话、有慢性咳嗽者，建议用南杏仁3～5颗，银耳、百合、枸杞子各适量炖成甜汤，可润肺止咳。

红枣：补脾胃，适可而止

红枣也能调和药效，使中药吃起来舒服，且含多种营养素，如维生素A、维生素C。

红枣虽甜腻好吃，但不可当做零食而多吃，多吃会刺激胃酸分泌，产生胃胀感。

这样用最好：想要气色好，喝点桂圆红枣汤、当归红枣汤；常咳嗽或气管不好的人，可食用红枣银耳或百合汤。

百合：顾气管，兼好气色

中医把情绪及精神疾病统称为“百合病”，因为百合是治疗这类问题的“灵药”。

干燥的药用百合和新鲜百合功效有异。后者对支气管有好的补养作用；前者用途较广，可润肺安神并滋润肌肤，对慢性咳嗽、精神疾病如忧郁症、更年期烦躁等有帮助。

这样用最好：百合还有美颜效果，建议用百合100克、莲子100克、银耳75克加800毫升水炖汤，加少许冰糖，好喝又滋补。但因其含钾量高，肾功能不好者少吃。

Chapter 5

动起来，
有活力有健康

不刻意运动更好坚持

白领最需“微运动”

郭广林 | 湖北省襄阳市第一人民医院妇科主任医师

紧张的工作、巨大的压力，使有些朝九晚五的办公室女性常常感觉身体不适，处于亚健康状态。建议职场女性不妨忙里偷闲做一些“微运动”。

抛抛媚眼来养眼

大部分时间工作在电脑旁，长时间目不转睛，视力损伤很大。所以，不妨试试每隔半个小时左右，向周围“放放电”，做做类似于“抛媚眼”的小动作，有意识地眨眨眼睛，可以促进泪膜重新分布在角膜表面，以保护角膜，维持眼睛的湿润。

或者，用最传统的方式，只抽出五六分钟，做做简易的眼保健操，也能对缓解视疲劳起到立竿见影的作用。

动动舌根促吸收

经常运动舌头，可加强内脏各部位的功能，有助于食物的消化吸收，强身健体，延缓衰老，而且有助于缓解高血压、脑梗死、老年痴呆等疾病，还可减少口腔疾病发生。

工作闲暇之余，每日早、中、晚各做1次，可以做做下面几个小动作。

蛇吐芯子：把舌体伸出后向左右来回摆动10～20次，动作有点像蛇吐芯子。

搅舌根：顺时针、逆时针分别搅拌舌根10～20次，这几个练习能够显著锻炼咽腔肌肉，长期坚持对打鼾也有一定疗效。

伸伸脚趾能健胃

人的第二和第三个脚趾与肠胃有关，经常活动它们可以达到健胃的目的。

脚趾抓地：采取站或坐的姿势，将双脚放平，紧贴地面，与肩同宽，凝神息虑，连续做脚趾抓地的动作60～90次。

脚趾取物：每天洗脚时可在脚盆里放一些大小适中的鹅卵石，在泡脚的同时练习用第二、三脚趾反复夹取这些鹅卵石。温水泡脚有利于疏通经络，脚趾夹取鹅卵石可刺激局部胃经的穴位，坚持练习对胃病患者大有裨益。

扳扳脚趾：趁休息时可反复将脚趾往上扳或往下扳。对于消化不良，有口臭、便秘的患者，宜顺着脚趾的方向按摩此穴，以达到泻胃火的目的。

4个小动作，不做“僵硬人”

苏庆军｜北京朝阳医院骨科主任

你是否有过这样的经历：一坐就是几个小时，偶尔站起来就会听到某个关节发出“叮”的一声，扩胸往后仰脊椎也会“咯嘣，咯嘣”直响。千万别大意，这是关节发出的求助信号：你的关节需要多活动了。现在就教你几招，有效保护关节。

伸懒腰

没有充裕时间运动的朋友平时可以在工作之余伸伸懒腰。不过伸懒腰大有学问：双脚分开与肩同宽，挺直腰背，再高抬双手，一边吸气一边将上肢往后仰至最大限度，吐气时配合着左右扭转腰部动作，每次做3～5个呼吸就可以了。

“小燕子飞”

脸朝下趴在床上，吸气同时四肢都尽最大力向上抬起。保持这个动作几秒钟，直到能坚持的最大极限（期间可以自由呼吸），然后放下四肢伴随着吐气，趴着休息，酸痛缓解再抬起。每天20～30分钟为宜。可以加强颈关节、腰关节周围肌肉力量，活动并保护关节。经常活动腰关节能大大减少患腰椎间盘突出的几率。

坐抬腿

膝关节就像车轮胎，运动次数是有限的，锻炼要适量。这时可以加强股四头肌力量。具体做法是端坐于椅子上，双腿抬起坚持5～8秒再放下，休息10秒左右再抬起。能够减少膝关节疼痛，避免膝关节损伤。可以说，股四头肌是膝盖的缓冲垫。

旋转手腕

在这个电脑时代，“鼠标手”“键盘手”容易导致腕关节僵硬，这种情况很让人担心。因此，建议操作电脑，每45分钟就要停一停，做做手腕旋转，内外绕环各5次。双手握负重水瓶或0.5千克的小型哑铃，手臂伸直，手腕做向上向下运动。1次做10组动作即可锻炼腕屈肌，保护腕关节。

锻炼时别走入这几个误区：蹲起、爬山并不能锻炼膝关节，反而会伤害膝关节软骨。不建议肥胖者通过跑步减肥，因为容易引起膝关节疼痛、肿胀。

消除疲劳的小方法

钱会南｜北京中医药大学教授

疲劳是现代人的一个通病，一天下来往往容易感觉浑身无力、没精打采、爱打瞌睡、食欲不振、失眠多梦……那么，我们可以通过一些什么小方法来缓解一些呢？

腰腿痛：试试做操和倒走

上班族久坐最易伤脾，从而影响气血的运行和脾胃的运化功能，出现食欲下降、饮食减少、倦怠疲乏、不爱说话、注意力不集中、记忆力下降等症状。而像警察、销售员等经常站着工作的人则容易伤肾，出现腰膝酸痛、腰部疼痛、足跟疼痛，时间长了还容易造成腰肌劳损和椎间盘突出等病症。

怎么办？久坐的人可通过做办公室操来缓解疲劳：站直后双脚分开与肩同宽，身体放松，双手向两侧伸开缓慢地绕着身体分别顺时针、逆时针各转圈1次，转的时候眼睛要随着手的方向转动。对于久站引起的腰痛可试试倒走，让脚尖先着地，有利于后背肌肉的放松。也可以在地上放上几本书（4～5厘米厚），然后用前脚掌踩上去，保持10分钟左右，同时脚后跟还可以稍微上下颠一下。

眼睛干：打个哈欠眨下眼

上班路上低头玩手机，工作8个小时盯着电脑，睡觉前“刷微博”、看网页，眼睛可称得上是身体的“劳模”了。这样长期下去会使眼睛的筋脉肌肉得不到调节和松弛，从而影响气血运行，眼睛会因得不到津液的濡润而出现干涩、酸痛等不适。

怎么办？打哈欠有助于放松眼部肌肉，是缓解视力疲劳最简单的方法。当眼睛感到疲劳时，不妨伸个懒腰，打个大大的哈欠，并趁机站起来到窗前远眺一下。此外，还可以通过眨眼睛法缓解疲劳：眼睛平视前方，稍稍用力闭上双眼，然后再稍稍用力张开，重复动作10～20次，能促进眼球周围肌肉的收缩和舒张，缓解视疲劳，但有高血压、青光眼的患者不适宜做这个动作。

脾气坏：多按太冲穴，动动脚趾

每天需要操心的事很多，很多人会发现自己的脾气变坏了，比如在办公室爱较真，上下班路上堵车容易着急生气，等回到家后也常因一点鸡毛蒜皮的小事发脾气，晚上睡觉还容易失眠、做噩梦等。

怎么办？中医认为“百病生于气”，生气会影响人体气血的运行而导致很多疾病。可以用拇指按压太冲穴（第一和第二个脚趾趾骨交接凹陷处）3～5分钟，活动活动脚趾，对平稳情绪有很好的作用。

舌头、牙齿健身操

赵毅 | 北京安贞医院全科医疗科

舌头、牙齿也可健身？不错，多做做舌头、牙齿等部位的口腔运动，不仅让口腔健康，对心脑、消化都大有好处。

练练舌头，健康心脑

中医认为，舌为心之苗，舌和心有关系。由于心与脑又是分不开的，所以心脑都跟舌有着密切的联系。因此让舌头“运动”起来，就能让你的心与脑也健康起来。下面介绍几个舌头的运动，不费劲，动动舌头就能达到健康效果。

一伸一卷，舌头更灵活：张开嘴，舌向口外缓慢用力伸出，保持几秒后放松缩回。或者是舌尖抵至上犬齿牙龈，沿着硬腭用力向后卷舌。两套动作都循环做4次，可以锻炼舌头的垂直肌和上纵肌，并让舌头更灵活。

顶腮咬舌，面部也锻炼：舌尖用力顶在左腮部，坚持几秒钟后放松，再用同样方法顶在右腮部。每一边都来回做8次。用牙齿轻咬舌面，一边咬一边向外伸，之后再边咬边缩回扣内，咬一下发一次“da”的声音。循环做4次，在锻炼舌头肌肉的同时，对于活动面部肌肉也有好处。

弹舌运动，舌肌全面练：舌尖抵在硬腭后部，之后舌头快速在口内上下弹动。让舌头全面做运动，循环做8次。

因为舌头与心脑都有关系，进行舌头的锻炼对心脑的健康都有好处。所以，有冠心病、心功能不全、脑梗死、脑供血不良的人，多做舌操，可以防治舌麻和舌体不灵活。另一方面，通过做舌操也可以促进心脑的血液循环，使病情得到缓解。

动动牙齿，利于消化

有好牙齿才有好胃口，多做口内运动，锻炼面部肌肉的同时还可以让牙齿、牙龈更健康，促进消化吸收。试试以下几个动作，能让你锻炼牙齿，改善胃口。

咬咬牙，鼓鼓腮：轻微闭口，上下牙齿轻轻地撞击，保证所有牙齿都能互相接触，用力稍微小一点，防止咬到舌头。经常咬咬牙可以让牙齿更紧固，还能锻炼面部的肌肉，加强咀嚼力。

咬住牙齿，鼓腮并做漱口动作，反复做几十次后口内会产生唾液，分几次慢慢下咽，这一动作可以使口腔内多生津液，帮助消化，也可清洁口腔，还能锻炼四周肌肉，让两腮饱满。

牙刷按压，手指按摩：在刷牙时，用适当的压力将牙刷毛压在牙龈上，牙龈受压会处于暂时缺血的状态，此时再放松牙刷毛，使局部血管扩张充血，反复数次，可改善牙龈血液循环。

漱口后，洗干净双手，将右手食指放在牙龈上，由牙根向牙冠作上下按摩，然后沿着牙龈做水平方向揉按，内外侧牙龈的按摩时间都持续数分钟，可以促进牙龈血液循环，促进牙周组织代谢，提高牙周组织对外界损伤的抵抗力，减少牙周疾病的发生。

动动玉足巧放松

李茜 | 解放军306医院理疗科副主任医师

常常感觉到你的脚累么？休息时给足部做几套小动作，给你的脚放松放松。

抖抖、压压，打打节拍

足部肌肉和关节经常处于紧张状态时，可以抖一抖脚，使足部得到放松。或者是脱去鞋子，一只脚压在另一只脚上，两只脚互相用力紧压，可以锻炼足部力量。此外还可以尝试双足放在地板上，用足趾轻拍地面，双足交替进行，给脚底来一次很好的按摩。

手能做的事情用脚来做。赤足踩在地板上，用足趾在地板上写数字或英文字母。也可以试着用足趾捡起铅笔，或者在脚下放一本电话簿，试着用足趾翻动纸张。

锻炼足部，用脚来“背包”

坐在椅子上，后背紧贴椅背，把手提包带搭在足部。接着伸直膝关节使脚抬起，尽量保持住。随后慢慢将脚放下，再练另一只脚，重复此项锻炼。男性朋友直接抬腿练习即可，也可以利用沙袋练习。

给足部来个按摩

将一只脚放在另一条腿的膝盖上，足心向着自己。在手上和足心上涂一些按摩膏或护肤软膏，用拇指在足心做转动按摩。由足趾后面按摩逐渐移到足跟，每一个部位按摩一定的时间。之后再去按摩足背，可以从一个点逐渐扩大整个足背，也可以对每一个足趾进行轻缓的牵拉，再做足趾的屈曲伸展活动。有关节炎或其他情况者，可以借用“足底按摩器”的帮助，但要避免强烈的震动，有血栓病史的人要多注意。

不用手，也可以给脚按摩

赤足踩住一根圆棍，使其在足下来回滚动，通过棍子的来回滚动实现按摩。每日多次进行滚动按摩，可以很好地消除足部的疲劳。如果条件允许，把圆棍带到办公室也是不错的选择。不只是圆棍，长而且细的玻璃瓶甚至高尔夫球都可以充当按摩器。

绷一绷足尖

将腿放在凳子或者沙发上，保持向前伸直并与地面平行的状态。将足尖向前伸直，像芭蕾舞演员一样绷紧足尖，保持15秒钟。然后，放松足趾，足尖指向天花板。反复进行这套动作，共进行10次，对放松足部、锻炼腿部肌肉都有帮助。

单项运动有讲究

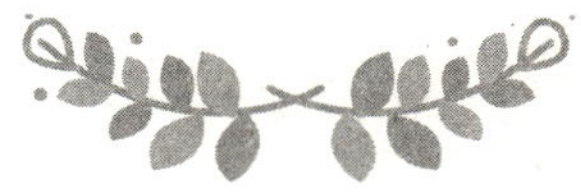

当个水中精灵

冯晓露 | 中国健美协会一级健身指导员

游泳不仅是时尚都市白领夏日首选的健身运动，更是老人、过胖人群进行锻炼的最佳方式。就算不会游泳，也可以像水中精灵一样，游刃有余。

水中走跑不伤膝盖

在齐腰深的水池中，感受着水的阻力，一步一步走起来，感觉可与在陆地行走完全不同。刚开始可以先在水中练习下肢移动和摆臂，等熟悉之后，就可以加大动作幅度，在水中漫步走、倒走、跑步和原地小步跑等。

水中健身很好地利用了水的浮力来减轻身体对重力的负担，如在陆地跑步膝关节要承受相当于体重4倍的冲击力，而在水中跑步，既避免了对膝关节的伤害，也能达到在陆地上同样的运动强度。尤其是体重过重的人，可以在水中练习来达到健身的目的。

水中动感单车可达到20倍热量消耗

水中动感单车是流行于北美的水中健身项目，是将固定自行车半淹没于水中供练习者踩蹬。利用水的散热性和流动性，水中动感单车更加富有趣味，同时对于腿部和臀部脂肪的燃烧有更好的效果。因此对于想要进行下肢减肥的人来说，水中动感单车是夏季不错的健身项目选择。

而且，由于水的热传导能力是空气的20多倍，即使在水中不动人体也会消耗很多热量。有研究显示，同等强度下在水中运动20分钟消耗的热量相当陆地运动1个多小时，因此很快就能达到健身效果。

水中塑形润泽皮肤

想要塑形，水中形体练习也更为有趣、有效，包括在水中进行的器械运动、瑜伽、健身操等形体练习项目。但它并不是简单地把这些运动项目移植到水中。如水中的器械运动主要是为了利用水的阻力作用，可以借助空水瓶、小水桶、平衡圈等，对胸、腰、臀部的塑形有显著的效果。水中瑜伽也在传统瑜伽基础上增加了骆驼式、奔马式等，并且充分利用了水的阻力来保护身体，以使练习时不受损伤，减轻了传统瑜伽练习可能带来的身体损伤和疼痛。

陆地健身时，往往会忘记腹式呼吸。但在水中进行健身，由于水的压力，人体会被迫由胸式呼吸转为腹式呼吸，使呼吸肌增强、肺活量增大。

而且，水中健身时，水的温度、压力、阻力以及水流和波浪的拍打都可以刺激皮肤，改善体表的血液循环，使皮肤保持润泽和弹性，延缓衰老，更是爱美女性的首选。

水中游戏亲子互动

待产妈妈们，可以带着未出生的宝宝，在水中进行漫步达到锻炼的效果。当然，一定要选择硬件条件较好、人不多的地方进行，而且安全是最关键的。

而初为人母的妈妈，就可以带着自己的宝宝，在水中进行亲子游戏。孩子们都是很喜欢玩水的，借助浮垫、游泳圈等工具，和孩子面对面、手牵手，在水中慢慢走；或者托着孩子浮在水中，蹬蹬双腿、动动手臂，可以帮助孩子熟悉水性，锻炼平衡能力和协调能力。游戏中要注意婴幼儿的安全，应逐步尝试完成新的动作。

骑自行车来个“高级定制”

王道 | 上海体育科学研究所

骑自行车不仅是一种低碳环保的生活方式，也是一项体育健身运动，连续骑行不仅能锻炼下肢，还能使人体的心血管系统得到很好的锻炼。不过不同的骑行方法有不同的健身效果，您可以根据自身状况和目的进行选择。

减肥族，先快速再中速

如果要减肥的话，那就以自己60%的最大速度骑行5～7分钟，同时使心率处于适宜的心肺功能训练区间内，然后再以中等速度骑车。一般来说，前20～30分钟，消耗的主要是人体内糖原，30分钟后，才开始加大对体内脂肪的燃烧。如果骑行时间少于40分钟，虽然对心肺机能起到一定的锻炼效果，但并不能消耗更多脂肪，减肥效果不佳。

强心族，中慢速交替骑

如果是要锻炼心脏功能，那就骑个变速车。先以中慢速骑1～2分钟，再以1.5～2倍速度快骑2分钟，然后再中慢，再快，如此交替循环锻炼，使心脏能够动员得快，恢复得也快，从而增强心脏功能。注意强度训练的心率不能太高，时间不能过长，否则容易造成过度疲劳甚至危险。

健腿族，上坡逆风骑

如果要锻炼下肢能力，可以利用周围不同的环境条件用力去骑行，如上坡骑、逆风骑，这样可以有效地提高双腿的力量和耐力素质，还有利于预防大腿骨骼疾病的产生。还可以一只脚蹬车时，另一只脚不用力，以一只脚带动自行车前行，每次一只脚蹬车30～50次，在顶风或上坡时锻炼，效果会更佳。用脚心部位（涌泉穴）接触自行车踏板骑车，可以起到按摩穴位、加强心肾功能的作用。

钢管舞最瘦身

罗兰 | 中国钢管健身舞创始人

说起我与钢管舞的结缘还是8年前，我偶然看到一条关于英国流行钢管健身舞的新闻，一群活力四射的年轻人在钢管上做出各种惊险、柔美、性感的舞蹈动作。我一下被吸引了，但上网没有查到国内任何关于钢管舞的信息。

生完孩子后，我自己研究起钢管舞的每一个动作，比如围着钢管回旋身体时，必须收紧腹部，稍一放松，身体就会往下掉。爬管子时就像孩童时的游戏，臀部会慢慢地变得紧实浑圆。钢管舞靠手臂的肌肉完成动作，更是打破所有“塑身”的纪录，好像得集合全身的力气。每当成功地完成一个动作，我就感觉特有成就感和自信。

我原来在一所高等学院教书，白天站讲台，晚上备课，一堂课下来总是头晕晕的。加上刚生完孩子身材完全变了形，自从练了钢管舞，头也不晕了，浑身充满了精神，身材也越来越完美。

肚皮舞、拉丁舞和瑜伽，都欠缺塑形功能，唯独钢管舞可以雕塑形体。现在钢管舞已成为一种时尚的健身减肥运动，很多白领都加入到这个新潮的队伍中，其中不乏五十多岁的“钢管舞奶奶”。为了健身塑形，每个人都可以把钢管舞作为健康的运动。

Tips

钢管舞的前世今生

把钢管舞和香艳联系起来是被误解了。钢管舞来源于美国的一些建筑工人拿着钢管一边跳一边唱，因此被视为世界十大民间舞蹈之一。也有人说来源于中国传统杂技“爬竿”。无论如何，如今的钢管舞集杂技、瑜伽、舞蹈和体操于一体，成为一种新型健身方式。

减压普拉提注意4个原则

吕传彬 | 重庆三峡中心医院主任医师

普拉提是很多女性减压健身所青睐的运动，但取得的效果往往不是很好。其实女性减压普拉提非常强调遵守4个原则，这样才能取得最好的效果。

呼气慢，吸气快

吸气时须感受到肋骨向外扩张，呼气时，感受肋骨向内收缩的同时确保肩膀没有耸起。呼气时应比吸气时慢上两倍，鼻子吸气，嘴巴呼气，切勿憋气。

保持腰椎微弯曲线

注重骨盆、腰椎的稳定，意即保持腰椎微弧的自然弯线。躺在平地时，腿部必须和垫子呈平行，如果身体躯干部分与地面之间出现大缝隙或身体贴紧地上，都是错误的姿势。如果躺着进行腹部呼吸时，感到身体绷紧，也意味着骨盆位置的姿势错误了。

肋骨的姿势影响胸椎

躺在平地时，保持胸椎的自然曲线。千万别拱起肋骨或让肋骨紧压着垫子。

稳定肩胛很重要。稳定肩胛可以避免把紧张感传到颈部和肩部。应避免让肩膀向前弯曲太多，或双肩向着脊椎扭曲，一切以肩胛和脊椎之间的距离维持在三个手指以内为准。

这些动作环环相扣，一步错误就会影响整体效果。

仰卧起坐是女性保健操

莫秀梅 | 广东省中医院皮肤科
宋爱莉 | 山东中医药大学附属医院主任医师

宫颈疾病、阴道炎、盆腔炎等妇科炎症在春季很容易光顾女性朋友，子宫肌瘤、卵巢囊肿也不时找女性朋友的麻烦。除接受医生治疗外，还有一个简单易行的辅助治疗办法——仰卧起坐。

屈膝做仰卧起坐效果更佳。做仰卧起坐时，膝关节可分为伸直和弯曲两种姿势，两者完成动作的主要功能肌并不相同。伸直膝关节做仰卧起坐主要锻炼髋腰肌，使躯干在髋关节处弯曲。而屈膝仰卧起坐，主要是腹直肌（包括腹内外斜肌）在固定条件下收缩，形成躯干前屈、骨盆前倾。

因此要想获得更好的腹部肌肉锻炼效果，建议屈膝做仰卧起坐。屈膝做仰卧起坐，能锻炼腹股沟，刺激腹股沟血管，促进腹部血液循环，从而治疗和缓解妇科疾病。

配合呼吸做仰卧起坐，效果更好

如果配合合理的呼吸，能达到更好的效果。做仰卧起坐时，身体前屈时应呼气，仰卧时应吸气。但如果机械地在仰卧时完成整个吸气过程，会不利于动作的完成。因此，为提高动作的质量，还必须注重技巧，即向后仰卧的过程开始吸气，肩背部触垫的瞬间屏气收腹、上体逐渐抬起，当上体抬起至腹部有胀感时，快速呼气，向前引体低头。

长期坚持，1.5秒做1个

仰卧起坐的练习，也有一个标准。30岁以下的妇女仰卧起坐的最佳成绩为45～50个/分钟，相当于1.5秒做1个；30～40岁应做到35个/分钟；41～50岁女性应努力达到25～30个/分钟。

提醒大家，做仰卧起坐一定要有耐性，偶尔运动会让身体吃不消。此外，不要在经期做仰卧起坐，剧烈运动有可能使经血从子宫腔逆流入盆腔，子宫内膜碎屑也有可能种植在卵巢上形成囊肿。同时，做仰卧起坐不要抓举重物、挤压或碰撞腹部，这样可引起卵巢破裂，出现下腹部疼痛。

多按三阴交穴也能辅助治疗

中老年女性容易出现黄褐斑，这与内分泌失调有关。有些斑点与妇科疾病有关，这些女性脸色灰暗粗糙，极易长斑。

有位长满黄褐斑的女性来找我看病，当时我从她描述的各种症状中判断她的黄褐斑可能是妇科病引起的。我给她开了中药后，教她一个按摩的方法，就是按摩下腹部和三阴交穴。她坚持了大半年后，不但下腹冷痛、尿频的毛病没了，脸上的斑也淡化了。提醒一下，有痛经、月经不调、白带异常等妇科疾病的女性，要及时到医院治疗，以上方法仅作辅助调理。

老得快、心事多，跳跳肚皮舞

吴大真 | 中国保健养生协会科普教育分会会长

女人最怕的就是变老，一切行动也都为留住年轻而行动。化妆品、肉毒针、整容等，都是用来掩饰自己对衰老的恐惧。其实，老得快，多是心事太多。

要让心情愉悦，有很多办法，我推荐一种，那就是肚皮舞。

肚皮舞虽然动作很多，但基本动作就是不停地摇摆臀部。摇摆臀部可使人的气血向下半身运行，心情也就不会过度亢奋而引发情绪波动。在我国古老的简易气功《八段锦》中，也有一节叫“摇头摆尾去心火”，可见用臀部的摆动来去心火是个好方法。

除了肚皮舞外，夏威夷草裙舞也有相似的功效。女孩子头戴花环，腰系草裙，把臀部扭来扭去，用来表示对客人的欢迎。夏威夷地处热带，是火气旺盛的地方，而草裙舞可以防止人的心火太旺。

不喜欢跳舞的女性，则可以选择盘腿坐。

盘腿坐历来是印度、中国的必修课，现在美国哈佛大学医学院也在效仿。据报道，医生除了给患者用药物治疗外，还经常教他们如何盘腿打坐，以消除精神上的压力和烦恼。而在日本，许多地方还流行年轻女性做“一日尼姑”的方式，即到一家寺院盘腿打坐，工作、生活中的压力和烦恼也就烟消云散了。

盘腿坐是个循序渐进的过程，一般初入门者可一侧小腿垂地，另一侧小腿横过来架在这条腿上；也可以双腿盘坐，垫个坐垫，两只脚都架在对侧腿的大腿上。如果腿部僵硬，盘不上腿也没关系，重要的是一定要盘坐，保持上身挺直，双手交叉放在肚脐处，沉心静气，放松心情。

可要是都没条件进行，怎么办?

比如被领导批评以后，回到办公室，常常会有个下意识的动作，就是自动发出“呼”或“嘘”的声音，这样一个简单的举动就可缓解郁闷。深吸一口气，再缓缓呼气，同时发出长长的“嘘”字音，每次嘘6遍以上，每天1～2次。

也可以扩胸练习。两个手掌交叉，抱着后脑勺，撑住了，手与肩膀起平，尽量撑开拉住。这样一下子就把两腋撑开了。然后，维持这个动作慢慢左转，在左转过程中，两腋不要合上，转到最靠边时，屏住呼吸停一会儿。然后，再慢慢地正过来，向右转，整个转的过程中要注意肌肉的延伸，尽量往身体后面看。

这些方式，都可以有效地帮助女性们来排解不良情绪。心情好了，身体和容颜才会自然地美起来。但现在很多女性通过上网或者“泡吧”、蹦迪、过疯狂的夜生活来逃避不良情绪，往往治标不治本，第2天反而更加空虚、抑郁，打不起精神。

Tips

保持面容年轻两方法

搓手捂眼转起来：眼睛衰老不仅表现为神采暗淡，还表现在眼部周围的皮肤上，上眼皮松弛，下眼袋隆起，黑眼圈渐出，影响眼睛的美观。在眼部清洁后，上妆前或卸妆后，可以做熨目转睛。两手搓热后，用两掌心轻捂眼睛，掌心自然的凹陷正好覆盖在微凸的眼睛上，就像给眼睛盖上一床温暖的棉被，然后眼球微转，眼睛内部有酸胀的感觉。

搅舌抖腮动起来：预防脸部下垂，平时多做鼓漱吞津很有效。两腮像漱口一样，鼓漱几十次。两腮鼓漱时抖动要快速，这是为了更好地刺激腮腺和两颊肌肉。刚开始练习时，舌根和两腮都有酸痛的感觉，可灵活增减练习次数。舌头搅动和两腮鼓漱的时候，口中会产生越来越多的唾液，这时不要立即咽下，将唾液含在口中，做完后分3次将口中唾液咽下。

健身：女人要美也要健康

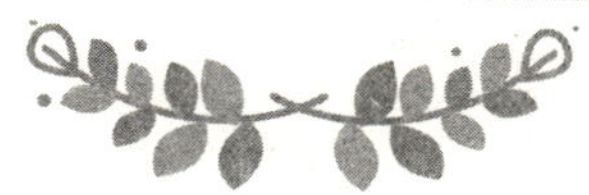

有氧搏击操练出柔美人

刘欣 | 上海体育科学研究所体质研究与健康指导中心主任

谁说动态的“暴力”运动只属于男生，女生就该青睐优雅的瑜伽、普拉提等静态运动，有氧搏击操能让女生尽情地发泄、尽情地出汗，这些运动也已逐渐成为都市白领们的新宠。

前凸后翘才是美

伴随着节奏强劲的音乐声，一个个身材曼妙、气场十足的年轻女孩踢腿、刺拳、勾拳……

这些女孩可不是武术队成员，而是在练有氧搏击操。有些爱美的女孩子“闻肌肉丧胆”，实际上，拥有一定肌肉，前凸后翘才是美。此外，经过长期运动，肌肉协调性、弹性、柔韧性也得到提高，女孩们可以名正言顺做“柔”美人。

有氧搏击最减“隐形肥”

大多数人都认为体态臃肿才是胖子，其实，婀娜多姿的芊芊美女也可能是肥胖一族。隐藏在身体内部的脂肪堆积在心脏、肝脏等人体内部器官的周围，对健康损害不能小觑。

有氧搏击操能增加隐形肥胖型女生运动过程中脂肪供能比率，从而使体重和体脂百分比下降，使血脂中各成分比例更加合理。有氧搏击操这类运动强度比传统的健美操更大，能消耗更多热量，增加基础消耗，使脂肪比例下降。

现代人如果找不到合适的发泄途径，憋在心里容易得病。像有氧搏击操这种运动，可以把假想敌想象在眼前，使压抑在心头的负面情绪得到释放，运动后心情也会轻松不少。

运动前拒绝半梦半醒

半梦半醒的时候起床，是不是有不小心摔一跤的经历？运动如果也是这种不清不楚的状态，也是会“摔跤”的。做有氧搏击操前要做好热身运动，叫醒身体，以免在“半梦半醒”时受伤。此外，这个运动需要教练协助指导，避免听到节奏强劲的音乐时兴奋过头、做动作时用力过猛而拉伤肌肉、磨损关节等。

跟英超女神去健身

王友松｜私人健身教练
陈晓宇｜国家一级健身指导员
魏斌｜中国国家健身健美队教练

凯莉•布鲁克被誉为史上最性感的英超宝贝，球迷们称她为“英超女神”。近日，她透露了自己拥有完美身材的秘诀：多样性运动。她十分推崇拳击、转呼啦圈、跳绳和哑铃操。这些运动很容易实现，不过有步骤地来锻炼才能起到不错的健身效果，不妨听听各位健身达人们的指导。

第一步：先练哑铃操矫正身形

要想有个好身材，第一步是要矫正自己的身形，驼背弯腰的身形即使瘦下来也不会好看。哑铃操就是非常好的一个身形矫正锻炼。操作简单又非常实用，借助两个小哑铃就可以做了。

如果平时由于一些不良生活姿势，出现了含胸、驼背以及脊柱侧弯等情况，可以通过做哑铃操得到有效的矫正。“哑铃划船”就是这样一个有效的锻炼方法。身体前倾与地面成45度，双脚站成马步，双手各持一个哑铃，手臂伸直，自然下垂，双臂向身体靠拢，手臂弯曲至贴于身体两侧，依次重复。这时候手臂屈伸的速度和呼吸要配合好，弯曲时稍快并吸气，伸展时慢并呼气。

练哑铃操不仅能矫正身形，还能让你跟“拜拜肉”说“拜拜”。如果你仔细观察自己的手臂后侧，会发现有一团肉，尤其是女性朋友比较多见，这就是传说中的“拜拜肉”了。而哑铃操就可以让你很快跟“拜拜肉”说“拜拜”。练习的时候身体前倾与地面平行，双脚前后站立成弓步，一只手扶住固定物保持身体稳定，然后单手拿着哑铃臂屈伸就可以了，这时候手臂屈伸的速度和呼吸跟“哑铃划船”的动作正好相反，手臂伸展时稍快并吸气，弯曲时呼吸慢并呼气。

需要提醒的是，在练习哑铃操时，切忌使用太大的重量，一定要根据自身身体状况选择适合自己的重量，采用一种多次数的训练方法。如果配上一些动感的音乐，那样做起来就更有感觉了。

第二步：再减脂，跟脂肪来场对抗赛

如果有了不错的身形，那么接下来就该实施最关键的环节：减脂降体重了！对于年轻人，我推荐时下流行的拳击流汗。现在有不少的拳击练习馆可以让大家参与其中，可以把拳击作为健身放松的好项目。

在进行拳击训练时，一些基础的体能训练在雕塑身体各部位肌肉的同时，能充分消耗脂肪，从而达到减脂塑形的效果。练习拳击可以从基础训练开始，比如基本拳法练习：直拳、勾拳、摆拳。然后逐步进行打沙袋、打手靶及一些拳法练习。

练习拳击时，保护装备一定要准备充分，比如戴手套前手要缠绷带，练习打沙袋要用专用的手套，否则容易受伤。训练前一定做好充分热身，训练后要做好肌肉的牵拉放松。不要只想着练拳法而忽略基础的体能训练，因为体能训练是练好拳击的前提。有条件的话，找一个好的教练和训练伙伴会起到事半功倍的健身作用。

第三步：要强化锻炼脊柱——转呼啦圈

如果你觉得拳击流汗还不够过瘾，担心自己变成两端细，中间粗的“橄榄”，那呼啦圈就是解决利器！借助呼啦圈不仅可以减掉腰部多余的脂肪，也是锻炼脊柱的最佳选择。

在转呼啦圈的时候，为了避免局部肌肉疲劳，可以选择不同的站位：双脚开立与肩同宽、一脚前一脚后交替站立或边走边转呼啦圈。为了加强上身的锻炼及增强身体协调能力，还可以选择不同的手臂姿势：双手持矿泉水侧平举，可以锻炼手臂和肩部，前举可以锻炼到肩膀和胸部，水平向后伸展可以锻炼到背部。转呼啦圈要循序渐进，先从20分钟开始，然后逐渐延长时间，建议在进餐1个小时后。

转呼啦圈虽然不是很剧烈，但在运动之前，还是应该做好准备活动，尤其是先要让腰热乎起来。热身运动也可以借助呼啦圈，比如双手上举呼啦圈，同时身体向左右侧弯曲，或者身体向左右侧旋转时做一些体转运动。

第四步：要坚持渐进计划——选跳绳

健身贵在坚持，自己一定要有个运动“渐进计划”。对于想减肥的人来讲，如果觉得其他运动很繁琐的话，把跳绳作为常年坚持的运动是非常好的选择。从运动量来说，持续跳绳10分钟，与慢跑30分钟相差无几，可谓耗时少、耗能大的有氧运动。

女性健身者可以给自己设计这样一个“跳绳渐进计划”。开始时，仅在原地跳1分钟，3天后即可连续跳3分钟，3个月后可连续跳上10分钟，半年后每天可实行“系列跳”，如每次连跳3分钟，共5次，直到1次连续跳上半个小时。1次跳半个小时，就相当于慢跑90分钟的运动量，是标准的有氧健身运动。

在进行练习前要做好各方面的准备。选择软硬适中的草坪、木质地板和泥土地的场地较好，场地过硬会使人体下落时受到的冲击过强，有时会使关节受伤或产生头晕等不适感。绳子软硬、粗细要适中，初学者通常宜用硬绳，熟练后可改为软绳。

跟美国第一夫人比胳膊

魏斌｜中国国家健身健美队教练

举胳膊是最正常不过的运动方式了，但在美国第一夫人米歇尔那里，确是健美身材的绝妙“武器”。米歇尔二度登上时尚杂志*Vogue*的封面，作为举世瞩目的美国第一夫人，米歇尔最引人注目的是她那健美的臂膀。她的私人教练透露，为了保证健康的形象，米歇尔的法宝就是：举胳膊和抬腿，这才让她拥有了令人羡慕的健美身材。

举胳膊不是把手抬起来就可以，如果那样的话顶多算个伸展练习，这离跟米歇尔比拼美臂的要求还是差得远啊。不妨学习米歇尔，给手臂加点重量，比如练哑铃就是最好的方法了。如果不想特意去举哑铃，生活中就有“举哑铃”的机会，比如去逛超市，一袋子的东西，不要垂提，可以一手一个袋子，拎着东西高高举起，把购物袋当哑铃用，如果采购得多的话，重量可是不输哑铃哦。

很多女生认为哑铃这样的力量练习是男人的事，其实不然，力量练习称为抗阻锻炼，经常锻炼可以减少脂肪的堆积，增加局部皮肤的弹性，建议女性朋友们把力量锻炼加入到自己的健身计划中。米歇尔的整套动作要重复2～3次，1个星期锻炼3次，每次90分钟，你也可以照着来做。

除了重量训练外，米歇尔还常做有氧运动，最经济有效的方法就是跑步，这在贵为第一夫人米歇尔那也不例外。说起跑步，可千万别往马拉松那阵势去跑，不然肯定会充满压力，我推荐长慢跑即可。长慢跑的标准就是，你的呼吸不一定要急促，也不要追求太快速度，跑的速度和快走差不多就行，以能边跑步边跟别人聊天就可以。只不过跑的时候虽然对速度没要求，但对姿势可是有讲究的，如果是想练翘臀，跑的时候尽量抬高腿，也就是腿抬得高，步子迈得慢。

不管是谁，健美都没有捷径可走，坚持才是王道，所以不要光羡慕第一夫人的手臂，只要你练起来，你也可以跟第一夫人比比健美的手臂！

健身也可很节俭

刘欣｜上海体育科学研究所健康指导中心主任

一张健身卡上千元，好一点的几千元，置备一身健身行头好几百……很多人抱怨，健身也是个“烧钱活”。事实上，健身也可以“抠”着来！

省钱技巧一：户外运动，省去场地费

现在不少人一提到健身，就想到去健身房。客观来说，健身房的健身器材比较丰富，也有健身氛围，但我还是主张锻炼应该多到户外活动，亲近大自然。特别是对于中老年人而言，健身的首要目的是增强体质，塑造肌肉和身体线条往往排后。

春天来临，气温上升，阳光灿烂的日子和家人朋友去登山、郊游，到风景好的地方散散步，或者到空地上去打打羽毛球，都比在室内运动要好得多，既能锻炼身体，呼吸新鲜空气，又能陶冶情操。

省钱技巧二：免费运动，省去器材费

很多人为了雕塑好身材，购买哑铃、跑步机，其实有些器材根本不需要列入购买计划，因为我们身边有很多免费的。地心引力是免费的，你可以利用它进行引体向上来锻炼肌肉的力量；要想增加心率，可以通过简单地走去面包店或者骑自行车上班来实现；任何较重的家用物品几乎都可以作为哑铃使用；上下楼梯也是不错的运动项目。现在很多小区里都装有免费的骑马机、伸背架、晃板等，这些器材都是国家免费提供的全民健身路径。在社区游泳池游泳，去公园散步和跑步，做仰卧起坐和引体向上等，都是成本很低的健身方式。

省钱技巧三：柔软旧衣，省去置装费

据我观察，很多人健身一开始非常积极，也乐于投入，特别是一些年轻人，花钱购买一些名牌运动服装，各种运动装备都置备齐全。虽然对运动的投入是基础，但毕竟健身贵在坚持。经常有些人趁着一时热情，虽置备了运动装备，却不能很好坚持。

“只买对的，不买贵的”，这句话对于健身朋友来说一样是金道理，毕竟基本的装备是必需的，包括合适的运动鞋袜、宽松的衣服和保护装备等。购买运动鞋不一定要名牌，舒适合脚才是王道。至于运动服，一般以宽松舒适为主，家里有些旧衣服，就可以当做运动服。

省钱技巧四：多学运动知识，减少治伤费

常年运动，难免有损伤，不过平时要是多掌握一些运动技巧和知识，可以大大减少运动损伤的机会，如此一来，损伤后的治疗费用也就可以省去了。

现在健康类杂志、报纸和书籍很多，需要提醒的是，市场上有些普及科学健身的报刊，鱼龙混杂，有些说得很绝对，容易误导，所以建议阅读比较权威的刊物。

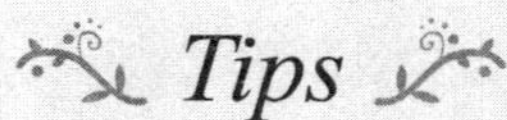

桌子板凳是健身利器

一个硬板凳，可以消减体重，一张小餐桌，可以挺胸提臀，一扇卧室门可以练腹肌。

骨科专家不爱跑步机。很多人视跑步机如锻炼神器，但在骨科专家那里，这种健身设备却很是受到冷落。

每天给自己8分钟

苟波｜西安体育学院健康科学系教授

想减肥又没较多时间运动的胖子有福了！日前美国《肥胖》杂志刊载澳大利亚研究发现，每天快跑8分钟比慢跑1个小时减肥效果更好，研究人员分析指出，快跑运动可以

使身体释放更多的特种激素“儿茶酚胺”，使体内储存的脂肪得到更大程度的释放，并通过肌肉运动消耗这些脂肪。

脂肪必须在有氧条件下才能消耗，减肥一般都不推荐强度大的运动，一是不安全，二是持续时间少了，运动负荷总量反倒少，总体消耗量也少了。所以这项研究还有待观察。不过从健身角度出发，快跑还是不错的。8分钟快跑属于中高强度的有氧运动，能提高机体无氧代谢耐力，增加腿部肌肉力量。要想跑得快，后蹬要充分，步幅要大，还要保持较高的步频，同时手臂前摆幅度要大，上下肢动作要协调。呼吸保持三步一呼，三步一吸。在快跑前要先进行一段时间的适应性练习，比如练习高抬腿，发展后蹬力量；做一些跳跃练习，使腿部、腹、背部肌肉力量增强。

快跑最好是在平坦笔直的路上进行，确保路况良好。天气寒冷时，肌肉会比较僵硬，在跑前要让身体先“热”起来！比如做10分钟左右的拉伸运动和热身运动，在跑后也可以压压腿、做一些伸展运动，加快代谢产物的清除，以缓解疲劳。

不过快跑并非是人人都适合，比如膝关节不好的、年纪大的、体质差的以及有心脑血管疾病的人群，最好还是做一些中低强度的有氧运动更为安全。

延伸阅读

最省钱、省心的跑步健身

选双跑鞋跟小S跑步

许绩胜｜台湾马拉松纪录保持者

日前，台湾艺人小S在微博上晒出了一张自己在健身房里跑步时挥汗如雨的照片，并呼吁大家一起做运动。所谓“工欲善其事，必先利其器”。跑友想要跑得舒适、跑得健康，选择一双适合自己的跑鞋，是再重要不过的了。然而如何选择一双适合自己的跑鞋呢?

看。看外形是否顺眼，有无易损坏处，虽然跑鞋的外形未必会影响它的功能，但是如果外形不讨喜，即使它是一双高度符合需求的跑鞋，可能也大大降低你穿出去跑的意愿。

折。如果可以轻松地折弯后马上恢复原状，代表跑鞋中底具有高度弹性，如未迅速反弹，就有可能是跑鞋材质有问题或弹性退化。跑友还可以从折弯后回弹的速度来判断，一般而言回弹速度适中的材质控制性强，立即回弹的材质在穿着跑步时可以感受到明显的回弹性。

扭。左右扭转时，如果可以轻松扭转，代表中底较软，不过避震性较低。反之需用力才能扭转，代表中底较硬，有较稳定的落地感及明显的避震效果，但穿起来会偏重较不灵活。

试。经由试穿实际感受作为最后抉择的依据，建议试鞋时一定要携带或穿着平时跑步搭配的袜子，才能试出真正的大小及穿上的感觉。

此外，应依不同的跑步模式，挑选不同需求的跑鞋，让不同的跑鞋各司其职，避免同一双跑鞋因过度使用而加速磨损。

想效果好对着镜子跑

魏斌｜中国国家健身健美队教练

跑着跑着就摔倒了、跑完步浑身疼痛……据美国“奔跑世界”网站近日报道，跑步时，一些小细节会导致不必要的伤害，尤其是平衡能力不好的老人，更要多加注意。跑步前，不妨对着镜子练练跑步姿势，及时纠正自己错误的姿势，能让跑步效果事半功倍哦！

有些人跑步时习惯用脚后跟落地，另一部分人则习惯用前脚掌落地，这两种跑法没有孰优孰劣之分，但对脚部的冲击力有所不同。用脚后跟落地，比前脚掌落地受到的冲力更大。目前更加流行的是前脚掌落地的跑法。跑的时候步幅太大或者摆臂幅度太大，也会造成背部疼痛，并且在跑步中如果一只手臂后摆的幅度比另一只大，可能导致脊椎不适。所以对着镜子跑的时候，要找出适合自己的姿势和步伐。

很多人跑步时左右不对称，身体左侧或者右侧落地时特别用力，如果跑步时左脚或者右脚落地特别猛，可能导致不必要的身体疼痛。还有些人跑步时膝盖向内屈，这是臀部肌肉疲软造成的。正确的姿势应该是，跑步时膝盖与臀部成一条直线，如果臀肌不足以支撑身体重量，那些体重就会作用在膝盖上，导致它们向内屈。要解决这个问题，建议锻炼臀中肌和臀大肌。

故事篇：把跑步当成一种信仰

明一言 | 广西钟山县

迟迟未能行动的健身项目在一次大病之后被我自己摆上议程，碍于平时比较忙，权衡之下，跑步则成了我的首选运动项目。坚持跑了一段时间，发现运动也是会上瘾的。一天不跑步就浑身不舒服，心里痒痒。可一旦度过三五天的不适期，又容易恢复原来的状态。

为了确保跑步达到预期目的，我参加了我县健身协会，借外力化为动力，约定时间一到，原则上其他无关紧要的事务均让步。在这个协会中，有比我更忙的人，也有比我身体更强壮的人，有时候看看这些跑友，觉得自己没有理由放弃这项简单而成本投入低的运动。跑完步之后一群人说说笑笑，还是一种精神上的放松，要是在夏季碰上小雨飘忽，那更是难得的雨中“浪漫”！

如今我坚持跑步1年多了，我发现跑步也可以成为一种精神“信仰”，能让疲惫的身姿舞动，精力充沛。身心长期“沐浴”在运动场，生命的激情会像泉水一样汩汩流淌。付出了总会有所回报，跑步如此，为人做事也当如此。

过个动感元宵节

周瑞海｜河北承德退休教师
李庆雯｜天津体育学院健康与运动科学系博士

元宵节有很多跟运动有关的习俗，走百病、玩旱船、舞龙灯和扭秧歌。今年元宵佳节，不妨让自己在运动中度过，既锻炼身体，又赋予新的一年美好的祝愿。这个元宵节，开“运”吧！

走：带着意念“走百病”

北方有在元宵节“走百病”的习俗，过去妇女们穿着节日盛装，成群结队走出家门，走桥渡危，登城，摸钉求子，认为这样能祛病延年。这不仅是一种消灾祈求健康的习俗，还是一个不错的运动方式。美国《预防》杂志曾撰文分析，走路健身要根据不同的目的，把意念集中在不同的部位。

走的时候要把意念放在脚上，要感觉从脚跟到脚尖逐一踩踏到地面，充分意识到每个步伐。接着把注意力转到呼吸上，把身体往上拉高些，好像有人在往上拉你，以增加肺的空间。吸气时想象吸进新能量，吐气时想象吐掉疲倦与疼痛。热身5分钟后，快走10分钟，转身往回快速走，但在快回到起点时放慢步伐。每次做这种运动时，都要立志比上次再走快一点、远一些。

如果要瘦小腹，走路时就把意念集中在腹部，并且要边走路边想象你的腿抬高到肚脐的高度。而当一脚跨向前时，臀部也应立即移向前，这种保持旋转臀部的走路方式，会使躯干转动，因而更多腹肌肉在出力，腹部线条会变得平坦紧实。如果要为苗条冲刺，你可以连续3天，每天20分钟高强度，大力快速地健走，接下来每隔一天以温和速度走路30分钟。

在健走时加上一些动作可以有更好的效果，你可以全程都走斜坡，或中间一段时间改为在斜坡上走，比如找山坡地来走上至少15分钟，重复爬上坡与走下坡，每段路程为时2分钟，最后缓步走5分钟作为缓和与冷却。

扭：元宵还去扭秧歌

逢年过节，扭秧歌是少不了的。作为一个秧歌迷，每逢过节，只要有秧歌队，我都会去凑热闹。

说到这么多年扭秧歌，好处是格外多。一是能扭出健康，随着音乐节奏，挥臂、扭腰、摆胯、甩肩、动腿脚、动肢体等大幅度拉伸，既增强体质，又保持了关节灵活性。我平时动不动就感冒，到了冬季就“猫冬”，然而，去年冬季参加扭秧歌活动，感冒的次数大大减少了，我想这是不是说明我的耐寒力增强了。再者，扭秧歌还是有氧的、全身性的运动，我的腰痛症状也缓解了，冠心病病情更稳定了。

每次全神贯注地随着优美明快的音乐，踩着鼓点，有节奏地扭动，我们在充足的阳光的照耀下扭秧歌，全身沐浴在阳光中，感觉热乎乎的，好像有股暖流流遍全身，微微出了汗，感觉暖洋洋的。晒太阳既缓解了我手脚冰凉的症状，又有益骨质疏松的治疗，真是冬阳贵如金，暖人又防病。边扭还能边跟老姐妹“唠唠嗑”，聊得不亦乐乎，不仅身体热，心里也热乎乎的。

每年元宵在家附近的广场上，公园里都有秧歌队，所以元宵节，我打算吃完汤圆就去扭秧歌。

骑：一辆车就是一个健身房

如果想去郊区感受下春天的气息，那就骑车吧，不仅可以锻炼身体，还可体验郊区独具特色的正月氛围。如果认为骑车只是一种锻炼，那你就太对不起自行车了，骑车要会玩花样！

骑车时适当地调整姿势，对人体的特定穴位进行按摩，往往能收到明显的健体效果。足底有很多穴位，有意地用足心来蹬车踏板，就可以按摩涌泉穴。骑车时上身微微向前倾，使自己的会阴穴与车座充分接触，便能起到按摩会阴部位的作用。

骑车过程中，如果屁股总坐在车垫上，骑久了屁股会酸痛。如果骑车过程中，脚蹬着踏板，身子稍微立起来，让臀部离开座位，用腰部肌肉来回扭动，不仅可以使腰腹部的肌肉得到锻炼，而且在上坡过程中，用这种方法蹬车还可以加快车速。

骑到平缓路段，可以有意地进行深呼吸，同时，在骑行过程中，慢速、中速、快速交替循环，可以提高有氧运动的适应能力。并且可以根据不同的路况和路段，不断增加腿、足力量，在这个不断变力的过程中，就可以有效地锻炼和提高两腿和足部的力量。

Chapter 6

女人两件事：护肤和瘦身

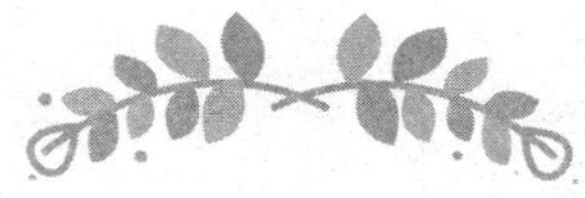

护肤：斑、痘、纹，都不要

健康美丽着

周冬梅 | 北京中医医院皮肤性病科主任医师

美容篇——敏感肌肤最喜欢补水

有些患者因为去美容院做美容护肤，或者换用新的护肤品牌而引发了皮肤过敏等不适症状，其实美容护肤和美发相似，认准“卫妆特字号”的标志，用前在耳后、手肘处涂抹一些或认真地做个斑贴试验，都是必需的准备工作。

对于有些角质层受损、皮肤容易过敏的特殊患者来说，首先要避免接触过敏源，如花粉、海鲜、曾经引起过敏的化妆品等，同时尽量只做些基础的补水保湿调理。因为敏感性肌肤特别脆弱，当皮肤缺乏水分时，更容易出现干燥、脱皮乃至过敏症状。

一旦出现了皮肤发红、有灼热感等情况，要及时用毛巾冷敷，再用温和润肤霜均匀涂抹，或者用温热的毛巾配合润肤霜对脸部进行轻柔的按摩。如果症状仍然没有减轻，就要及时就医了。

美装篇——天然原生态的衣服面料最好

新年新衣是必不可少的，添置新衣时大家要注意谨防过敏问题，建议大家选购衣服时将衣服面料作为选择的首要因素，其次再去关注品牌、颜色、款式和价位。

总体而言，棉、麻和丝等天然原生态面料更好一些。一般化纤、混纺或者是染料使用的比较多的这些材料相对来讲安全性比较差一些。穿着这些含有化学元素偏多的产品，容易引起人体不适，特别是化纤里面都会有很多的添加剂，容易造成皮肤湿疹。

当下比较流行的健康面料如莫代尔、竹炭纤维等，确实具有防臭、抗菌、消炎、抗紫外线、防辐射、止痒等多种保健功能，但需要提醒的是，有时商家为了好看可能会添加染色剂，或者为了增加强度而加入化纤，甚至加入各种添加剂，这样保健和环保的功能就会大打折扣。

美发篇——染发前一周认真护肤

往年常有患者向我诉苦说，一些美发店的工作人员殷勤地推荐纯天然植物染发剂，然而在染完发回家几个小时后，头皮却开始红肿、瘙痒，痛苦难耐。

其实，眼下的天然植物染发剂中都还在加入一些强化染发效果的氧化剂，这些氧化剂正是引起皮肤过敏的“元凶”。更糟糕的是，传统染发剂含有的对苯二胺（PPD），不但容易引起接触性皮炎、湿疹、支气管哮喘等过敏反应，还具有致癌的强毒性。

建议大家染发前一定要认真进行斑贴试验，即在染发前将染发剂取1～2滴，抹在前臂上端屈侧、靠近肘窝处，让它自然干燥，观察24～48小时。皮肤敏感的女性观察的时间最好延长到72个小时。

另外，染发前一周进行1～2次护肤，也许可以增强皮肤的健康免疫力，以降低过敏概率，染发时一旦染发剂滴在皮肤、眼睛等部位，应立即擦干并用清水冲洗。

皮肤忌讳“五动作”

徐慧珍｜武汉市普爱医院皮肤科主任医师

一旦出现“面子问题”，女性们都千方百计想及时解决，却不知道自行处理这些问题很容易出事。皮肤科里常有因不恰当动作，将简单问题演变成感染等棘手的重症。因此女性护肤同时应克服某些随意或习惯性小动作。

抓

频繁使用洗面奶等皮肤清洁剂，不注意紫外线防护等不良习惯，造成女性皮炎、湿疹等问题。由于伴随着瘙痒，不少女性会禁不住而抓挠，极易破溃而导致继发感染。此时不能用热水烫、盐水洗。可采取局部轻拍、冷敷等止痒，再结合药物治疗。

撕

洗碗、洗衣等家务难免让妈妈们手上出现倒刺、脱皮。顺手撕掉尚未完全剥离的角质层，易引起疼痛、流血或甲沟炎、脓肿等。不妨用洁净的小剪刀齐根剪除，还应减少接触碱性过强的洗涤物品，定时涂擦润手霜。

剪

长期穿过紧的鞋子，女性脚部受到挤压、摩擦，角质增生而长出鸡眼、胼胝。在家中无消毒措施地自行剪除多余的皮肤，也会继发感染。必要时可在正规医院进行激光、冷冻等治疗。另外，应改穿宽松、质软的平跟鞋。

挑

春夏季水痘、单纯疱疹、带状疱疹高发，“美眉”们切不可为美观而将其挑破，应保护好水疱并及时就诊。确诊后可使用抗生素或抗病毒软膏。

挤

被粉刺困扰的女生难免会四处寻找“挤痘秘籍”，其实痤疮、毛囊炎等不应挤压，尤其面部“危险三角区”，以免炎症加重或引起颅内感染。抗生素软膏对有的痘痘效果不错。

炒完菜后洗把脸

孙燕｜中国工程院院士
胡端志｜原武汉理工大学副研究员

我们几乎每天在厨房炒菜，炒菜时会散发出较多的油烟，油烟停留在脸上，如果没有及时冲洗干净，油烟中残留的脂肪酸会刺激毛囊，引起毛囊周围不同程度的炎症，从而产生色斑等一些皮肤问题。

厨房常常是家庭污染的重灾区，长期在油烟的“熏陶”下，可加快皮肤老化，导致肌肤暗淡无光，甚至长出斑斑点点来。另外，电磁波辐射对人体健康也有影响，像微波炉、电磁炉等都会产生电磁波辐射。

因此，别嫌麻烦，建议您炒完菜后别忘了先洗把脸再吃饭。洗脸时最好先用温水，再用冷水。由于温水能让皮肤毛孔打开，利于清洁；用冷水则起到收敛毛孔的作用，还可以促进脸部的血液循环。

这一开一合，如同武术行家修炼“内功”，吐故纳新，能够加速皮肤的新陈代谢，也能减少油烟等对皮肤的不利影响。

同时，家庭“煮妇们”在平时不要忘记多吃一些富含维生素C的蔬菜水果，如柑橘、山楂、柠檬等，可起到淡化斑点、进一步增加皮肤光泽的作用。

Tips

炒菜还要注意什么

“掌勺的反而没有食欲，这不是个案。”经常有一些人在烹饪过后却没有食欲，出现嗅觉迟钝、口渴、头晕，眼、鼻和咽喉受刺激的症状，国外把这种现象称为“醉油综合征”。因此，炒菜前提早就要把抽油烟机打开。

给你苹果样的肤色

宋坪 | 中国中医科学院广安门医院国际部

"长得像苹果一样"，往往是对女性的一种赞美。中医讲"阴平阳秘，精神乃治；阴阳离决，精气乃绝"，也就是说通过皮肤、体态可以判断一个人的精气神，那怎样能有个好肤色？我常推荐大家用花草疗法。中医以花草为原料，采用内调、外养的方法，不仅能够使身体健康，而且还能达到美容养颜的效果。

草莓脸：喝点金银花薄荷茶

许多人在青春期，脸上会时不时长出些小疙瘩来，也就是常说的青春痘，有时候鼻子上还伴有黑色粉刺，让人联想到草莓。轻者过一段时间后会自己痊愈，但重者会在长痘的地方留下深浅不一的痕迹。中医主要采用清热祛风、凉血利湿的方法进行调理。

金银花性寒，味甘、微苦，自古被誉为清热解毒的良药，与疏散风热、清利头目、疏肝行气的薄荷一起泡茶饮用，对于痘痘有辅助治疗作用。可取金银花3克、薄荷3克用热水闷泡20分钟，滤渣后饮用。每天早晨、睡前1个小时各饮1杯即可。但寒凉体质者不宜。

黄脸婆：吃点山药白扁豆

《黄帝内经》中说："黄欲如罗裹雄，不欲如黄土"。这是指黄肤色应当像罗帕裹住雄黄的颜色，而不应当是黄土一样的颜色。30岁以后的女性，经常会出现黄土面色，被称为"黄脸婆"。是什么原因导致的呢?

中医认为面黄如土多是由脾虚不运、气血不足、面部失荣或湿邪内蕴所致。所以当出现面目浮肿、皮肤松弛、面色萎黄时，与其怨天尤人，不如买点具有健脾益肾、补精益气作用的山药蒸着吃。白扁豆也有健脾除湿的作用，最推荐的使用方式是煮水喝。对于喜欢吃肉的人，可以在炖肉时配用草果、豆蔻、砂仁等。

关公脸：榨点五汁饮喝

中国民间素来以"红光满面"形容人的气色好，但在中医看来，如果两颧潮红并且有烘热汗出、五心烦热等症状时便是阴虚的表现，多见于更年期女性，平衡阴阳很重要，平时可多吃点梨汁、黄瓜、荸荠。

《温病条辨》里有个五汁饮的方子，对缓解“关公脸”的效果非常不错。可根据个人饮用量，取梨、荸荠、鲜苇根、麦冬和鲜藕备用。择净洗好后一起放入榨汁机榨成汁后和匀凉服。不甚喜凉者，可将此汤炖温后服用。

扁平疣：生薏米泡水喝

扁平疣是一种病毒性皮肤病，最易发在脸、手背等皮肤暴露的部位，还有一定传染性。到美容院用激光打掉后时间久了又会长出新的来。

中医认为人长扁平疣的根本原因是因为身体里有湿毒，所以治疗扁平疣的根本还是要祛湿毒。在临床上我常推荐大家用生薏米泡水喝。

生薏米归脾、胃、肾、肺经，有利水渗湿、健脾、舒筋和清热排脓之功效，并且味道是那种淡淡的甜味，喝起来也比较容易接受。生薏米可药食两用，到药店、超市以及卖五谷杂粮的地方都可以买到。

每天60克，用开水冲泡，根据个人饮水量，可以反复多次冲泡，代茶饮，次日需再更换薏米，坚持喝上1个月，扁平疣便可以消除，皮肤也会比以前光亮。

另外，因为生薏米健脾利湿，而“脾主肌肉四肢”，所以喝薏米水还会让一些人减掉多余脂肪，因“胖人多湿”。

雾霾天巧护肤

冯爱平 | 武汉协和医院皮肤性病科主任医师、教授

雾霾天气，空气中飘浮的颗粒物增多，会对皮肤造成很大的损伤，如出现皮肤过敏、加速皮肤老化等。如何能够减少空气污染对皮肤造成的伤害呢？

养成查询空气质量的习惯

每日关注空气质量和污染指数，看天气预报，根据质量报告调整户外锻炼的地方和时机。另外，还要对周边环境特别是工厂和商业等地域可能的污染物有大概的了解。尽可能地远离污染严重的地方，需步行时尽量避开繁忙车多的街道，少去“吞云吐雾”的场所。

外出要避开中午时段

通常，一天当中温度越高，空气质量就越差。所以，尽量把户外活动安排在早晚进行，避开中午时段由于紫外线和污染物对皮肤带来的损伤。外出时要穿长袖长裤，最好戴上口罩和帽子，甚至戴上墨镜，减少空气污染物和紫外线对皮肤、毛发、眼睛的接触和损伤。外出后的衣服要勤换洗，避免对室内造成二次污染。

皮肤有破损时少外出

雾霾天气，空气中的颗粒物过多，透光程度会降低，到达地面附近的紫外线被削弱，使得漂浮在附近的空气中各种病毒、细菌和真菌不容易被紫外线杀死，这对于体质较差、有皮肤过敏、皮肤破损的人来说，容易引起皮肤毛囊炎、汗斑、单纯疱疹等感染。

使用空气净化设备

既然空气污染没法避免，就要尽可能做到空气的过滤与清新，开车时打开空气过滤装置。有条件的可使用高效空气过滤器，有助于滤去极细悬浮颗粒。还要保持室内干燥，避免发霉物质如真菌孢子飘在空中，被人体吸入而引发过敏。

裸露皮肤勤清洗

雾霾天外出时，空气中的粉尘悬浮物会飘落在脸上和头发上，如果不注意清洁，可能会引起毛孔堵塞和痤疮发生。建议回家后要及洗手、洗脸并冲洗头发，但注意不要过度清洗，避免对皮肤造成二次损伤。冲洗后及时涂上护肤霜，强化皮肤的保湿效果。

多吃新鲜蔬果

饮食上可多吃新鲜水果和蔬菜，如樱桃、红石榴、柚子、葡萄、胡萝卜和柠檬等，减缓衰老的发生。同时还要注意多喝水，多运动，保持大便通畅，有利于促进重金属污染物的排出。如果已经引发了皮肤过敏等疾病，要及时到医院就诊。

趁着春季好美肤

段行武 | 北京中医药大学东直门医院皮肤科主任、主任医师、教授

光泽红润、细腻少皱、富有弹性是健康皮肤的标准。春季不仅与自然界生长之气相应，同时机体新陈代谢也旺盛，皮肤自我修复能力增强，因此是改善和提高皮肤状况的好季节。

光泽红润美颜方：红颜酒、玉肌散

气血是使皮肤光泽红润的主要物质基础，而脾胃是气血生化的源泉，经络是体内运行气血的通道。因此，只有脾胃之气健运，经络通畅，人体气血才能充足，才能被输送到皮肤，皮肤才能红润光泽。

红颜酒：准备核桃仁（去皮）120克，红枣120克，甜杏仁30克，蜂蜜120克，粮食酿制酒适量，先将蜂蜜融开，其余三药捣碎后加入酒中，密闭浸泡，每天摇晃3次，浸泡1个月后每晚饮用少许，有补肾润肺、健脾红颜的作用。

玉肌散：将绿豆粉240克，白附子15克以及滑石、白芷各30克，研成细末，每晚睡前清洁面部后，把粉末均匀地敷在脸上，早晨起床后洗干净即可。具有祛风祛斑、润泽容颜的功效。

细腻少皱美颜方：杏仁百合薏米粥

皮肤细腻，除了需要气血充足外，更重要的还是要保持皮肤内有足够的水分，皮肤表面有适量的皮脂滋润。中医认为，肺主宣发肃降，因此，细腻皮肤的关键是益肺脏、养肺阴。

杏仁百合薏米粥：分别准备甜杏仁15克，百合10克，生薏米100克，大米适量，先

将百合、薏米及大米加水煮开后，加入碾碎成泥的杏仁，并用小火煮烂就可以了。

杏仁能宣降肺气；百合养阴润肺；生薏米上清肺金之热，下利肠胃之湿；和有养胃作用的大米一起煮粥，具有宣降肺气、益肺养阴、细腻皮肤的作用。

保持弹性美颜方：蹄花汤、面部按摩

皮肤弹性降低，皱纹就难以避免，但可以减缓，关键是全身调理与局部养护相结合。要保持皮肤弹性，减少皱纹，不妨试试以下两种简单易行的方法。

喝蹄花汤：将猪蹄切块，焯水后重新加入热水，放入少许的葱、姜和花椒粒，等水开后用小火炖2个小时即可。常吃可增加皮肤的弹性，减少皱纹的产生。

面部按摩：这个方法非常简单易行，长期坚持可起到延缓皮肤衰老，减少皱纹形成，增加皮肤弹性的作用。

首先，用食指、中指、无名指以打圈的方式自下而上地按摩颊部皮肤，然后分别在额头、眼角、鼻唇沟、嘴角皱纹处以舒展皱纹的方式轻轻按摩，舒展的方向与皱纹的方向垂直，最后用手指的指腹轻弹面部皮肤即可。

夏日“战痘”的秘诀

杜长明｜南京市中西医结合医院皮肤科主任
曾兴隆｜台北市书田诊所副院长、皮肤科医师
王元钊｜南京市中西医结合医院肛肠科副主任中医师

在湿黏闷热的季节，女性偶尔露露美肩和美背，清爽又养眼。可是，有些人却因为前胸、后背、手臂冒出痘痘、痘疤而作罢。关于“战痘”的几个秘密，不妨了解一下。

80%的年轻人都会长痘，但真正需要治疗的只有10%，如果痘痘不多的话，不看医生也没关系，但若长得多，最好还是就医，且千万不要自己乱买药来擦。

皮肤上的痘痘、丘疹有时可能是过敏造成的，自己乱涂药可能会改变患处的样子，

影响医生的分辨与治疗。很多人认为长痘痘是因为“上火”，必须“退火”，因此服黄连、喝金银花茶等行为屡见不鲜。这些清热活血、去淤解毒的药方，并不一定适合所有人。乱吃黄连可能导致痘痘变成白色，或色素沉着的暗疮，更不容易消掉。

一忙就长痘，或因免疫力低

很多女孩只要一忙就会长痘痘，门诊最常见的就是在期末考、交报告或毕业前夕的学生狂冒痘。可老早过了青春期，为什么还长痘？可能是免疫力太差了。

有一种和青春痘很像的皮肤状况，即毛囊炎。因为在免疫力降低时，遭到外界病菌的侵袭，发炎反应和青春痘类似，可能会出现化脓、囊肿、局部疼痛等症状。

熬夜、压力、情绪低落都会降低免疫力，让你变得更容易被细菌感染。如果不改变生活作息，毛囊炎很难治疗。

身上痘比脸上痘更难消

你知道吗？身上的痘痘，比脸上的要难消。这是因为毛囊本身的结构处于深层，而身上的皮肤要比脸上的厚得多。特别是背部，血液循环较差，所以，皮肤细胞的修复再生也会比较慢，该处的痘疤也就较难去除。

针对背部的痘痘，中医通常会开一些补气行气、活血化淤的药物，以增加周边血液循环，帮助皮肤细胞再生。如果用药后还是没有很好的效果，医师通常会怀疑感染了其他较少见的菌株。

祛痘疤，至少2个月

“医生，我快结婚了，要穿露背礼服，怎么消背上的痘疤？”皮肤科医师经常受理这类的情况，而且几乎都是紧急任务。

长过痘的人都知道，痘易消，痘疤难褪。的确，人体需要比较长的时间去代谢色素。要祛除痘疤，最好预留2～3个月的治疗时间，想要在几天之内就快速消除痘疤，基本不可能。

要先控制不再长新的痘痘，痘疤可以慢慢淡化，一定要有耐心。很多人旧的痘疤才消，立刻又长出新的痘痘，所以背上看起来总是花花的，感觉好像治疗都没效、前功尽弃。

Tips

很多女性看完电影《致青春》后，不禁感叹自己容颜老去，着急来找护肤品。但养生保健专家提醒，夏季驻颜别忽视了下面两个部位。

“肠青春”才能常青春。女性身体最先衰老的地方是肠道。肠道除了吸收营养，也是毒素和垃圾排出的关键部位。肠道不健康，面容会憔悴，“小腹婆”难免。

驻颜妙招：每周晚餐吃些富含膳食纤维的食物，如燕麦粥。有助于肠道蠕动，缩短食物在肠道的停留时间。必要时可到医院进行专业的肠道“清洗”和中药熏蒸。

从头到脚都要年轻。天气逐渐炎热，女性穿着起花裙霓裳，不少人会选择光脚穿鞋。但脚部皮肤与汗液长期亲密接触，易引起足部疾病，如脚气等，甚至出现皮肤发红、起水疱等症状。同时，脚部受凉也会使抵抗力下降。

驻颜妙招：女性朋友尽量不要光脚穿鞋，应选择吸汗效果好的薄棉袜。尤其是皮肤易过敏者。平时还可以试试按摩太溪穴来保健。该穴位在足内侧，内踝后方与脚跟骨筋腱之间的凹陷处。可每天按摩2次，每次10分钟。长期坚持有滋补肾阴的作用。

皮肤也“愁秋”

赵禹翔 | 白求恩医科大学临床医学专业

“愁秋”的不仅是心情，还有皮肤。干裂、暗黄、脱皮，一入秋，皮肤问题就一箩筐堆起来，解决这些问题，需及早做准备。

干裂：凡士林热敷

很多女性都有经常舔嘴巴的坏习惯，水分蒸发，导致一到秋季嘴唇干裂，甚至害怕打哈欠、张嘴吃饭。

白天，可以涂抹润唇膏，起到保护嘴唇作用，不让双唇太干燥；晚上，可以将纯的凡士林敷在嘴唇上，然后上床睡觉。

如果觉得晚上睡觉敷在嘴上不方便，怕脏了棉被，也可以改为敷在嘴唇上10分钟，让凡士林作为保鲜膜，然后用热毛巾轻柔，10分钟后轻轻擦掉。这样，既能去唇上死皮，又能让嘴唇强韧不干裂，不怕打哈欠了。建议每周敷上2～3次，从根本上加强唇部皮肤的韧性。同时，注意多吃蔬菜，补充维生素，从内因上做好预防。

暗黄：掌握黄金修复期

进入秋季，肌肤代谢力变慢，角质不断囤积，肌肤容易变得暗沉、干燥和粗糙，进而影响护肤品的吸收力。

秋季护肤，可使用温和去角质的化妆水来软化角质，进行调理。同时，要抓住肌肤的黄金修复期。夜间的熟睡期是生长激素分泌、肌肤复活的黄金时期，能帮助蛋白质、DNA合成，女性在夜晚要选用合适的保养品促进皮肤的修护。如20岁以下年轻肌肤可选择保湿类产品；30岁以上着重选择抗氧化与促进血液循环的产品、35岁以上推荐使用具有高效抗老、胶原蛋白修复作用的护肤品。

积极运动，更是护肤不可替代的“保养品”。

脱皮：不只是因为干燥

如果到了秋季出现皮肤脱皮，不能单纯地以为，脱皮只是因为干燥引起的。假如强行补水的话，补过了，也会有可能让你的脸出现更为严重的脱皮，就像是泡澡泡久了也会脱皮一样。

脱皮是什么原因，需要做一个自测：如果沿着发迹开始脱皮，那么可能是皮炎；如果鼻翼两侧脱皮，可能是湿疹；如果皮肤一直持续这种干燥，而且多方位脱皮，最好去医院皮肤科做个检查。

这些地方也长皱纹

舒友廉｜中国中医科学院望京医院皮肤科

女性应该学会做自己的皮肤科医生，这样不仅能在出现问题时对症下药，还可以未雨绸缪，在问题出现之前就用正确的方法，随时狙击皱纹的出现。

臀纹：爬楼梯来去皱

臀部因为基本不曝光，似乎不存在什么皱纹的问题，所以总是被忽视。但臀部肌肉一旦松弛下坠，就是最致命的“皱纹”，将会把完美的“S”形曲线彻底破坏。

对付臀部肌肉松弛与橘皮的产生，关键在于有意识地多运动，多爬楼梯是个不错的办法。也可以将手掌贴在臀部，将臀部往上提，做按摩动作，也可以增强肌肤的弹性，延缓橘皮组织的产生。

肘纹：毛巾来热敷

肘部、膝部的保养很容易被忽视，使它们经常干燥脱皮，毫无光彩。女性朋友需要做好肘部和膝部的保养。

首先将2大匙蜂蜜、1匙柠檬汁和1匙宝宝油搅拌成糊状，将肘部或膝部需要护理的部位用热毛巾敷好，然后将准备好的糊状剂抹在上面，用双手按摩，3分钟后，用热毛巾擦拭干净、喷水，最后抹上润肤霜或营养油，立刻就会感觉肘、膝柔滑了不少。

颈纹：枕头别过软

大多数女人常把工夫花在脸上，而忘记颈部这一重要的细节。其实，颈部肌肤比脸部更为脆嫩，油脂分泌很少。频繁地扭头、摇头，容易使颈部过早出现松弛、干燥和皱纹，尤其是25岁以后那些初期老化的皱纹就会慢慢加深。

预防颈部皱纹，最简单的办法就是自己动手做颈部按摩，不要忘记每天使用颈霜。还应选择合适的枕头。因为柔软的床褥会造成臀部和脊背呈W形下陷，导致颈骨前倾。睡觉时选择稍硬一些的枕头比较科学。

洗出来的干燥性湿疹

杨阳｜武警广东总队医院皮肤科，主任
冯爱平｜武汉协和医院皮肤性病科主任医师

在深圳，接二连三地接诊女性湿疹患者，我颇为不解，为什么这样常年温暖湿润的气候还有如此多的人患干燥性湿疹呢？一位女性患者解答了我的疑问。

上周四的上午，我接诊了一位近40岁的女性，面容美丽，面部皮肤保养得很好。我问她有什么不适，她回答说："这几年不知怎么了，皮肤非常干燥，特别到了冬季，起皮脱屑，身上像涂了一层糨糊，痒得有时夜不能眠，皮肤抓得一条条的血印，一夜下来床单上布满了皮屑，内衣上残留着血迹。我来医院看了很多次，效果都不是很明显。"

我叫她解开衣服给我看看，一看着实吓了一跳，皮肤晦暗干燥，一道道地起皱，有点像蟾蜍的皮，这是典型的完全缺少皮脂的干燥性湿疹。我问她："冬季天天洗澡吗？"听我这么问，她丈夫抢着答道："她就是太爱干净了，每天都洗，洗的时间还很长，我叫她不要洗得这么勤，可她不听。她原来皮肤很好的，都是被她洗坏的……"

我打断他的话："过于经常洗澡确实不好，但不是唯一原因。有些疾病也会引起这种情况，建议你做些检查，如血象、甲状腺、胃幽门螺杆菌和过敏源等。"她说只是5年前患有甲状腺功能亢进，做过碘131放疗等，半年后复查都正常，医生也说没有问题，只是比以前更容易感冒和疲劳。

我跟她解释道："甲亢的患者很多后来都有甲减，要定期检查和吃药的，否则会引起免疫和内分泌功能紊乱，还可能与你现在的皮肤状态有关。"听我这么一说，她赶紧把我开的各种检查单都收好，按我说的去检查了。

检查的结果显示，有明显甲减。看完结果，我对她说："你要赶紧去看内分泌科，做进一步检查，需要补充甲状腺素片等，再不治，你的月经可能也会越来越不正常，白细胞也可能要降低。只有补充到位，才能调动皮肤内的皮脂和汗腺的分泌，你的皮肤才能恢复光泽和生机。注意适当运动，润肤护肤，皮肤还是能恢复到比较好的状态的，你少妇的美丽就会再现了！"一句话逗得他们也笑了。

经过一段时间的调治，她的皮肤完全恢复活力了。我带点调侃地说："你是美女蛇出洞，褪了层皮，脱胎换骨了。不要再频繁清洗了，每天坚持搽润肤霜，穿宽松一点的棉质衣物，避免过度摩擦增加皮肤瘙痒的敏感度。有问题定期过来看看。”

她很满意地离开了。我回想接诊的很多干燥性湿疹病例，在深圳这样大多数时候温暖湿润的地方，人感觉身上不适时总要洗澡，频繁的清洗会破坏皮肤固有的屏障结构，把仅有的一点皮脂也洗掉了，自然在四肢和胸背等处很容易生出干燥性脱脂性湿疹。如果还有像这位少妇那样导致皮肤问题的其他疾病，就会更加严重了。

因此入冬后，要减少洗澡次数，洗的时间尽量缩短，少用肥皂和沐浴露，更不能用太热的水和像北方人一样搓澡，搓澡搓去的并不是很多污垢，而是洗掉身体外层仅有的一点皮脂。

洗后应及时涂润肤保湿霜或橄榄油等，最好每天涂几次，特别是四肢和小腿内侧等少有血供的地方，可以多运动，多按摩。如果皮肤症状还没缓解，就要及时就诊。

Tips

三招缓解“鸡皮疙瘩”

有的女性发现自己手臂上竟然长了“鸡皮疙瘩”，毛孔周围发红，一粒粒的凸起，粗糙且难看。这其实是毛周角化症，是一种常见染色体显性遗传病，无法根治，但平时注意护理就能改善。

定期去角质。“鸡皮”的出现主要是由角质不正常堆积而变厚造成，可适当温和地去角质。每个月使用一至两次去角质的沐浴产品，不可过度。平时洗完澡后也涂抹一些含有维生素A酸、果酸的产品以溶解角质，但怀孕或备孕的女性患者不宜使用。

滋润皮肤。比去角质更重要的是滋润。因为这种皮肤既缺水又缺油，在相应部位涂抹一些滋润皮肤的乳霜，但切记不能用油状或粉状的产品，因为更易堵塞毛孔，使症状加重。

补充维生素。缺乏维生素A会引起全身性的干燥，加剧了毛周角化的症状。患者可补充维生素A和维生素E，或者多吃些胡萝卜素或深海产品，缓解皮肤干燥。

跟“熊猫眼”说“拜拜”

韩雪峰 | 中国医学科学院整形外科医院国贸门诊部主任医师，博士后

在我的门诊中，女性是绝对主力，经常能见到附近工作的女性白领前来就诊咨询。不用等她们开口说话，基本上就可以断定她们的需求——因为很多女士都是瞪着“熊猫眼”来的。

张女士和李女士是同事，趁中午休息，一起来门诊咨询。两人都是典型的“熊猫眼”，且试过了很多方法也没有得到缓解。仔细诊断后，我给出了治疗建议：张女士不用治疗，注意作息规律，保证充足睡眠，并做好眼部卸妆，慢慢就能缓解，而李女士却需要手术治疗。

李女士很纳闷，同样是熊猫眼，为什么一个不用治，一个就得手术呢？原来张女士和李女士的熊猫眼类型完全不一样。

张女士因为经常熬夜加班，夜生活也是生活的小爱好，凌晨两三点睡觉是常事，且外企每天都要化妆。长期的过度疲劳、睡眠不足，再加之平时不注意彻底卸妆，眼部逐渐就迎来了轻微的色素沉着，“熊猫眼”应运而生。

而李女士主要是年龄增长，下睑眶隔、眼轮匝肌和眼部皮肤的松弛造成的黑眼圈。这是临床上比较多见的真性下眼袋，需手术切除。

黑眼圈的产生原因很复杂，只有具体针对不同的原因进行防治才能产生好的效果。最常见的是由于先天性下眼睑皮肤过薄，眼轮匝肌的颜色透现引起的，可通过激光、射频、远红外线等来刺激对应皮肤增厚，胶原新生，达到治疗效果。

有些黑眼圈是原发性疾病造成的，如肾脏功能障碍、黑变病等，只有治疗原发疾病才能改善黑眼圈。还有一些女性由于化妆品过敏，反复炎症刺激留下色素沉着，需要通过激光和外用氨甲环酸、氢醌等美白药物来减轻黑眼圈。

美容术后看看营养科

祁佐良｜中国医学科学院整形外科医院副院长，教授

说到营养门诊，大家可能很难和整形美容联系到一块，其实美容、术后护理、减肥等和营养有很大关系，做美容术后不妨看看营养科。

胶原蛋白补多了会更老

激光嫩肤和隆乳手术成为时下热门的美容项目。做完手术后，也可以通过食补强化效果。像猪蹄、猪皮、甲鱼、鸡爪、鸡翅等都是大家熟知的胶原蛋白含量很高的食品。但一定要注意进补有度。

胶原蛋白食物多半脂肪含量较高，容易产生自由基，加速老化，使皮肤出现黑斑、皱纹。每天进食畜禽肉类50克即可，也就相当于两口肉，并适量进食猪蹄等富含胶原蛋白成分的食物。每周建议吃2～3次鱼类，黄鱼、带鱼、三文鱼和金枪鱼等都可以，可为美胸提供必需蛋白质。

2个核桃等于10毫升油

抽脂不是一劳永逸的，术后更要控制饮食。脂肪细胞的数量在成年后是恒定的，吸脂术是将多余皮下脂肪细胞吸出，减少脂肪细胞数量而达到瘦身的效果。吸脂术后，如果不控制饮食，脂肪细胞的体积会增大，很容易反弹。因此要警惕一些长胖的陷阱。大家对动物油、花生油等看得见的脂肪会控制摄入量，但往往会忽视肉、蛋、奶、坚果等食物中看不见的脂肪，要知道如果吃了15粒花生米或30粒瓜子或两个核桃就相当于一口气喝了10毫升油。

还有的人舍不得浪费，总会有“就这一口饭，吃下去吧”的想法。可别小看这“一口”效应，如果一天少吃一口饭，1年可以减轻约1千克体重。

吃白色食物未必美白

“老板，这里有没有白色的水果啊，我刚做完激光手术，需要吃些白色的食物。”在水果店里，一个女孩这样问道。其实激光术后吃白色食物这个说法是没有根据的。

并非白色的东西就有利于美白，相反，有些深色水果反而会有美白作用，因为其中富含抗氧化物质很多。想要美白的话，应多吃一些含维生素C比较高的食物。还有些激光术后的患者不敢吃酱油、醋等深色食物，这也是不正确的。

因为人体肤色与食物颜色无关，酿造酱油和醋的食物并没有感光能力，色素物质不会转移到皮肤当中，对黑色素细胞的合成并不起作用。

中医让你“面如桃花”

姚兰英｜杭州市医院中医内科主任医师

面色不好，影响美观是小事，反映的健康问题是大事。当人体气血不足时，往往会表现为面色暗沉蜡黄，没有神采。所以，提亮肤色，让您面如桃花的重点就是有效地补血。

血足才能使面色红润、经血正常、精神旺盛。推荐一道滋补气血的花生蜜枣茶，制作方便，对红润面色很有帮助。做法是取红枣100克，花生仁100克，温水泡后放锅中加水适量，小火煮到熟软，再加蜂蜜200克，至汁液黏稠时停火，也可用高压锅煮花生仁、红枣30分钟左右，出锅后加入蜂蜜。

另外，适合内服的中药主要有枸杞子、黄芪、玉竹和白术，可以在炖汤时选择几种加入。另外，黑木耳、桑葚、黑芝麻和核桃仁富含“造血原料”，对提亮面色也有帮助。

女性朋友往往更容易出现面色发黄，这是因为妇女“以血为用”，女性的月经“胎孕”产育以及哺乳等生理特点皆易耗损血液，所以女性机体相对地容易处于血分不足的状态。如果长期气血不足，就会面色发黄黯淡，产生色斑及皮肤水肿松弛，因此补血非常关键。

保养气血的另一个重点是调整心态，有烦心事的时候，不妨抽个时间给脸部做做按摩。

按摩的步骤是：以眉心为基点，向太阳穴方向按摩；接着用中指指腹紧贴鼻沟向下轻轻按摩鼻子两侧，左右两侧各按摩3次；再用中指和无名指的指腹从下唇正中心滑向左右嘴角进行按摩，大约3次；接着以下颚为中心用中指和无名指的指腹，向左右耳方向按摩，大约3次。

护肤是个精细的慢活

黄绿萍丨中国医科院整形医院激光美容中心主任医师

国庆假期刚过，陆陆续续又来了一拨做激光美容手术的女性。与假期来美容美肤的人群的不同在于，她们主要是来治疗晒伤、晒斑的。

一位年近40的黄女士脸颊双侧颧骨区出现了对称性的大片状的色斑，还伴有发红、脱屑，我一边耐心解释，一边尽量给予安慰。

“秋冬季节，干燥的天气能吞掉皮肤的水分，破坏质地和抵抗力，一定要做到防晒、防风加保湿，3个月后再来我这里治疗吧。”

一些患者不明白为什么等3个月。“皮肤经受的创伤并不是很快就能恢复原状的，刚刚晒黑、晒伤的皮肤不适合做激光治疗，需要等到3个月的急性期之后才行。记住，我这里的激光美容只是为你们的美丽锦上添花，皮肤最喜欢的还是长期坚持下来的防护和保养，这是个精细的慢活。”

其实在我的门诊里，最常听到的一句话就是——“我年轻的时候皮肤可好了……”很多前来求诊的女性深深沉湎在过去美好的皮肤回忆中，却恰恰忽略了当下最重要的皮肤防护。

我常和患者打比方，如果我们的身体健康是基石的话，皮肤就是金字塔的最表层了。基石牢靠了，外层想建什么好看的图案都可以，一旦基石不牢，外表的粉饰是无法延续美好的。皮肤的光鲜亮丽最根本得益于数十年如一日的科学规律的生活方式。而我所从事的各类激光美容工作可以帮助皮肤祛除或淡化皮肤表层的色斑。

我自己就曾在35岁那年遭遇过类似的考验。之前总是自恃天生皮肤好，熬夜工作、外出防护不到位是常有的事儿。当我发现自己长出了色斑、细纹，而且皮肤越来越松垮时，除了不停地向家人、朋友抱怨之外，就是盲目地尝试各种激光治疗。但是几个月折腾下来，效果昙花一现。痛定思痛，这才幡然醒悟，作为女人，一定要懂得先养护自己的身体，皮肤才能从根本受益。

之后我逐渐养成了起居有常，饮食有节的生活方式，户外活动时严格做到戴帽子、戴墨镜、打伞、使用防晒霜等护肤习惯，每年做1～2次激光淡斑治疗，1个疗程射频紧肤治疗，坚持这些年下来，皮肤的状况是健康稳定的，有的朋友甚至觉得我的状态比几年前还好。就像秋季是养生的最佳时间一样，此时也是养肤的最佳时间。我们常听到养生专家建议，养生关键在于养心，只有心态好了，才能睡得好、吃得香。有些女性会有悲秋、忧郁、萎靡不振的情绪，这时可以听听舒缓的音乐，适当地运动，如瑜伽、慢跑等，改善心态，日常食用的蔬菜、水果、豆制品、肉类一定要保证新鲜、尽量清淡，这是身体保养最基础的保障。

只有在这样的基础上，每年来做一两次光子嫩肤、一个疗程射频紧肤等美容项目，才能取得更好、更持久的效果。有遗传雀斑的女性做激光祛斑治疗效果是比较好的，每隔一两年进行维护就可以保持稳定的效果了。

苗条而充满活力的好身材

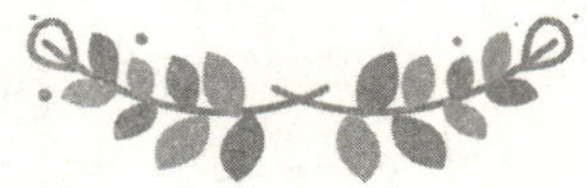

轻松打造完美身材

陈思豆｜国家一级健身指导员

刘欣｜上海体育科学研究所体质研究与健康指导中心主任

看到现在的我，你们一定想象不到，小时候的我体弱多病，因为患有3种先天性呼吸系统疾病，医生都断言我活不过18岁。但自从爱上各种运动之后，就逐渐成为你们眼前这样积极、健康的我。想要完美身材的你，还等什么呢？穿上你喜欢的运动服，跟我一起做运动！

梨形身材多动腿

很多女性朋友，有着纤细的腰肢和细长的手臂，但却腿粗胯大，脂肪主要囤积在臀部及大腿，上身小下身大，状似梨形。因为缺乏运动，长时间保持静坐或者站立的姿势，下半身的赘肉因此也就找上了你。

除了平时饮食中注意低糖少盐，避免水肿外，还要让下半身动起来，这样才是赶走梨形身材最好的锻炼方法。

练练倒立瘦起来。下肢血液循环不好，往往是下半身胖的原因。可以在家人或朋友的帮助下，让全身倒立起来成一条直线，时间控制在10～15分钟就可以了。也可让上半身平躺贴床，把腿抬起来，促进血液逆循环，也能起到瘦腿的效果。

平时在公交车或者地铁上，利用吊环也可进行锻炼。让全身成一条直线，腿部夹紧，就像感觉有一张纸夹在中间一样，不知不觉中就可增加大腿脂肪的消耗。

很多人认为负重蹲起是瘦腿的最佳方法，但若长期缺乏锻炼，贸然进行蹲起运动，对膝盖会有一定的耗损，容易造成损伤。

苹果形身材多动腰

还有一种身材，上半身厚实，腰腹、背部堆积着大量的脂肪，四肢却相对纤细，像苹果一样。苹果型身材的脂肪不仅来自皮下，大多是内脏脂肪堆积在腹腔。长期在饭饱后立刻躺着、坐着就容易形成苹果型身材。

腹部赘肉最难减，但如果减少主食、放慢吃饭速度、配合有针对性的肌肉练习，苹果型身材也能拥有小蛮腰。

仰卧起坐是比较有效的腹部肌肉锻炼方法，但往往很难坚持，不过可通过练呼啦圈进行腹部减肥。每天要持续10～15分钟，时间过短和过长都不合适。转呼啦圈时，要左转与右转相结合，才不至于挤压到内脏。

动力十足的踏板运动，也是不可或缺的好方法。找个约10厘米高的阶梯踏板，双手持哑铃，左腿上板，右腿侧踢上板时，双手向上举过头顶；左腿移到地面后带动右腿离开。如此反复50次，每天做2～4组。

Tips

两个指标测试女性形体美

一个女人到底美不美，评价标准一直是个难题。近日，全国妇联中国家庭文化研究会进行了一份中国城市女性形体健康状况的调查，调查把“体脂率”和“三围”作为判断形体健康的重要标准。

减肥、瘦身就是对形体健康的塑造与管理？其实身体成分才是最重要的指标，也就是身体当中脂肪、肌肉、骨骼等组织所占的比例。其中，脂肪、肌肉这两项成分的比例对人体健康的影响很大，只有保持脂肪和肌肉的合适比例才是真正的形体健康。据相关研究显示，年轻女性脂肪重量占体重的比例，也称为体脂率，约在27%比较合适，而骨骼肌重量占体重的比例在33%左右更为适宜。

一般来说，长期保持科学饮食、适度运动的女性肌肉组织比例较高，体脂率较低，她们的体形看起来也更紧实、更健康、更优美，相反那些主要依靠节食减肥、长期缺乏运动的女性，虽然体重正常，但往往体脂率很高，体形看起来也会显得更臃肿。建议大家通过专门测量体脂率的仪器，准确测定出自己的身体成分。

另外，身体的围度也是形体美的一个标准，其中胸围、腰围、臀围是最常见的指标。女性拥有和身高相匹配的围度，可以给人以身材匀称的美感。相关数据显示，女性较为合适的胸围指数（胸围/身高×100%）为51%，腰围指数（腰围/身高×100%）为44%，臀围指数（臀围/身高×100%）为56%。

而这次调查中只有34.8%的被访女性对自己的三围有所了解，许多女性随着年龄的增长，平时不注意保养和锻炼，以致“柳条细腰”变成了“水桶腰”，因不愿意穿戴胸罩等原因引起乳房下垂等形体健康问题，建议大家通过科学饮食、合理锻炼保持适当的肌肉、控制多余的脂肪之外，还可以配合恰当的塑身美体内衣，塑造挺拔直立、紧实流畅的健康、匀称的理想体形。

减肥远离汤、糖、躺、烫

王兴国｜大连市中心医院营养科主任医师

控制体重不发胖，不仅是为了好看，更重要的是健康、少生病。不想变胖的朋友们，日常生活中应远离“汤、糖、躺、烫”。

汤：这里指的不是那种专门制作的汤，比如西红柿鸡蛋汤，而是指炒菜或炖肉中的菜汤或肉汤，一些人喜欢用这样的“汤”来泡米饭吃，往往因含有大量的油，能量较多，吃多了容易让人发胖。建议大家，做菜或炖肉剩下的汤最好不要泡饭吃，为了健康，还是扔了吧。

糖：就不用说了，因为甜食（糖）好吃，所以很容易吃多，而且糖比粮食中的淀粉更容易转化成脂肪。因此，吃多了也容易发胖。

控制甜食的最好方法就是少吃零食，喜欢吃零食的朋友，不妨多选择热量小的水果，如苹果、梨等。

躺：指的是爱躺着，运动少，这当然容易导致发胖了。《中国居民膳食指南》里倡导，每天应至少走6000步。建议大家佩戴计步器，可督促自己多运动。运动少，不仅易导致体型变胖，还容易引起高血压、高脂血症等多种慢性病。

烫：指的是麻辣烫，吃过麻辣烫的人都知道，因为又辣又烫，食欲大开，不知不觉就吃了很多食物（包括肉类、蛋类、豆制品等），所以也容易发胖。生活中，偶尔吃一次麻辣烫还可以，天天吃就不好了。

需要提醒的是，虽然“汤、糖、躺、烫”容易让人发胖，但并不是一点都不能碰，关键还是看量。即使是有助于减肥的蔬菜或水果，吃得太多，能量高了，也会发胖的。

记住12306不为抢票为瘦身

魏斌丨中国国家健身健美队教练

春运了，抢票了！有个号码太熟悉了，对，12306。不过记住这个号码不仅可以抢票，对于想减肥的人来说，还能瘦身呢！

12小时后脂肪才燃烧

运动燃烧脂肪，并不是一边运动，脂肪就一边开始燃烧了。通常脂肪燃烧都在运动后的12个小时。所谓“燃脂”，是点燃脂肪之后再燃烧，就像用壶煮水一样，煮热脂肪也有个“加热”的过程。运动的过程就是点燃和加热的过程，所以，脂肪的燃烧大多是在运动后的12～24个小时内，燃烧10～150个卡路里。如果很多人运动之后又大量地进食，就会功亏一篑。所以，要记住，瘦身减肥是在锻炼之后的一段时间里身体消耗的卡路里。

每次需持续30分钟

要想通过运动瘦身，除了要保持每周的次数，也要保证每次运动的持久性。运动要燃烧脂肪，必须在有氧条件下进行，所以有氧运动才是减肥的不错选择，不过要是持续的时间不够，往往达不到减肥效果，最多算个“快餐运动”，活动活动肢体而已。所以这就要求瘦身运动时一定要连续并且持久，不能做做停停，建议想瘦身的人们，每次有氧运动的持续时间最好是在30分钟以上，这样才能有足够的时间来消耗体内的热量，给脂肪燃烧加温。不过也不要过度运动，一般有氧运动最长45分钟即可。

6个部位的“燃烧法”

如果是一身的肥肉，从哪开始减起呢？别着急，除了全身运动，我们需要各个击破。

要减大腿的话，我们可以做一些徒手下蹲练习，如果想增强效果，两只手可以各握一瓶矿泉水，这个动作对于燃烧大腿脂肪是非常好的。大腿瘦，小腿也要跟着瘦，那就做提重训练，也就是我们很熟悉的“抬脚跟”了，双脚跟需要同时提起放下，所以做这个动作，找个牢固的支撑物是前提，比如饭桌、沙发。

要瘦腰的话可以学做仰卧飞鸟，比如趴在地毯上或床上，双手背在背后，然后脚和头部两头同时向上翘起。瘦腹部的话也可以参照这个动作，只不过这时候是仰卧躺下，照样是两头起，然后腹部用劲。

想要瘦臀，我推荐做跪撑后摆腿这个动作，做起来也很简单。双手撑地，单脚跪着，然后两脚轮换着做屈伸后摆的练习，这时候臀部收紧就可以了。

至于瘦手臂，这个动作就更简单了，家里都有带把手的椅子，背对着椅子，做手臂屈伸的动作就行。

减肥极限，每周1千克

田栓磊丨天津中医药大学
陈伟丨北京协和医院肠外肠内营养科副教授

常在网上看到一些帖子，说1天可以减1千克或者1周可以减5千克等。诸如此类夸张的说法，层出不穷。人真的可以1周减5千克而不伤害健康吗？

我们知道，1克脂肪能产生约37.56千焦能量，1千克脂肪就能产生37560千焦的能量。如果以一个体重60千克的轻体力劳动者或脑力劳动者为例，1天需要消耗7512～8347千焦能量，1周最多消耗58427千焦能量，相当于燃烧了1555克脂肪。也就是说，一个脑力劳动者或轻体力劳动者1周什么都不吃，工作照干也最多只能减1555克脂肪而已。

以上只是一种理想状态罢了，而事实上，如果一个人每天摄入的热量少于3339千焦时，就会代谢降低，严重危害健康。因此一个人最少每天要摄入含有不低于3339千焦热量的食物。假设上面的那个人1天摄入3339千焦的热量，身体消耗8347千焦，那么这个人1周需燃烧自身脂肪产生（8347-3339）×7=35056千焦的热量，相当于燃烧不到933克脂肪。因此，1个人每周减肥的极限是933克。

从上面的分析不难看出，要减5千克脂肪就是要人体少摄入或多消耗187800千焦热量，相当于让人不吃不喝照样工作23天，这是不符合现实的。另外，需要明确的一点是，减肥减的是脂肪，靠减水分来减轻体重只是自欺欺人，多喝点水就又补回来，没有任何意义。

因此，靠吃某种特定的食物1周减肥5千克的减肥方法，无论是吃番茄、黄瓜还是喝减肥茶，都只有两种可能，要么减的是水分，要么就纯属忽悠！

Tips

为啥吃得少还长胖

很多胖人都抱怨自己吃得很少却还是长胖。其实，减肥餐的关键不是控制食物体积，而是控制能量摄入。

比如同样质量的食物，有的品种体积小却能量高，比如巧克力、奶油蛋糕、五花肉等，有的则体积大却能量低，比如冬瓜、黄瓜、大白菜等蔬菜。减肥者应该尽量选择能量密度低的食物，避免进食那些能量密度高的食物，因为没吃两口能量就很多，胃里空空的就不停吃。

曾经有个女性患者，晚餐只吃了一个芝麻烧饼，搭配一杯速溶咖啡，看着挺少，但我却要说她吃多了。这是因为，1个芝麻烧饼能量约2636千焦，1杯速溶咖啡能量约251千焦，晚餐总能量2887千焦，与每人1255～1506千焦的晚餐能量推荐值相比，显然吃太多了。

而如果把晚餐改为馒头50克（464千焦）、小米粥1小碗（226千焦）、酱牛肉25克（259千焦）、拌海带丝50克（84千焦）、红烧冬瓜200克（285千焦），合计共1318千焦，不但吃得丰富，而且摄入的能量也不高。

和虚胖说“拜拜”

“五月不减肥，六月徒伤悲”。可是试过各种减肥方法，就是不管用，或者好不容易减下去，很快又反弹了。其实从中医角度看，多是病理因素造成的“虚性肥胖”——吃得少、劳动多、劳心多、睡得少。

胃肠弱——小心喝水也会胖

表现：胃口差、吃不下、大便不通或进食后没过多久就想上厕所、易腹泻，一喝完水很快就想排便或排尿，便形较软。肚脐至小腹间的皮肤温度无论何时都低于其他部位，体白且水肿，皮肤坚实，如气球灌水状。平日爱喝热汤或冰品冷饮。

病因：这属于肠胃阳气不足，须特别强化肠胃功能。患者喜欢喝的热汤，含盐分高，属高渗透压的液体，容易滞留体内，使阴气弱而无法推动脾胃运化水分，更易水肿发胖。

对策：拯救水肿型肥胖，首要戒喝咸汤。可改为饭后喝汤，一餐不能喝超过一碗（八分满），最好饭后只喝半碗汤，甚至只以纯温开水代替咸汤，减少盐分摄取。而肚腹虚冷的人更应忌冰品、凉水。

另外，市面上针对排除宿便减肥的产品大部分主打大黄、芦荟、荷叶等寒凉性成分，对于肠胃虚弱的宿便患者，初期也许有效，排出大量水便，但长期而言帮助不多。

“过劳肥”——胖得最冤枉

表现：年过40，外形白胖，赘肉松软，时常劳力劳心；走路或爬楼梯易喘、易流汗，时常胸闷、头晕；吃得少，甚至时常忙到吃不下，但体重却不减反增；愈到傍晚，双腿水肿度愈大。这属于标准的“过劳肥”类型。

病因：心肺功能主控全身气机推动，进而影响全身血与水的代谢，一旦中气不足，末梢循环不好，易在体内堆积代谢废物，旧的代谢物排不出去，新的代谢废物持续产生，因此体内累积了一堆没倒的“垃圾”，因此赘肉、水肿，代谢免疫病、心血管疾病伴随而生。

对策：调理“过劳肥”，着重“强心气”，帮助患者身体自动代谢废物，让体内的垃圾借由大小二便与汗液排出体外。

常用方剂有炙甘草汤加减方：可选用牛蒡15克、炙甘草15克、麦门冬15克、五味子10克、桂枝10克，用1200～1500毫升的水量煮茶30分钟，代替日常水分摄取。

气血虚——月经不顺伴水肿

表现：明显的水肿发胖外，还怕冷，又嗜吃冷饮、腰膝酸软、夜间频尿、没走几步就开始喘，伴随耳鸣、头晕目眩。还易有月经异常、痛经等问题。

病因：气血虚导致了女性的激素分泌不够，从而影响了正常的经期。血不利则为水。女性若是月经不顺，经血不能排干净，身体容易堆积水分，造成局部发胖、水肿。

对策：其首要之务是调理月经，而非先减肥。一旦月经周期与经血量恢复正常，肝肾气血充足，则会自然瘦下来。除了中药调理，还可通过一些埋线、耳针、腹部针灸的方法来调理，身体逐渐能随着月经调理妥当而瘦下来。

不过选择温灸法更佳，通过温灸膻中穴、中脘穴、神阙穴、气海穴能培补元气。

感冒后遗症——慢性炎症致“发福”

表现：白领们是否在感冒后发现自己“发福”了？看起来虚胖的外形，易流汗，还多了怕冷却又觉得体内热盛的特征（寒包火）：不吹空调时觉得闷热不舒服，开空调后又变得手脚冰冷、畏寒。

病因：感冒没真正治疗好，就继续加班工作、消耗体力，留下潜伏的病毒（邪热）藏在深处，悄悄地让五脏六腑处于一种慢性炎症的状态。

对策：最常用的治疗方剂就是桂枝汤加减方（含桂枝、白芍、甘草、红枣）配合玉屏风散加减方（含黄芪、防风、茯苓、泽泻），可一面改善怕冷又怕热的体质，另外还能处理虚胖的问题。而下次感冒后，切忌过于自信，一定要保证足够的休息。

女人40塑形时

冯晓露｜中国健美协会一级健身指导员

中年女性，心中有孩子、有老人，却很容易忽略自己。现在不妨动动手，量一量自己的腰围，够一够自己的脚尖，给自己的体质健康做个诊断吧！

体形：关注体重指数和腰臀比

体重指数不超过23

体重指数（BMI）是体重与身高平方的比值，是一种评价人体总体肥胖程度的指标。世界卫生组织对亚太地区人口的肥胖程度指标划分是：BMI≥23千克/米^{2}为超重，BMI≥25为肥胖。

中年女性由于多种因素的影响比较容易“发福”，因此进入40岁以后应该更加注意科学、合理的运动方式。一般来说，女性的赘肉较多集中在臀部和腿部，每天坚持进行30分钟左右的健步走、慢跑、跳绳、骑自行车等有氧运动，不仅能有效控制体脂，而且对于中年女性增强心肺功能、延缓衰老都有显著的效果。

腰臀比不超过0.8

腰臀比（WHR）就是腰围与臀围的比值，是反映人体脂肪分布的重要指标。一般来说中年女性腰臀比的合理比值是0.75～0.80，WHR越高即表明腰腹部脂肪堆积越多。瑞典医学家一项研究显示，腰臀比越高发生心脏病猝死的概率就越大。

要想控制良好的腰臀比，除了一般性的有氧运动，还要注意针对性的局部锻炼。仰卧起坐、原地转体、呼啦圈等都是较好的腰腹减脂方法。对于中年女性来说，每天可以做30～50个仰卧起坐，分2～3组练习。仰卧起坐不仅对腰腹塑形有良好的效果，还可以刺激腹股沟血管，加快血液流动从而治疗和缓解妇科疾病。

原地转体时两脚开立稍比肩宽，可以手举哑铃等重物，对减去腰腹两侧赘肉有很好的效果。中年女性在做呼啦圈运动时要选择材质较轻、尺寸较小的呼啦圈，以免对腰腹脏器和脊椎产生较大冲击而造成危害。

平衡：闭眼单脚站立5秒以上

良好的平衡能力是女性优美步态、良好气质的重要生理基础。闭眼单脚站立是反映40岁以上成年女性平衡能力的常用指标，对于一个身体状态良好的中年女性，闭眼单脚站立的时间至少要达到5秒以上。

平衡能力的训练很简单，闲暇时有意识地闭眼单脚站立，尽可能控制较长时间，两脚交替即可。另外，倒走对于改善中老年人平衡能力有良好的效果。但是锻炼时要尽可能选择平坦运动场或道路，避开安全隐患。

柔韧：弯腰双手可着地

和男性相比，柔韧性在女性健身中扮演着更加重要的角色，很多健身项目都需要良好的柔韧基础。良好的柔韧性对于女性的意义不仅是促进关节灵敏、防止运动损伤，而且还能矫正身形，塑造完美身姿。

除了传统的振、压、拉伸等练习方法外，舞蹈、瑜伽、普拉提等健身项目都是女性改善柔韧性的有效方法。对于中年女性，在柔韧性练习之前尤其要注意做好充足的准备活动，至少要在身体稍出汗后方可练习，以防损伤。

Tips

中年女性健身要注意

中年女性在健身中要注意有氧运动与力量练习的结合。力量练习需要小负荷、多次数，可以针对性地燃烧人体局部脂肪、塑造优美曲线。同时，适宜的力量训练对于防治中老年骨质疏松症也有良好效果。

形体训练从颈部开始

马妮 | 北京奥运会礼仪形体培训大师

我有一位朋友不到30岁，有一次见到她时，她刚在美发厅做了头发，发型很精致也很新潮，蓬蓬松松的，上面还点缀了一些亮晶晶的东西，很引人注目。

我问她："做这个头发要多少钱？"

"268。"

"这么贵？"

"这是优惠价呢，我们单位好几个人一块儿去做的。怎么样，好看吗？"

"发型做得不错，很讲究，但从整体上看并没有显示出你的美。因为你颈部错位，头向前探着，而你把头发做得这么蓬松，又撒上亮晶晶的东西，只能突出了你这个形体毛病。再一点，你个头不大，这个发型使你的头部和整个身体的比例显得不太协调，看上去像是硬扣在你头上的。所以我建议你试试别的样子。"

虽然我的话会让她伤心，但我不能违心地去赞美她。"不过，你要是把颈部错位的毛病克服掉，那美就更自然了。"

颈部最能体现一位女性的气质，形体训练要从颈部开始。而颈部错位，是很常见的一种现象。颈部一错位，头向前伸或者脖子"向下坐"，导致过早地出现重下巴，颈部出现皱褶，两腮与脖子之间生出"肉团"。外部看着不美，内里还会导致颈椎病。

颈部错位导致的问题会影响胸椎，胸椎很自然地响应颈部错位的号召，胸部就挺不起来了。胸部挺不起来，使得本来应该丰满的前胸没有丰满起来，乳房平塌下垂，后背反而"肉墩墩"的。

这样，我们女性的气质就受到了很大的影响。

颈椎、胸椎的错误状态，必然影响腰椎挺不起来。这样，就为腰带以上、胸罩以下就会堆积多余脂肪；尾椎也不能幸免，大腿脂肪也不可避免会堆积。

这样一来，女人的优雅全没了。

要做到形体美，就要从颈部开始，颈椎向上牵引，就像天鹅颈般挺起，同时也就引导胸椎、腰椎、尾椎都处在一个正确的状态，这样，想胖起来都难，气质美女也就修炼成了。

很多女人坐错了、走错了、睡错了

蔡佩茹 | 瑜伽教练

从小，我就是个好动的小孩，求学选择在舞蹈班就读，工作后，就当了瑜伽教练。现在的女性因为久坐、不运动等原因，挺拔的身姿并不多见。越舒服的姿势，越可能是伤害身体的最大原因。仔细观察，会发现很多女性都坐错了、走错了、睡错了。

坐错了：二郎腿斜靠椅

长时间久坐，会挤压腹腔的内脏，影响血液流动，导致肠胃蠕动变慢，进而产生便秘等消化系统的问题。如果坐的姿势不对，像喜欢跷二郎腿，会让骨盆旋转，整个内脏挤压变形；或是让身体歪斜地靠在椅子上，也会造成腹部肌肉松垮，整个形态也就慢慢变形了。

正确的坐姿：保证手肘关节、膝盖要呈90度弯曲，同时背后垫个抱枕来支撑腰椎。

走错了：太放松易驼背

走路时越放松，越容易出现错误姿势而造成身体不平衡。像长期这样松松垮垮地走路，就会导致臀部下垂、弯腰驼背、体态松散，而这些不良姿势，也会过度挤压腰腹部的肌群，让小肚腩悄悄上身。

正确的走姿：走路的时候抬头挺胸，背部挺直，肩膀放松，脚跟先着地，如同是在一条直线上行走，这样才是正确的行走姿势。同时，经常背包的女士，包包要常常换肩背，让两边的施力平衡。

睡错了：缩成一团难放松

睡觉时习惯侧卧，喜欢身体卷成毛毛虫形状吗？如果白天姿势已经不正确，到了夜晚仍旧把身体缩成一团，长期下来，不但无法拥有良好睡眠，还会越睡越累，醒来时感觉全身酸痛。

正确的睡姿：平躺在床上，身体呈现大字形的仰卧姿，才能维持颈椎及脊骨的正常弧度，这也是对人体最好的姿势。

支一招：想象头顶一条线，帮你提拉向上

人体的大脑有记忆动作模式的功能，当我们在日常生活中，不断地重复同样的姿势时，大脑便会储存，久而久之，就容易产生错误的姿势，进而影响体态的美观。如果想拥有完美体态，可以在走路、站立甚至做家事、打电脑时，想象自己站着，心情放松，试着将腹部微收、臀部微夹，就像穿着一件有点紧的裤子，或想象头顶有一条线，轻轻将身体向上提起，这样一来，腹部就会收紧并往上提拉了。

长期这样练习，慢慢你就会发现，不仅整个人显得有气质了，腰酸背痛、消化不良、便秘以及女性妇科的问题也都得到了缓解。

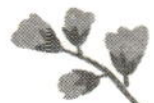

“鸭子坐”最有女人味

胡懿郃 | 中南大学湘雅医院骨科主任医师

最近网络上又兴起了一道有趣的议题，最有女人味的坐姿是什么？经过网友们热烈的讨论，最终得出的结论是——“鸭子坐”。

所谓的“鸭子坐”，顾名思义，就是和可爱的小鸭子的坐姿类似，将小腿和脚掌并在大腿外侧，臀部完全贴地。之所以被“提名”为最有女人味的坐姿，是由于“鸭子坐”最需要女性特有的腿部柔韧性来支持完成整体坐姿，不仅男性由于骨盆结构几乎无法做到，甚至有些女性因为膝关节和胯关节柔韧性不够也无法坐出优雅、柔美的女人味来。

网络热议的过程中，有些男同胞们不畏困难，大胆尝试，竟然也成功塑造了鸭子坐姿势，并指出其实这就是瑜伽中锻炼大腿内、外侧柔韧性的经典姿势——臀部着地、两腿尽量贴地并拢、身体最大限度后倾，坐下。

经过不懈的努力，有些男同胞的确是做到了，但其实大多数人只能模仿个样子，最困难的地方在于臀部无法贴地，而且按照“鸭子坐”姿势一坐下来，大腿内外侧的韧带会陡然产生快坐裂的感觉。

如果“鸭子坐”的坐姿对你来说真的不容易做到，不用着急，建议尝试这样的练习——膝关节的柔韧主要是发展腿部前面肌群的伸展性，而胯关节的柔韧主要是发展前后、左右开胯的能力，只是人体柔韧性锻炼是欲速则不达的，它可是个精细的慢功夫。

首先要做好充分的准备活动。在练习之前应先进行跑步或跳绳等热身运动，等身体发热到一定程度后再进行柔韧练习。在柔韧练习过程中，建议多做动力拉伸练习，比如手扶肋木做前、后摆腿练习，抬高重心，提大腿，小腿放松，或者手扶肋木做左、右摆腿练习，抬高重心，直腿勾脚尖，或者原地或行进间做交叉步转髋练习，保持上身正直。

另外，原地分腿跳、触胸跳、前后弓箭步跳、背弓跳等，或者像屈膝、压腿、踢腿、摆腿、劈腿等动作都建议经常练习。

同时，在练习过程中，应该尝试变换各种方式锻炼，也就是说，应该将各种锻炼姿势适当地结合起来锻炼，这样能使腿部柔韧性得到全面发展。

其中，我觉得踢腿与压腿同时并进也是个很不错的方法，在压完腿后进行正踢腿、侧踢腿、斜踢腿、里合腿、外摆腿练习，可以大大地提高腿部柔韧度。

需要注意的是，柔韧练习做到什么程度是因人而异的，一旦发现自己无法完成一些拉伸动作时，可以让同伴或教练对你进行一些适当的帮助，即施压，但一定要量力而行，切忌强迫身体过分勉强完成动作，以免造成韧带、肌肉的拉伤。

如果你也想像可爱的小鸭子一样坐出自己的女人味来，那就从现在开始全身心地投入练习吧，贵在持之以恒，每天坚持训练，每天哪怕10～15分钟也要压一压，千万不要为自己找“不练”的借口！

延伸阅读

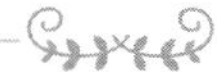

我的美丽健身招

范志红 | 中国农业大学食品学院营养与安全系副教授

惊醒：脂肪超标身材走形

我从小就被人说成“瘦小”。毕业后，体重一直是50千克多一点，从未把自己和胖人联系起来。然而，到35岁时，突然发现自己的身材已经走形。腰上有了“游泳圈”，上臂松软，臀部下垂，不穿紧身裤都能看出来；走路都嫌累，睡眠质量下降，照镜子看真的像个中年妇女了……

蓦然惊醒，才意识到自己脂肪比例已经超标。测定结果是27.5%，超过了本年龄的合理范围，何况我还是个小骨架的人。

于是痛定思痛，决定运动减肥。每周跑步5次，从400米都跑不动到连续跑3000米也很轻松，只过了3个月，我就回到了25岁的体能。而我的身体，也完全逆转了衰老的趋势。“游泳圈”不见了，臀线重新出现，脸部变得紧致，整个人的线条都回到了青春岁月。如果跑步都不觉得累，走路就更不在话下，轻盈得想跳起来。身边开始有人问：你体形真好，练过舞蹈么？

人的衰老不可避免，但能通过运动来大大延缓。人过三十，身体状况如同逆水行舟，不进则退。积极运动，就可以让我们尽量把松弛的状态推得远一些，而且一般的运动量根本不可能产生大肌肉块，哪怕是每日做30个俯卧撑，也完全不必恐惧变成“肌肉女”。

清醒：紧致必要，肌肉重要

或许，很多爱美的女士对于健康和活力并不在乎，但是，下面这个问题你不能不在乎——饥饿减肥会让身体变得更加松弛。皮肤和皮下脂肪，是靠肌肉“撑”住的。充实的肌肉，加薄薄一层皮下脂肪，让女性显得线条柔美而流畅，充满美感。肌肉充实的女人，即便皮下脂肪较多，比如跳肚皮舞的演员，腹部微微凸起，但身体丰满而紧致，呈现美丽迷人的女性曲线。

如果没有了肌肉的支持呢？皮肤和皮下脂肪就会松松地挂在骨头上，出现“上臂自带蝴蝶袖”“腰部围个游泳圈”“胸罩勒出大深沟”等“肥而松”的悲催状态。

肌肉的比重明显高于脂肪。如果一个人脂肪含量下降3公斤，肌肉比例上升3公斤，会发生什么样的事情呢？结果是体重保持不变，但比重大了，体积小了，于是人看起来就瘦了。这种减肥成果，是无法用体重秤称出来的。很多女士在开始运动之后，都会发生这样的比重改变。她们发现自己腰围小了，看起来瘦了，但是因为体重计上没有反映出成果，便立刻受到打击，放弃了运动，结果又重新回到“肥而松”的状态当中。

其实，减肥不就是为了美丽和活力吗？不管称出来是多少斤，只要看起来紧致苗条，不就达到目标了吗？

适度的肌肉是美丽的，它帮我们保持紧致的状态。而最令人开心的一点是，不分年龄大小，只要我们努力健身了，肌肉比例就能明显上升，身体线条就能明显改善。运动还能把我们体形变得更为协调，比如下身发达的女子，可以通过有氧运动整体减脂，配合上身肌肉锻炼增肌，来逐渐接近完美的沙漏形体型。

在浴室里，看一个25岁的女子，再看一个45岁的女子。后者如果保养得当，也可以体重正常。但是，仔细看看脸颊、腰腹、臀部、四肢，就会发现两个人的身体紧致程度有天壤之别。年龄增长之后，“松垮”日益成为身体各个部位的主旋律。所以30岁之后的女子绝对不能走上饥饿减肥这条加快衰老的歧途。为了保持体形，更要加倍努力，通过运动来维持身体的紧致状态，体重的斤数反而不那么重要了。

警醒：四周不动都能看到

我的体会是：一周不动，自己知道；两周不动，家人知道；四周不动，所有人都能看到自己体形的退步，活力的减退。

总是有人问我：运动停止之后，不是会反弹吗？我说：是的。运动绝非短期行为，它是需要坚持一生的良好生活习惯，就像健康饮食一样重要。随着年龄增长，保持体形所需的运动时间甚至要更长，才能达到同样的效果。但是，如果你真的爱自己，如果真的在意自己的美丽体形，为什么不可以把运动坚持一生呢？如果能够做到，我们就可以创造奇迹，让自己一生都保持紧致和活力。爱美的女人们，自己先运动起来，先紧致起来，让别人“羡慕、嫉妒、恨”去吧！

Chapter 7

爱自己，世界都会来爱你

做女人，但不做完美女人

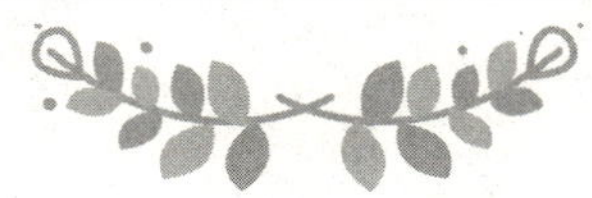

减肥先从心理开始

韩海英 | 中科院心理所博士后

“三月不减肥，四月徒伤悲”，春暖花开，减肥让很多人颇感焦虑，明明吃得不多但“喝凉水都会胖”，即使偶尔减肥成功，很快又会“反弹”回来了。

其实，有些胖子和性格、心理有一定关系，减肥先要找准源头。

猫头鹰性格易多吃夜宵

猫头鹰性格的人认真、负责、规范、精益求精，这些是其优点，因此会有些轻微的强迫症状，越到晚上越想精力充沛地干活，或者即使困倦也强迫自己不睡。这样导致夜间饥肠辘辘而食欲大增，高热量的食物变成夜宵的首选，增重也会成为必然的结果，但是强迫症的人往往意识不到这点，因而减肥较为困难。

除了避免晚睡，同时也要纠正对事物过分精益求精，能够让自己的紧绷的神经松弛下来而避免出现强迫行为。

完美主义苛求体重易反弹

有些完美主义的女性会对自己的体重和体型要求极高，甚至达到苛刻的程度。

严格的饮食就会成为这些体重完美主义者惩罚自己最好的方式，比如可能多吃了几口，就会马上在吃东西的时候严格计算热量，甚至还要加上过量的运动。但这种惩罚会有负面作用，饮食上的失调，反复不均衡，会造成内分泌失调，反而增加了对食物的渴求，因此，暴饮暴食和过度节食会反复上演。

因此，完美主义者要学习接纳自己的不完美，特别在体重方面。学会多欣赏自己身体的其他部分，并赞美自己内在的品质，从而最大化减少对体重的关注，也就自然减轻对自己的惩罚，而使饮食和内分泌均衡，使体重维持在正常水平。

乐善好施会通过进食抒怀

助人为乐的人和热心肠的人，感情丰富，往往想尽量展示大方热心的一面，但会压抑自身的需求，负性能量无法释放，吃就会成为首选的抒怀途径。因此，乐善好施者也是容易发胖的人群。

对于这样个性的人，不要过度掩饰自己的不快，接受自己情感和内心脆弱的一面，也要尝试接受当自己脆弱的时候别人对自己给予的帮助。而如果感到内心负能量过多而急于吃东西时，可以尝试用其他的方式进行排解，如慢跑、打球等。

别让自己太累了

褚熙｜首都医科大学宣武医院体检中心副主任

疲劳不是什么新鲜词，平时身边常常有人抱怨“好累呀”。在医学上，我们将疲劳定义为器官或机体过度劳动导致的症状，表现为人体生理心理功能的减退和周身出现不适感。可别小瞧它，经常感觉累的话，其实对生活和工作的各个方面都有很大影响。

对于健康人来说，劳累后身体感觉疲劳是正常现象，通常休息后可以恢复。但累可不仅仅限于身体的疲劳感，大脑也会感觉“累”，用脑过度可能会有脑力性疲劳，表现为头晕眼花、四肢乏力、记忆力下降和反应迟钝等症状。还有些人看起来在工作中总是缺乏激情、与人相处时心胸狭窄、情绪低落等，这也可能是“累”的一种，属于心理性疲劳，大多与人际关系相关，也和身体疲劳有关。

“累”爱沾上中年女性

通常来说，疲劳可以被分成三个阶段：急性疲劳、慢性疲劳和过度疲劳。我们在生活中比较多见的是慢性疲劳。要提醒大家，如果疲劳的感觉持续存在两周以上，经过休息和充足的睡眠后仍不能解除，而且未发现引起疲劳的疾病的话就是慢性疲劳了。而慢性疲劳持续存在（超过6个月）并出现低热（或自觉发热）、咽喉痛、肌痛、关节痛、头痛、注意力不易集中、记忆力下降、睡眠障碍和抑郁等非特异性表现时就可以被诊断为慢性疲劳综合征（CFS），这时身体就处于亚健康状态了。

北京市曾经在门诊患者中进行过一项调查发现，CFS在城市新兴行业人群中的发病率为10%～20%，在某些行业中则高达50%，比如长期面对激烈竞争、心理负担巨大的管理者；事业心强、工作繁忙的脑力劳动者；长期超负荷工作的体力劳动者等。CFS的高发年龄一般在30～50岁，而且女性患病率高于男性，也就是说它比较偏爱中年女性。在西方国家CFS也是人们到医院就诊的五大原因之一。

“累”起来像多米诺骨牌

大家都知道那种推倒一块牌带倒一大片的多米诺骨牌吧，导致慢性疲劳的原因也像多米诺骨牌一样，一个因素可能会诱发一连串的反应。

工作负荷重、精神压力大是引起慢性疲劳的重要原因，但绝不是唯一的原因。营养失衡、环境污染、病毒感染、内分泌失调、代谢紊乱、肠道菌群失调和基因背景等也是不容忽视的。这些因素可能会相互作用、相互影响、互为加重。比如情绪紧张导致睡眠困难，长期的睡眠困难又可引起免疫功能下降，免疫功能下降引起肠道感染，继而引起营养物质的吸收减少，反过来营养不良又引起免疫功能下降、抗病能力降低、容易受到病毒感染。

慢性疲劳的诱因如果持续存在（如长期紧张的脑力活动、强烈的体力活动或睡眠不足等）就可能发展为过度疲劳，它不仅会导致机体各器官功能的严重紊乱，还会使机体出现一些应激性改变，比如肾上腺皮质的功能减退导致免疫功能下降，胃黏膜出血等，也就是人们常说的“积劳成疾”。

“累”其实是保护信号

当环境不舒服或是心情不好时，人们会特别容易感觉到累。这是因为疲劳具有明显的情境特异性，也就是说它很容易受到环境和情绪的影响。人在闷热、潮湿、长时间懒惰、精神压力、情绪低落时会感觉到身体特别累，而处于凉爽、舒适、愉快时则可以减轻。

每个人都有不同疲劳阶段的体验，其实就疲劳本身来说，它也是机体的一种保护性信号，提醒人们应该适当地休息和调整。所以在生活中，大家应该关注疲劳状态，从而调整生活方式和生活节奏。日常工作和生活中要保证睡眠的时间和质量，劳逸结合，适当运动，合理膳食，调整心态。如果持续感觉疲劳的话，则建议在医生指导下进行食疗和药物疗法。

不能总当好女人

卡玛 | 心理咨询师

“我和我老公结婚14年了，刚结婚时只有一套负债的小房子，好不容易吃苦受累还清外债，我却得了严重的心脏病。当时医生建议立即转往外省医院，否则会很危险。

我自己觉得孩子还小，家里经济也不是很好，老公尽管在生活上对我很关心，但只字不提外出看病的事，就这样，一拖就是7年。

这7年的苦只有我自己清楚，上楼到2楼都喘，走路走不到100米。尽管如此，我还是坚持上班，买菜做饭，照看孩子。

这样直到2013年病情恶化，我父母带我做了手术，转危为安。不曾想前几天公公查出肺癌，老公及他家人二话不说，立马就带着公公去了北京看病。

突然间，就觉得很难受，为什么区别就这么大呢？当年医生说我的病不能拖，越早治越好，可他却拖了七年，而到他的家人生病时却一分钟都不耽误。我十几年辛苦付出，真是太不值了。”

这不是第一位向我这样诉苦的女性朋友了，应该也不是最后一位。好女人，总是会先想着老公，想着孩子，想着家庭，最后才想到自己，可这样错了吗？

有个故事或许能告诉我们答案。

两个小孩，同时摔倒了，一个小孩想：我不能哭，哭起来显得多娇气，而且会让父母担心，父母这会儿正忙着呢，我就别给他们添乱了，得想办法自己爬起来……

另一个小孩想：哎呀，我摔倒了，太疼了……于是，他大哭起来，一边哭还一边叫："爸爸妈妈，我摔倒了，你们快来扶我呀！"

你说，父母会先扶起哪个小孩并给予抚慰？肯定会是后者对吗？而好女人呢，就是前面那个摔倒了也强忍着不哭的小孩，自己得了那么严重的病，还想着"孩子还小，家里经济也不是很好"，于是"坚持着能拖一天是一天，这样一拖就是7年"。以至于"上楼到2楼都喘，走路走不到100米，"即便这样，还是"坚持每天上班，买菜做饭，照看孩子"，还是"这七年的苦只有我自己清楚"。

这样的默默忍受和承受，传递给老公的信息就是：她没事，她健壮，她还能撑得住，再说现在家里经济也不富裕，哪有钱去给她治病啊。于是他心安理得了。传递给婆家人的信息是：她就那身体，病了这么些年不也是好好地工作生活、什么也没耽误吗？没什么大事儿！慢慢地他们就习以为常了。

如果这个好女人在第一时间说："医生说我这个病很严重，拖下去会很危险，我知道咱家现在经济不富裕，但是身体是一辈子的事儿，所以不管怎样，我觉得还是应该要先去治病。"而不是照着"圣母"的标准去要求自己，把自己塑造成一出苦情戏的女主角，而后却后悔不甘。

我觉得，真正的好女人应该是：好好爱自己疼自己，对自己的身体负责任，有病了就要去治，太累了就歇着，让自己吃好、睡好、心情好，该让老公承担的责任和压力让他去承担，而不是一切都靠自己硬扛着。

做37度女人

王彦玲｜北京中日友好医院心理咨询门诊副主任医师

37度女人，有哪些标签呢？让我们来看看吧。

标签一：有事业心但不做工作狂

有相关调查表明，男性心目中理想的女性都具有事业心。很多女性在年轻时期常常有着自己的职业理想和规划，可是步入现实社会和生活后，因为种种原因，不少人都会放弃事业的追求，将更多的精力投入家庭和孩子，慢慢脱离了社会的发展步伐，与丈夫的差距也越来越大，甚至产生自我怀疑等心理障碍。

其实家庭、孩子需要女性给予的并不仅仅是关心和照顾，丈夫也需要妻子在精神上的共鸣、安慰和扶持，孩子也需要母亲树立的社会表率和示范作用。37度女人不会放弃自己力争上游的事业心，她们会倍加珍惜8小时的上班时间，竭尽全力地完成自己肩负的任务，并力求日臻完善。同时也不会过度地投入工作，她们懂得张弛有度，在工作时间之外通过与丈夫、家人、朋友的情感沟通和对孩子的悉心教育，冲淡工作的压力和不快。

标签二：美丽但不浅薄短暂

37度女人的美丽往往是一种整体的精致，这来源于细节上的认真打理，她们绝不会发丝油腻，鞋子变形，皮包开线，体味刺鼻，发型永远是最适合自己的一款，香水永远是最别致的味道。她们不喜欢用品牌来堆砌时尚感和优越感，舒适简约的纯棉、粗花呢服饰反而更受她们的青睐。

恋爱时，她们的外表会让人念念不忘。而进入婚姻之后，37度女人内在良好的性格和修养更会给家庭带来特别的幸福欢乐。一般来说，这样的女性都具有稳定的情绪控制能力，对人对事常抱宽容之心，既包容自己的过失，也不苛责他人，抓住一点错误不放。

她们明白生活常常就是半杯水，只有乐观地欣赏和珍惜拥有的半杯水，才能获得更多的幸福。她们有着自己独立的判断意识和处事能力，既不会过度地依赖丈夫、家人，给他们带去负担，同时也不会过于独断，她们懂得增进交流，理解和尊重他人的想法，在非原则问题上，会给予对方充分的自由和支持，以自己的中庸、适度的处世智慧涵养出家人的健康和幸福。

标签三：会理财但不是财迷

37度女人会正视婚姻生活中的种种现实问题，根据家庭收入能力做出最合理的支出计划，既保证家人的生活质量，也尽量不浪费、不盲目奢侈。比如，选购家电时，她们不会盲目追求一步到位，而是坚持“滞后15个月”的原则。也就是说，与最新型号的商品保持15个月的距离，等新产品的技术成熟后，质量提高了，价格也降了，才决定购买，实惠又放心，性价比也最高。

而对于手机、电脑这种更新换代极快的商品，她们也往往只选择具有基本功能的产品，出行更喜欢具有减肥、环保、节省费用等各种功效于一体的步行、地铁等方式。

别以为她们是“守财奴”！每年一两次的全家旅行、过年探亲、家人体检等必需支出的项目上，37度女人们会毫不犹豫，慷慨大方，她们擅长怎样使用钱物来营造家人的健康、幸福和温情，当然也不会忘记拿出奖金的一部分奖励自己一次“spa”、健身、美容服务或者新鲜的美食等，让自己充分地体验一下生活的乐趣和美好。

做宁静平和的女人

宋崇升 | 北京回龙观医院门诊副主任医师

宁静平和是女性的一种特有魅力，现实生活中，女性会遇到各种不易的事，不妨试着用下面三种心态练就轻松平和。

为目标，尽心而为

亲情、友情、爱情，都会不断撩拨女人脆弱的心弦。日出而作、日落而息只是生活中的一天，但女人必须有一个目标作为总纲，支持一辈子的工作和生活。目标能指引其渡过难关，而且规划未来也有能提高女性解决问题和调整心理的本领。

最幸福的一生就是按照对未来的规划，循序渐进地有条不紊地进步，人生层次得到不断上升。当女人感到疲惫时，不要轻言放弃，要有远见和毅力，沉住气尽全力而为，做一个懂得超越的人。不能因为自身的懒惰，将目标无限地拖延，只有对每件事都全心全意地付出，尽最大的努力去做，才不会留下遗憾。

不苛求，顺其自然

如今，除了在厨房里劳动，女性还需应付职场上忙不完的工作，力争“双赢”，整天紧绷着每一根弦，娱乐和运动时间逐渐变少，甚至有不少职场女性透支健康而造成恶果的案例。

面对多重压力，没有任何人能做到事事完美，一味地跟自己较劲，强求尽善尽美，即使极度劳累也不允许懈怠的想法，其实是“吃力不讨好”。这时快乐的关键就是顺其自然，懂得取舍。

不要苛求太多，尊重规律和规则，女性要正确认识自己的优势，并不断发现和学习别人的优点。学会欣赏自己，又懂得欣赏他人，这样能帮助自己时刻保持愉悦的心情。意识到近期压力较大，一定要及时适度放松和消遣。比如通过购物、聚会、与朋友聊天，或其他途径发泄来缓解。每个月都应拿出三四天“开小差”，定期给身心松绑。这样从生命出发，平常心也能道出不平常。

甘付出，做背后人

都说温柔女人似水，一个圆满的家庭关系中，女性的确像水一样，往低处流淌，不留痕迹地滋润着每一位家庭成员。而和谐的家庭，让女人也更加从容自信。

无论丈夫是否成功，女性不妨心胸宽广，豁达地去理解、支持丈夫的事业。最爱的人的赞扬和欣赏，会成为男性不断奋斗的不竭动力，也更加珍惜这样智慧的伴侣。“老母一百岁，常念八十儿。”作为母亲，一辈子总牵挂和照顾着儿女，长久无声的母爱，使得儿行千里，也还会惦念远方的母亲；而父母眼里，女性承担着女儿和儿媳两个角色，是四位老人的“贴心小棉袄”。除了日常起居照顾，女性要多陪伴父母，留心老人心理的变化，做他们身后温暖和坚实的依靠。

做自己才最美

艾霞｜北京回龙观医院心理治疗师

我曾接到过这样一个案例：

今年30多岁的张女士从小脸上长满雀斑，从记事起，就被小伙伴戏称为“张麻子”，同龄的孩子都不愿和她玩耍，甚至排挤她，所以她一直都是独来独往。长大后，感情经历也一直空白，到适婚年龄了，来自各方的压力让她喘不过气来，她甚至曾想过自杀。她说，她很矛盾，渴望别人的关注，却又不愿让人看到自己难看的容貌。

像张女士这种情况并不罕见，常有一些女孩儿因觉得自己外貌不好而自卑，甚至影响正常的社交。而且，她们经历创伤后，不是积极调整，而是从内心认同了社会对美的刻板印象和偏见，导致恶性循环，过于否定自己而一直保持着消沉的情绪，自怨自艾。

其实，就像吴莫愁一样，每个人都有自己独特的美，不仅要看外表，更重要的是发自内心的自信魅力。对于这些不自信的女孩儿，其实，不妨试试以下四个步骤，积极进行自我调整，或许能帮助你走出“牢笼”。

做个分析，看透自己

自我评价和外界评价往往存在差异。如张女士，她的自我评价应该就低于外界评价，因此越来越不自信。尺有所短，寸有所长。认认真真对自己的能力、长相、学识、个性等因素做一个优劣势分析，如实看到自己的短处，分析自己的长处，客观地估价而不能妄自菲薄，这样才能看透自己。

承认缺点，发扬优点

勇敢面对自己的丑陋和缺点，从内心接纳这些，才能真正地接纳自己。把优点、长处、满意的事情统统找出来，在心中“炫耀”一番。在对比中找到正能量，“我的其余五官不好，但是嘴巴还是很美的”，或者“我不漂亮，但是气质十足，工作能力也很优秀”。外在是天生的，可能会有点遗憾，但要意识到自己也有与众不同的地方，找到安慰和自信。反复刺激和暗示自己“我能行”“我真棒”，就能逐步摆脱自卑的阴影。

多去交往，点燃信心

希望能给人不断向前的动力。对生活要充满热情和活力，才有源源不断的自信。无论是人际关系还是工作领域，应更加专注和投入。有目标和欲望，就会感到生活有盼头，保持奋发向上的劲头，坚信“天生我才必有用”。

崇拜自己，慢慢改变：粉丝们的崇拜给明星自信。建议女性学会欣赏自己，不妨先做自己头号的崇拜者。这可不是自恋，而是从心底客观真实地认可自己，并且一直持续地乐观自信生活。周围的朋友会慢慢发现你的美丽，并且深受影响，予以认同。于是，你不再是丑小鸭，而是一个内心坚强的天鹅。

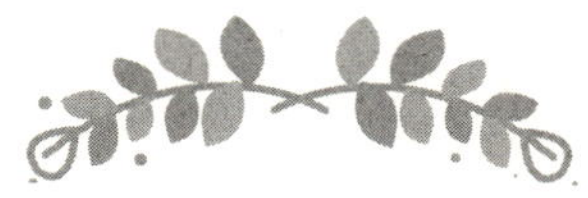

对付坏情绪有妙招

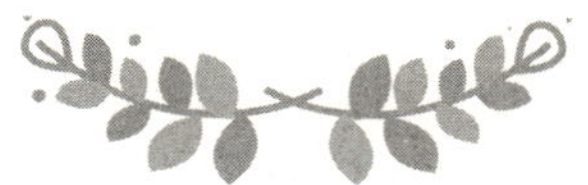

如何才能不焦虑

崔丽娟｜华东师范大学应用心理学系主任

焦虑似乎成了现代社会的通病，如何才能不焦虑呢？本文从身体、心理、行为三个方面为焦虑者支招。

不为小毛病焦虑

很多人都会为自己挥之不去的身体不适感到焦虑。但这些并不常常都是疾病信号。有时小疾病的症状恰恰看起来严重。焦虑也会伴随很多身体上的变化和感觉，包括呼吸短促、心跳加速、肌肉紧张、头晕眼花、肠胃不适、脸红以及颤抖不止。

这些感觉，无论是来自你生活方式的改变还是来自身体小疾病的影响，抑或是来自焦虑，它们都有一个共性——它们都是无害的。但如果你为之过分担忧，那么你很有可能会变得更加焦虑。

为了能够减轻焦虑，你需要学会如何识别令人讨厌的身体感觉和症状是否无害。这就需要去看医生，这是至关重要的。通常情况下，医生都能指出这些感觉出现的原因，并能拿出缓解方案。

焦虑源自不自信

感到焦虑时——变没安全感为有安全感，变不自信为自信，变抑郁和焦虑为对生活的自由掌控。

用健康的、自由的生活方式将不健康的、没有安全感的想法从你脑海中驱走。注意我在这里的用词，是“自由的生活方式”而不是“自由的思维”。只要你去除脑海中的那些无谓的思虑，你对生活的态度就会变得直截了当，自然而然。

不安全感会导致人想要对生活有所掌控：“如果我什么都不能相信的话，我就得揣测什么才是安全的。”很快，你就会变得习惯于猜测，而不是去适应自己的生活。好像事情还未发生前就对其有所猜测，总比未经排练就面对它更让人有安全感。

在现实生活中，完全出于本能地对生活做出反应会让人觉得太轻率了。但其实这根本就不是轻率，这只是人们这么觉得罢了。人类几百万年来发展的本能和直觉足以让你的神经做出不会令你失望的反应，但前提是你得信任它。只有自信，你才会自发地愿意面对生活中的冒险，而不是想预先演练生活。只要你这么做了，自然也就不会有焦虑和抑郁了。

记录下你的焦虑

有规律地坚持记录你的焦虑，学习成为焦虑的观察者而不是受害者是获得控制权的第一步。

首先，你应当了解自己的惊恐发作是在独处时出现还是在与其他人待在一起的时候出现，是在紧张工作了一天之后出现还是在周末出现，是在中午出现还是在晚上出现，是不是在拥挤的购物场所感觉太热时出现，是不是因为想起可能发生的恐怖事情时出现，或者是在总想着恐惧而无其他事可做的放松状态下出现。了解导致惊恐和焦虑出现的因素会使你觉得更能自控，而不会觉得自己是个受害者。

其次，你要了解自己经历惊恐和焦虑的方式，包括你的所想、所感及所为，这是非常重要的，因为此计划就是要改变你焦虑的想法、感觉和行为。如果不能正确了解这些情况，它们是改变不了的。

再次，通过坚持记录，你会获得更多正确的信息。如果让你描述上周惊恐和焦虑出现时的感觉，你可能会说当时“很糟糕”，实际上，你可能有好几次是相当镇静的。当焦虑在你的头脑中根深蒂固时，你很容易就会忘记没有焦虑的时候。这很可能会使你的感觉更糟，从而更加焦虑。事实上，对你所做的事做出负面判断会导致持续的焦虑。通过坚持记录，认识到自己的情绪波动，认识到自己有好几次并不怎么焦虑，这不仅让你感到能自控，而且会使焦虑减轻。

适度焦虑并不坏

陈祉妍 | 中国科学院心理研究所心理健康重点实验室副研究员

焦虑会表现为坐立不安、睡不着觉，但适度焦虑并不是件坏事，它恰恰能让你集中精力，思维快速运转，以达到巅峰的状态。

在安然平稳与紧张到崩溃之间有一个微妙的焦虑平衡点，只要焦虑度没有超出这个平衡点，就能在焦虑的刺激下获得成功，而不是因压力过大而表现失常。适度的焦虑能够让人们保持警醒，使得人们得以同时应付多项任务，并对可能出现的问题随时保持高度的警惕。

一些过于想得开、过于乐观的人，有可能在同一件事情上缺乏紧张感，反而不能充分地发挥。

就像运动比赛前夕，不能让运动员太过放松，需要让他们保持适度的紧张和焦虑来刺激他们发挥出色。

而在这种短暂的焦虑来袭时，你最应该做的是问问自己：我能做什么？

将焦虑引导到富有成效的行动中去——“just do it”。比如，对面试焦虑而吃不下饭，那就去看看书，给自己信心。

另外，容易产生焦虑的人可以在心中默念三个字：“又怎样！”当有焦虑事件产生时，不妨试试这三个字，对缓解焦虑很有用。

短暂的焦虑是积极的，但焦虑过度会让人感到痛苦，且极具破坏性。那么如何管理焦虑呢？把焦虑给饿死，不要给焦虑养料。

最常见的焦虑养料莫过于“反刍”了。有些人在一件导致自己一时焦虑的事情上，反反复复去回味，一遍一遍地加深焦虑，那么短时的焦虑就会产生持续性。这犹如在心里养了一只不断说坏话的乌鸦，持续输出负能量，使焦虑感加重。

还有些人会在脑海里自己制作恐怖片，想象一件事情给自己带来的恐怖感，这也会增加焦虑。

遇到这些情况，不妨停止自编自导自演的恐怖片，真正地去看一场积极向上的电影。研究表明，在看压抑的电影时，体内免疫细胞会减少，而在看喜剧片时免疫细胞会增多。

另外，逃避也是焦虑的养料。曾有个中层干部，不善于在人前讲话，一想到要讲话就会焦虑。所以，一般的活动都让副手来讲，实在推不掉的，要提前很久把讲话稿准备好来背诵。这种逃避使得他越来越不敢讲，以至于产生了身心症状，必须接受治疗。

西方有个说法是，从马背上摔下来后，要做的第一件事就是赶紧爬上去。如果就此逃避骑马，那么这件事就会被你记忆为“恐怖”，以后恐怕再提起骑马就会产生焦虑感。

33天失恋治愈术

钱慧琳｜杭州市中医院心理科主任医师

分手后12小时
情感体验：剧痛

对于一段没有完美的善始善终的感情，在刚分手的12小时里，因为你被生硬地从亲密状态中抽离，就像在经历一场手术，这种失恋初始的剧痛天翻地覆，痛彻心骨。

支招：通常主动提出分手意愿的一方是解脱，而被分手的一方则处于严重的挫败感之中，在个性的修饰下，会产生很多不同的情绪行为反应。

建议这时要尽量控制情绪，尤其不要产生一些过激的行为，给自己也给对方一个安静思考的时间。可以允许自己不认真吃饭睡觉，但一定要减少过多的忧愁思虑。不妨听听舒缓的音乐、忧伤的情歌，让自己痛痛快快地哭一场，让内心复杂的情绪随着眼泪一起流掉。

分手后48小时
情感体验：麻木

经过前12小时的阵痛之后，接下来你的感知触觉都会慢慢丧失灵敏度，好像所有的神经末梢都被包裹了起来。这时的你在认知上基本已经接受分手现状，但内心深处到底意难平！你的难过、怀念、遗憾都带有一些麻木感。有时还心存侥幸，幻想着旧情复燃。比如家里有他留下的某件东西，便会猜测也许他会回来。

支招：自我否定是人类最痛苦的精神创伤，失恋正是这样一种体验。建议此时寻求亲人和知己闺蜜的帮助，向他们倾诉自己的悲伤、困惑，请他们帮助理清纷乱的头绪，有些事情毕竟旁观者清，当局者迷。

分手后7天

情感体验：愤怒

经过四处倾诉，你以为你的痛苦能减轻，但内心却着实地觉得加重了。在被亲友关怀的喧闹中，你发现自己增添了愤怒，急需自我放纵。一件睡衣，一张舒适的沙发，一台昼夜不歇的电视机，此时的你更想留在家中不上班、不交际，与世隔离。

支招：为了重新找回内心的力量，这个自我封闭的阶段是必不可少的。但时间不要过长，最好的办法是跟自己订个“合同”：封闭一个固定的时间段，然后努力走出去。你可以把家人接到身边，让他们帮助提醒你按时吃饭、睡觉，做各种外出活动的计划和准备。

分手后20天

情感体验：宽恕

当冲动、愤怒随着时间一晃而过了，这时你开始感受、思索从不良情绪中自救的方法，你不想成为金庸小说里的“李莫愁”，憎恶一切美好事物。你宁愿选择宽恕，试着去谅解、接受，因为表面上是在宽恕别人，其实是在宽恕自己。同时开始重新审视对方：他一点也不优秀、不体贴，怎么会忍受他这么长时间?

支招：恭喜你，这时你已经基本走出了失恋阴霾，你更加清楚了自己要的是什么。这是个好征兆，你可以借此重拾自信，把注意力转移到别处，并在宽恕和谅解中找到自己内心的勇气，争取早一天对以往不再纠结，对真爱不失渴求，对异性不再排斥……

分手后33天

情感体验：拥抱自我

从失恋的苦痛里逐渐走出来之后，你会忍不住赞美自己，佩服自己，原来我可以这么强大！这种自我认同的感觉实在是很好！

你更加钟爱自己，热爱生活，珍惜身边的人！此时，你更喜欢学着冷静地分析在这场分手的故事中各人所折射出来的人性缺点，帮助自己更加清醒地看见自己、看见他人。重新审视过往，你发现自身存在的缺点何其多，如果不改变自己，怎么能改变爱情呢。

支招：此时正好可以通过寻求内心真正的需求，培养自己新的兴趣和爱好，比如参加学习外语班、舞蹈班、摄影班等，接触自己从未涉及的领域，你会发现生活原来那么有趣，这个世界上还有那么多有意义的人、事、物，精彩纷呈。这是转移注意力的一种做法，其实也是为你的人生打开了一道崭新的窗口，让你有更多的机会去触及这五光十色的世界。

延伸阅读

杨丽萍的身心柔韧经

游利｜上海交通大学附属第一人民医院内分泌代谢科副主任医师

50多岁的杨丽萍身着一袭白裙，配以孔雀艺术头饰，所行之处、坐立之时无不腰背挺拔，肩臂耸阔，风姿绰约依然，谈话间流露出来的真诚、灵性，散发着和她的舞蹈艺术一样着浓郁的美的气息。让我们听听她的身心柔韧经。

说起自己的舞蹈梦想，她坦言一个优秀的舞者，需要用身体和灵魂去跳舞。柔韧的身姿是基础，坚韧的灵魂是保证。舞姿的完美必须要有足够柔韧的身体，而舞蹈艺术的不断探索、创造则需要一颗十分坚韧的内心。这样的身心强韧，缺一不可。

当被问及她是如何保持这么优秀的强韧身心，她淡然一笑，说最近在医院的检查，骨密度各方面还非常好。“舞蹈本身就是一种锻炼，一项运动，它会让你很注重自己的体态和保持运动量、柔韧性。同时，舞蹈对我来说是一种天人合一的净化心灵的方式，从中我懂得了祛除邪念，要圆润，要善待，要宽容，要和谐，这能让内心变得更宽和柔韧。”

她介绍，因为平时的生活习惯中喜欢晒太阳，在云南家中几乎每天吃中饭都是在室外的阳光下，吃完饭还喜欢在自然环境里走一走，所以不知不觉中骨头需要的维生素D就能得到充分补充。

对于现在很多女性的节食减肥，她表示并不主张，饮食应该丰富全面，减肥不是不吃东西，而是不要吃过量。

在她家中随处都摆有《本草纲目》，厨房一本，睡觉的地方一本，其他地方也有，从中她知道了如何用食物补充营养，而她更喜欢比较质朴的杂粮，常吃豆类、核桃、芝麻、葵花子，还喜欢蜂蜜水、柠檬水、木瓜泡酒等，这些对头发和骨骼都很有好处。

杨丽萍说，“舞蹈是一种生命的感受，会让你对整个生命充满了一种感知。我在生活中和舞台上都要求自己有感觉，清楚地知道身体状况，并且非常尊重自己的身体。比如，如果韧度不对，或者腿脚抽筋了，就想到是不是缺钙，这样可以及时选择牛奶或者钙片等来补充钙质。不管吃什么，怎么运动，都会有一种感知，只有在平时的生活习惯里把自己的身体、生活都照顾好，才能真正把舞蹈跳好，让自己的身体充满一种美好的气息。”

Tips

科学补钙，先做骨健康评估

出现骨质疏松时，有些人会直接跑去买钙片，随便吃一些，其实应先去医院做骨骼的检查，根据医生的建议科学补钙，并定期复查调整补钙的剂量。

骨骼健康现今还远远没有得到大众的重视。在门诊遇见的骨质疏松患者，常常非要等到“虾弓背”、压缩性骨折等难以治愈的程度才来就医。骨质疏松症虽然一时半会儿不危及生命，但是病情严重时会导致无法正常活动，影响生活质量。

一些小的症状如腰酸背痛、腿部抽筋、不明原因的体力下降、牙齿松动或经常性骨折等，都是警示灯。患者要尽快去骨科就诊。而绝经后的妇女，不论骨头有没有感觉到异常，都应去医院做骨密度等相关检查。

另外，补钙要讲均衡。过少或过多，都不能取得理想的效果。摄入乳制品是非常好的补钙方式，但是若过多地饮用乳制品，引起蛋白质摄入过量，又会导致钙质流失。

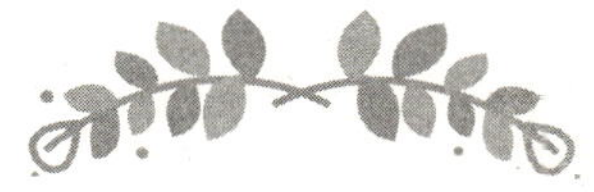

婚姻工作双平衡

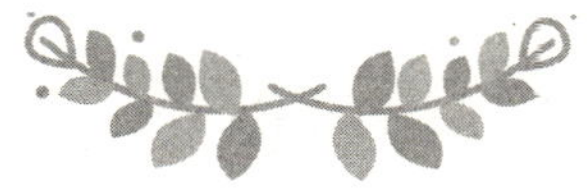

职场女性要学会调节情绪

孙树侠｜中国保健协会营养安全专业委员会会长

情绪是诱发女性疾病的一大因素，那么职场白领女性应该如何平衡自身情绪的负面影响呢?

WHO提出人体的寿命因子中，精神、情绪占30%，生活规律占30%，气候环境占7%，遗传占15%，社会因素占10%，医疗条件占8%。可见情绪对人的影响。中医说“百病皆生于郁”，情绪调节不好，不仅容易产生心理疾患，还会导致高血压、胃溃疡、内分泌失调，甚至肿瘤。

职场女性更要做好情绪的调控，运动是个“百忧解”。无论是抑郁还是焦虑不安，无论是孤独还是无精打采，在运动一番之后，出汗的同时，也将心中的毒素排解开来。当然，除此之外，听音乐也是个不错的办法。杨澜在书中也写到运动出汗可以减少40%的忧郁症发病率，50个深蹲呼吸，或者跟着龚琳娜唱一段《忐忑》都是非常有利身心调节的方式，也是这个道理。

要做好平衡，还要学会计划，会节约时间。单身都市白领似乎较为潇洒，但如果不懂得时间的安排与分配，无论是工作和生活都会一塌糊涂，陷入困境；而已婚都市白领，面临着家庭和工作的双重压力，如果一方没有安排好，更容易带来困惑和干扰。但只要合理安排好时间，提前做好该做的准备，就可以成为一只神奇的杠杆，轻轻赶走这些烦恼。杨澜也在书中给大家支了一招，学会“一心多用”是合理分配时间的好办法。

另外需要强调的是，女性朋友一定要热爱生活。再艰难的时候，也不要过多抱怨。

在心里告诉自己，我很好，我会越来越好，我会更加热爱生活，这样，生活往往就会真的越来越好。这就是要学会与内心对话。

专职太太为何易心累

刘军 | 安定医院心理科医生

在我的门诊中，经常能碰到一类特殊的群体——专职太太，她们虽然不用上班反而常身心疲惫，甚至出现焦虑、抑郁、社交障碍、精神紧张等一系列心理问题，让她们痛苦异常。

没规划：闲下来却更累了

“生活真没意思”，这是许多专职太太最常说的一句话。不少专职太太反映，明明什么都没干，一天下来仍觉得累得慌。重复枯燥的生活使她们产生了强烈的生活无意义感。

在门诊中等待咨询的王女士说，她刚闲下来的时候感觉很好，少了很多工作的忙碌和压力。但是时间一长，发现待在家里也不轻松，虽然每天有很多的时间用来随意支配，但无穷无尽的家庭琐事、家庭结构关系的变化让人应顾不暇，一天下来身心疲惫。

要冲破抑郁、焦虑等心理障碍，先要让太太们认识到家庭工作同样繁琐，而且任务很重，回到家庭不是逃避而是慎重思考衡量后做出的选择，家庭只是另一份需要精心打理的事业。

而要打理好这份新事业，提高管理时间的能力是必修课。专职太太们要充分利用自己的时间资源丰富这一优势，学会合理安排时间，既把家庭琐事处理好，又能够不断提升自己。

不理解：变成他人眼中黄脸婆

除了自身压力外，周围人和社会的不理解则是另一些专职太太们挥之不去的隐忧。

史女士当专职太太前是一家世界500强公司的大区经理，不仅是周围人羡慕的对象，也是父母眼中的骄傲。她生子后选择辞职，外企工作虽然精彩，但她觉得温馨有序的家、花样百出的热饭菜更能带给她成就感。闲暇时间，她还报班学习插花、绘画、舞蹈、育儿。但她的选择父母和朋友都不能理解，他们认为她只围着丈夫、孩子、厨房转。

在这类专职太太看来，专职太太是和“黄脸婆”画等号的。但有些人独立而优秀，大多拥有高学历，素质很高，具有出色的自我管理能力，可以将家庭打理得很成功。

对她们来说，家庭成员的感激赞美很重要，会让她们受到支持和鼓励。家庭成员一起参与访谈，帮助家人之间充分沟通，这是联络整个家庭感情，增进彼此信任的灵丹妙药。

家人的忽略往往是造成这些专职太太心理出现问题的关键因素。所以家人不要吝啬表达，适时说些甜蜜柔情的话语，闲暇时间组织一次全家游，可以培养家庭的团结性，增强凝聚力。

没交流：生活越来越封闭

专职太太大部分时间待在家里，现实空间和心理空间都相对封闭，与社会缺乏沟通互动，使她们逐渐与社会脱节，产生被时代淘汰的危机感、不安全感和不被家人、社会需要的感觉。

张女士自从父母生病后，就辞职在家照顾孩子和老人，十年如一日，在外地工作的丈夫不能经常回家，夫妻间交流机会不多，她也不愿和邻居或朋友们一起交流，“觉得和他们没什么话说”。老人去世后，巨大的孤独感一下子击垮了她的精神。

受“家丑不可外扬”理念的影响，中国的专职太太遇到问题喜欢憋在心里，越拖越重，最后发展成抑郁等严重的心理问题，她们产生的心理问题都不是突发的，而是日复一日的压力积累而成。因此只有及早就医，这些焦虑、孤独、紧张的压力才容易缓解，这一点是迫切需要认识到的。专职太太们要利用空闲时间建立自己的社交圈子，走出社区，面向更广泛的人群，通过学习各种才艺认识些志同道合的朋友，互相交流育儿心得和烹饪等，都很不错。

做媳妇常有的负面情绪

丁晓春｜情感心理分析师

一位40岁的女人，婚龄15年，婆媳关系一直处理不好，最近婆婆要过80大寿，她因为心里对婆婆有诸多积怨，就想找个借口不出席婆婆的寿宴，让老公和孩子回去就好了，但心里又隐隐觉得这样做不对，而且无论是婆婆还是丈夫都会对她有意见，她很纠结，问我："你说我是去还是不去呢？"

一位36岁的女人，婚龄10年，最近在和老公闹别扭，起因是她骨折时，老公对他不管不顾，自个儿出去和哥们打麻将，她想要喝水都没有人倒给她，她说"就是这件事，让我对他、对这个婚姻彻底寒心"。但是，她又不想离婚，只想"就这么凑合着过呗"。最近，老公得肺炎住进了医院，她有一种出了气的快感："原来你也有今天！也让你尝尝生病了没人管的滋味！"不过她心里多少又有点不忍，而且很清楚，如果自己不去医院，那么她和老公的关系，可真是雪上加霜了……她很纠结，问我，要不要去医院照顾他呢？

这两个案例，在我们生活中很常见，我经常听见有人对我说："其实我知道怎么做会让他（她）高兴，但是，我就是不愿意去做，因为他（她）已经让我不高兴了，我凭什么让他（她）高兴？"事实上，当你这样想的时候，你已经被怨恨、不平、消极等负面情绪给控制住了。

但是，如果你又不想离婚，你看到别人的婚姻幸福和美还很羡慕，其实你也害怕你这样一意孤行会让矛盾激化，局面变得越来越糟糕，你也害怕未来的某一天会为今天的所作所为后悔，你就是，咽不下那口气，抚不平心里的那些不快……

好的，那么，我教你一个方法吧。

那些负面情绪，你先不用管它，你就从一个正常的客观的角度去问自己：作为儿媳，婆婆过80岁大寿应不应该去？作为妻子，老公生病住院了应不应该去照顾？正确的答案当然是：应该去。那么你就去做。这个过程里，你是你的一个工具（工具是没有情绪的），现在，你给这个工具发出了指令：去做正确的事。

非常多的个案告诉我们：当你能将负面情绪先放到一边，选择去做正确的事时，情况会向好的方向转变。比如，第一个案例里的婆婆过了一个快乐舒心的生日，看媳妇也顺眼多了，更重要的是，儿子看见妈妈过了一个快乐的生日，会在心里对识大体的妻子充满感激；第二个案例里的丈夫，体会到妻子在身边给病中的自己带来的温暖和安全感，会反思自己在妻子骨折时还去打麻将的做法是不是太过分了？从而对妻子感到内疚……即使，暂时没有看到这些转变，也为日后的转变增加了可能性、留下了余地、积累了正面的能量，总有一天，你会迎来“量的积累发生质的变化”，更重要的是，你的做法，已经为未来的自己送上了一份美好的礼物，这件礼物叫做——无悔。

繁忙工作中要会“换挡”

尹璞 | 美国加利福尼亚州立大学心理学专家

我们工作中经常连续8小时、12小时、几天，甚至几周都绷得很紧，就像一根橡皮筋一样，总绷着是不行的，一定要进行每天一次以上的“换挡”。所谓“换挡”，就是花几分钟或更长时间，做一件与工作内容、所接触的人截然不同的事，而且“换挡”的方式也要经常变化，从读一篇童话，到和不太熟的人打几分钟篮球，到做家务，这些事都能使自己紧绷的大脑得到“刷新”。

人的身体就像是一个小化工厂，我们的心理变化在身体里都会有相应的生理变化。在感到压力时，人的身体会分泌出肾上腺素，它会使人心跳加速、血压升高，出现一系列的应急反应。肾上腺素长期过高，除了会造成心脏疾病之外，还会影响身体其他器官的正常工作，导致疾病。心态的大起大落，也会造成小化工厂摇晃不定，对身体同样有伤害。50%猝死的人，在死亡前48小时中都有过大喜或大悲。因此，保持平常心态是对付压力的最好办法。

我们每一个人都在扮演一个角色，注意不要把自己的事业角色带到日常生活中。家应该是一个避风的港湾，社会是一个游乐场和公园。美国职场的人把下班和周末叫做“放风”，或者叫“逃避”。如果是逃避的话，你逃避的不应该仅仅是工作本身，也包括角色、关系、节奏和心态。在公司你也许是女强人，但在家就是妻子、母亲，在超市就是顾客，在学校就是一名普通家长。多结交一些与事业无关、与自己社会地位不同的朋友，能够帮助自己找回平常心态。

美国硅谷一位女性总监，每周六在一家珠宝店打工6小时。在公司，她高高在上，而在珠宝店，她为普通顾客服务，和他们聊天，这6个小时帮助她应对压力，平衡心态，是一种帮助她体会平常心态的“换挡”。她不仅快乐了许多，放松了许多，身体状况也大有改善。

因此，每一两周从事几小时的公益事业、社区活动等非竞争性而又有意义的“换挡”工作，其实是一种休息，一种调整。

Tips

让香味来消除工作紧张

法国《女性》杂志建议，不妨在办公室里放点能散发出香味的东西，以提高工作效率。如香橙、柚子的味道会消除紧张不安感，还有牵制愤怒的作用。

香味之所以能将不良情绪“带走”，是因为植物花朵或茎叶的细胞，一经阳光照射，便能分解出一种挥发性的芳香油，与人体鼻腔内的嗅觉细胞接触后，产生一种特殊的反应。

如熟知的薰衣草除了能缓解失眠外，它的味道还可以改善抑郁状态、祛除紧张、平息肝火；而茉莉花的幽香则可以提高应变能力，和客户交谈前不妨闻一闻；石竹的香味可增强记忆力，有利于更好地接受外部信息。

“工作受虐狂”最需呵护

郭蓄芳|北京回龙观医院临床心理科主任、主治医师

“我工作好像不是为了钱，没人管我也拼命加班，宁愿加班也不愿意去谈恋爱。不工作的时候还心里发慌。累得半死，我还感觉一切都好。我到底怎么了？”一个女性网友在论坛上留下这么一段话。

有人跟帖说：“都非常习惯加班的生活，不加班反而不知道应该怎么过。”这是典型的工作受虐狂。这些人很享受工作繁忙的感觉，认为越忙越受到老板和市场的挤压，越能发现自己的潜力。现在的女性白领中这类人群越来越多——往往工作比较出色，宁愿放弃休息时间来换取工作上的成就感，渴望旁人艳羡的目光，可一旦工作受挫，却又往往一蹶不振。

这些人主要有两种心理体验，一个是成就感，另一个就是空虚感，因而经常游走在自负与自卑两端。工作上的巨大成就带给他们莫名的兴奋感，对他们来说，最重要的是获得别人的认可。为了得到这些，他们愿意为此拼命工作，甚至到了变态的地步。

前几天来了一位搞服装批发的女士，十多年来每天都是早上4点起床，晚上12点睡觉，没有节假日，没有回家团聚的时间。赚到的钱既不消费，也不投资，到我这来的时候，整个人双目无神，她最害怕的问题便是工作受挫。

其实，这些人将事情看得很完美，认为任何事情只要通过努力就能办到，完全没有考虑机遇、人际关系、重大变故等因素，一旦受挫，便心如死灰，因此，这类女性往往最需要呵护。

延伸阅读

快乐工作其实很简单

本以为刻板、严谨、不苟言笑的女科学家，在中国青年女科学家奖颁奖台下却是另一番景象：不仅没有学究气，还乐于分享自己的成功、苦恼、压力等，这些成功人士在职场中同样会遇到瓶颈，但她们传达出的却是坚持理想、不抱怨、享受工作……目前，中国青年女科学家奖自创立10年间，共有86位优秀女科学家获此殊荣，我们来看看她们的成功之道以及处世态度。

快乐工作

于黎｜云南大学生命科学学院副院长

我的工作是研究猴子粪便的，并通过粪便的DNA鉴定，发现了世界上极为珍稀的第五种金丝猴——缅甸金丝猴。这项看似简单的工作，其实很清苦。

到云南10多年，最熟悉的是朝夕相伴的仪器和电脑，枯燥的分子研究，但在我看来是一种难得的享受。做科研确实很苦，但我却觉得很值，因为兴趣所在，而且我提倡健康工作和快乐工作。

在工作中我是一位教授，但在家里是妻子和母亲。所以，工作的情绪不能带到家里，应和其他家庭一样，承担妻子、母亲的职责。

享受工作

孟智勇｜北京大学物理学院大气与海洋科学系

大学报到时，我的名字出现在了男生册上。工作后，我的医疗证上的性别也是男的。毕业后，我选择了一个颇有男性色彩的工作，通过收集、分析灾害性天气的案例和数据，寻找着灾害天气的发生发展规律，提高对灾害性天气预报的准确度。

由于幼年一次触电事故，我与自然科学尤其是物理结下了不解之缘。我对实验科学很有兴趣，心中无限敬仰居里夫人。对于现在的研究工作，我可以用“很享受”来形容，因为自己的好奇心强，而且不喜欢受拘束，相比许多其他要循规蹈矩的工作来讲，搞气象科研要自由得多。

充满好奇

王晓晨 | 北京生命科学研究所

爱刨根问底的性格，让我在研究领域有了新的突破。因为我想知道那些死了的细胞究竟是怎样被身体处理掉的。

在美国完成博士后，我便回国组建了自己的实验室，进行细胞凋亡清除的基础研究。

每天与虫子打交道，不论在工作的地方还是家里，几乎天天嘴边挂着线虫，因为我的丈夫也是研究该领域的。平时在家除了柴米油盐，工作是我们主要的话题，但这不是一件值得提倡的事情。

坚持感恩

王慧 | 上海生命科学研究院营养科学研究所

好莱坞女影星安吉丽娜•朱莉切除双侧乳腺预防乳腺癌的新闻，让预防医学进入大众视野。

我的工作是从遗传和营养两个方面，找到预防肿瘤的方法。

对于工作中科研工作的艰辛，我认为各行各业如果把工作做好都很辛苦，工作没有好坏之分。不管从事什么工作，我始终坚持自己的理想、坚持感恩这个信念。

一个人一定要有理想，同时要有实现理想的坚持，在实现理想的过程中相信会遇到很多困难，很多人越不过去，其实就差一点点坚持下去的勇气，坚持是做事业、完成理想的一个重要的因素。

第二就是找准自己的定位，让自己最大程度发挥个人的力量。

第三就是要感恩，作为子女要对父母感恩，作为学生要对老师感恩，作为一个科学家则要感恩祖国。

会调养，更年期更年轻

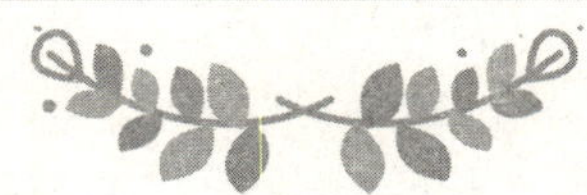

更年期何时开始?

经燕｜中日友好医院中医妇科主任医师

在我们传统的观念里，更年期常意味着没有月经，即将衰老的意思。若一个女性，40多岁月经还很正常，但身体出现了一阵阵发热，经常对孩子或丈夫发脾气，这位女性也可能进入更年期了。

进入更年期并不代表很快绝经，出现症状到绝经通常还需要几年的时间。更年期的过程一般会持续到绝经后的一段时间。

更年期何时到头

许多妇女担心更年期症状会一直持续下去，十分焦虑。其实身体的变化是对卵巢功能衰退、雌激素下降这一自然生理变化进行调整的过程。

多数人持续到绝经后2～3年，极少数人持续到绝经后5～10年，直至身体适应了新的激素水平后就平稳下来了。

平均多大年龄进入更年期

从生理上讲，我们女性的平均绝经年龄应该是45～55岁，如果接近60岁还有阴道出血，或绝经后阴道又出血就要注意是否有生殖器肿瘤了。

在生活中我们常会发现，有些人42岁就绝经了，而有的人50多岁月经还很正常，这主要是由卵巢功能决定的。

但如果是在40岁以前，卵巢功能丧失而绝经，就是卵巢早衰。比如三十几岁的人会出现潮热、出汗、想吵架等情况，就是更年期提前。

更年期为什么要查激素

有很多人认为，更年期就是雌激素下降，补充雌激素就能改善症状，其实，更年期早期雌激素下降是波动性的，有一段时期甚至会高出正常水平。

如果这一段时间出现月经紊乱或更年期症状，盲目补充雌激素反而会加重病情。

更年期为什么要查血脂

雌激素可以维持血液里对人体有益的高密度脂蛋白的含量，降低引起动脉硬化的低密度脂蛋白和胆固醇含量，从而保护妇女心血管系统。

雌激素的下降会使女性低密度脂蛋白升高，高密度脂蛋白降低，促使动脉硬化发生，所以绝经后的女性冠心病的发生率会升高。

不少更年期女性在55～64岁血脂逐渐上升，绝经后2年内上升最快。因此，绝经后妇女应定期检查血脂。

Tips

更年期两项事情要注意

绝经后及时取避孕环。一般在绝经半年或一年内必须把避孕环取出。因为绝经过久，子宫会萎缩，宫颈变硬，宫颈管狭窄，避孕环会嵌在子宫肌肉里不易取出，容易导致子宫出血、感染,引起下腹隐痛。

出现潮热、盗汗时，可暂补性激素。潮热是最常见的更年期症状，在一个群体中，别人不觉得热，她会觉得很热，常常是手拿一条毛巾不停擦汗，衣服穿了脱，脱了穿，窗户开了关，关了开。减轻潮热、盗汗有很多办法。如果症状很重，影响正常生活，不妨暂时补充一些性激素，当症状得到控制，可以减少激素用量。如果不愿意服用激素，可以服用中药，或通过补充豆类食品、适当运动来调整生活状态。

暑假妈妈更焦虑

白文佩｜北京大学第一医院妇产儿童医院妇科内分泌科

从孩子放暑假开始，周边不少的妈妈都进入了“困难时期”。

一向温柔安静的一位朋友，最近变得焦躁不安、郁郁寡欢，她怎么都想不明白：一个原本每天会和我聊天、常常要我搂抱的乖宝贝，怎么一下子变成了陌生人？孩子天天在家闹腾，就给孩子报了各种培训班，却也没有缓解母子关系，这位42岁的妈妈很伤心——到底是孩子的问题，还是自己的问题？

而另一位朋友，也总是和孩子起争执，大热天冒一身冷汗，觉得快要到爆炸临界点。

当孩子有一天进入叛逆期，母亲本就会有一些失落，再加上更年期的到来，妈妈就更陷入困境。

我总结发现，处在更年期的妈妈，一到暑假，更容易焦虑，总是怕孩子闲着会变坏，非得用各种辅导班把孩子的时间排满，心里才踏实；或者怕孩子犯错，只看到孩子的错误，以反复提醒孩子已犯的和可能会犯的错误为教育手段，唠唠叨叨；还有的怕孩子将来失败，把学习成绩、考试名次看得比天还大，让孩子总是戴着分数这个紧箍咒生活。

其实，对孩子成长的焦虑过了头，一部分是出于对自己的担心。

女人一到更年期，生理和心理上的各种不良反应接踵而来，由于自身处于生命初始衰退期，神经系统出现不稳定现象，变得焦虑不安、敏感多疑。焦虑的妈妈把造成自己焦虑的原因归结为孩子的学业、青春期成长等，通过对孩子加强管教来缓解自己心理的痛苦，这一点也许很多妈妈们意识不到。

自己观察一下自己，说话速度是不是比原来快，是不是常有搓手跺脚、坐立不安的情况，这些都是焦虑的表现。青春期和更年期相撞，妈妈应先把自己的问题解决好，才好帮助孩子。

建议这个年纪的女性，可每天练习瑜伽静坐冥想，让心安静下来；或者暑期带孩子去旅行，和孩子共同体验不一样的环境。同时，要知道，一个负责的妈妈，应该关心孩子的成长，但夸大孩子的缺点和错误，过分紧张焦虑反而会适得其反。让孩子自己长大，自己像个朋友一样给予孩子平等的照顾和爱护，这就够了。

同时，还有两个技巧，可以帮助更年期妈妈。

不在饭桌上教育孩子：下午5点到7点是生理活动最低点，迫切需要补充营养，这个时候不宜谈不愉快的话题，容易注意力不集中，也不易控制住自己的情绪。晚饭后，体力得到补充，心情也会变得开朗，这时才是跟孩子沟通的时间段。

孩子情绪不好时不批评：如果孩子情绪不冷静，正在气头上，就让他先发脾气，要等他把负面情绪都排空了再沟通，不要打断他，要让孩子感受到我们在努力了解他遭遇到了什么事情。

你遭遇隐性更年期了吗？

史宏晖｜北京协和医院妇科肿瘤主任医师

也许你也有这样的经历和困扰：正当盛年，本是一名优雅娴熟的妻子，丈夫称赞你孝敬父母、持家有方；或者是精明干练的职场白领，同事羡慕你工作精湛、美丽大方。但不知为何近来心绪烦乱、周身不适？出门前精致的化妆取消了，不再和闺蜜喝茶逛街了，和公婆的聊天沟通也变得索然无味、难以持续，丈夫投来异样的目光，老婆最近遇上了什么烦心事呢？同事也关心地询问“你是否病了”。

近年来我的门诊陆陆续续地迎来很多这样的女性患者，检查结果让人大跌眼镜，生理体征全部正常，远远没到更年期阶段，却伴有类似更年期的全身不适症状——潮热出汗、心慌、失眠、烦躁易怒、腰背疼痛和抑郁等。其实，这在医学上被称为“隐性更年期”。

研究发现，由于社会环境和生活习惯的改变，现代女性承受着越来越大的压力和责任，由此影响卵巢功能的变化。月经规律的女性中10%以上会出现类似更年期的症状，也就是“隐性更年期”，它以自主神经系统功能紊乱为主要症状。此时，女性身体内环境所发生的变化主要表现为卵巢功能下降、激素分泌水平降低或突然消失，外环境变化则涉及工作、学习、家庭等问题。

它使得女性常常担忧自己不再美丽温柔，不再精明机智，不再善解人意，不再是贤妻良母……而生理检查正常又使得她们不能及时获得家人的照顾和同事、朋友的谅解，甚至被医生忽视，只能自己强行克制、忍耐，留下很多无奈和遗憾。

目前有临床研究显示，30～40岁女性中27%出现了隐性更年期现象，建议女性从35岁起，就应该注意体内激素的平衡，预防提前进入更年期。

症状较严重的女性患者，一定要保证生活作息规律，劳逸结合，适当运动，学会和提高自我调节及控制的能力，保持精神愉快。同时可以在医生指导下短期补充雌激素来做调节。另外，中年女性还能使用植物激素如葛根粉等含有异黄酮的中药，来补充人体内的雌激素流失，与西药配合治疗，效果更好。

1亿多中国女性在“混”更年期

郁琦｜北京协和医院妇产科生殖内分泌主任医师、
博士生导师、中华医学会妇产科分会绝经学组组长

在很多人看起来，“更年期”就是“脾气暴躁”的代名词。无论是家中人到中年的妈妈，还是身边50岁左右的女同事，只要脾气发作起来，总有人小声劝你，“算了，别跟她一般计较，她更年期！过了这一阵儿就好了”！似乎更年期的女人全部都不可理喻。甚至有部电视剧就名为《当青春期遇上更年期》，其中挑剔的婆婆就是更年期的代表。

“更年期”这个词更多地被视为一个对女性的贬义词，而其中暗藏的女性健康风险则被有意无意地忽略掉了。

1亿多女性更年期都在“混”，甚至包括女医生

更年期几乎是每个女性都要经历的生理时期，在中国，女性更年期一般在50岁左右开始，40岁之后绝经都算正常，但如果在40岁之前绝经的话说明卵巢功能衰退过早，雌激素缺乏的时间会更长，更需要看医生。

人们对待更年期的态度通常都是顺其自然，很少有人会觉得这需要去看医生。对于潮热、出汗、失眠、头痛、血压不稳、心悸和骨关节疼痛等更年期综合征等问题，很多女性的态度是“过了这一阵儿就好了”。而她们不知道的是，更年期的危害不仅仅是更年期综合征，还有在她们默默忍受痛苦的时候，身体的悄悄改变。随着体内雌激素的下降，骨量呈陡坡式快速丢失，血脂改变进而引发心脏病等。

我每年都会在很多地方做更年期健康讲座，很多女医生次次都去认真听。印象最深刻的是一位70多岁的老教授，她因为忽略了更年期的健康治疗，骨质疏松特别严重，骨折之后找到我，之后就变成了忠实听众和积极的小助手。每当讲座之后，她都会先站起来做一番现身说法，以自己的经验告诉大家更年期健康的重要性。

当情绪的变化、月经紊乱、失眠、潮热出汗和周身肌肉关节疼痛等这些更年期症状出现后，绝对不能混过去。中国女性的平均寿命是74岁，以50岁绝经为例，绝经后期就长达24年，这可以说是女性一生中最长的一段时期，而对更年期这一过渡阶段的健康管理，关系着女性晚年的健康，一定要认真对待。

更年期“混”不过去，近、中、远影响逐渐加重

更年期对女性的影响可以分为三个阶段，近期、中期和远期。

近期的影响也就是人们通常说的更年期症状，盗汗、发热、心悸等，甚至爱发脾气、失眠，一些女性还会觉得自己浑身不舒服，或者是肩膀痛，或者是喉咙不舒服，或者是关节难受。而去医院检查各个器官都没有问题。其实这都是因为雌激素缺乏造成的身体不适和情绪变化。

中期的影响开始于身体表面，也是女性最担心的问题。雌激素的缺乏会使女性身体产生一系列变化，如胶原蛋白大量丢失、皱纹产生、体型发胖和泌尿生殖系统萎缩等。

这一时期的体型变化很有意思，年轻女性通常发胖是胖在四肢，而更年期女性发胖主要在腰腹。这也是因为雌激素的作用。其实人体脂肪可以分为男性脂肪和女性脂肪，男性脂肪主要分布在腰腹，所以男人一胖就胖肚子，而女性脂肪分布在躯干的少，主要分布在身体四肢，而当雌激素消失后，脂肪会重新分布，女性脂肪趋于男性化，主要集中在腰腹。这也是女性更年期腰围会增加的原因。

但对女性危害最大的还是远期影响。骨质疏松是对女性危害最大的问题之一，我国60～69岁的老年女性的骨质疏松症发生率高达50%～70%，老年男性发生率不到30%，70岁之后的男女骨质疏松比例可以达到1：4，甚至有些女性打个喷嚏都能把自

己给打骨折了。

其实人体骨骼中存在两种细胞，成骨细胞和破骨细胞。当雌激素缺乏后，破骨细胞就失去了控制，它们就像没有控制的工人，不知道休息，不停地在骨头上挖坑，而成骨细胞则开始消极怠工，填坑的过程越来越慢。所以，随着时间的推移，骨骼的结构越来越受到破坏。

心血管疾病的风险也会大大增加，女性在55岁之前很少出现心脏问题这已是医学界的常识，冠心病患者男女比例为（2～5）：1。这主要是因为雌激素对女性心脑血管有保护作用，而女性绝经后，这种保护作用就消失了。

更年期应该这样过，五年窗口期最重要

如何才能顺利度过更年期？那就是尽早、规范地补充雌激素。雌激素补充治疗开始得越早，更年期对女性的健康危害也就越小。

最新版的中国《绝经过渡期和绝经后期激素补充治疗临床应用指南（2012年版）》中提出，激素补充治疗（HRT）是目前公认的缓解绝经相关症状最有效的治疗方法，而最佳治疗时间为50～59岁之间，专家称之为“窗口期”。如果错过，身体的伤害是不可逆的，即便雌激素能够延缓骨量的丢失，但由于骨质疏松已经形成，健康风险已然存在，花费也将是极高的。

另一个需要强调的原则是“规范”。规范的治疗一定是从医生问诊开始的。我在接诊每一个患者时，首先判断患者是否真正的绝经了，并且处于绝经的哪个状态，然后再询问患者的疾病史，之后会建议患者去做一个全面的体检。确定处于更年期且没有禁忌证后，会详细建议健康的生活方式，根据患者情况给予合适剂量的雌激素补充。

患者在前3个月内需要每月复诊1次，看看是否解决了近期问题，以及所用药物是否合适。第二个阶段是在接受治疗半年时复查1次，不需要做特别检查，主要是看看更年期早期症状是否消失。很多患者觉得症状消失了，容易产生松懈情绪，自己就停药了。要鼓励患者继续用药。

下一个阶段就是1年后重新体检，如果发现健康风险要及早治疗。之后可每年体检1次，复查1次，直到医生判断可以停药了再停。

阻碍人们接受雌激素补充治疗的因素主要是忽视和恐惧。根据门诊经验，人们最容易对雌激素误会的点有3个：

第一，吃了雌激素会发胖。其实，人体内的激素有很多种，雌激素和胖瘦没有联系，

补充雌激素主要是维持身体的正常代谢功能，非但不会导致身体发胖还会帮助保持体形；

第二，补充雌激素健康风险很大。很多女性担心补充了雌激素会增加胰乳腺癌、子宫内膜癌的风险。其实，这也是人们的误解，补充的雌激素的量，跟卵巢功能正常时分泌的雌激素相比是很小的。而且补充雌激素就跟缺钙了需要补钙，缺铁了需要补铁一样，规范的补充不会对人体造成问题。在补充雌激素的同时补充适当的孕激素，也可以不增加甚至减少子宫内膜癌的风险。而且现在的雌激素基本上是天然的，而孕激素也有一些天然的或者接近天然的，对乳腺的刺激较小；

第三，补充雌激素很贵。雌激素的补充治疗主要是以口服为主，也有抹的、贴的、经阴道补充的，但那些主要是解决局部问题。价格最高的大概每个月也只有200元左右，比起人们吃的其他保健品要便宜得多啦，更不用说跟治疗骨质疏松的药物相比。

更年期找中医还是西医

经燕｜中日友好医院中医妇科主任医师

更年期症状表现因人而异，出现了症状，人们也总是在找西医还是中医之间犹豫不定。人们常常听到治疗更年期的雌激素、大豆异黄酮和中药，但并不了解它们之间的区别。其实，该选哪一种，还是有据可循的。

最高效：雌激素治疗，快速缓解症状

如果有严重的更年期症状，影响工作和生活的妇女，可采取雌激素治疗。像月经紊乱、潮热盗汗、阴道干涩、性交不适和尿频是最常出现的症状，可通过饮食调理、中药或补充大豆异黄酮来缓解。如果严重影响了生活，就可以采取雌激素治疗，可起到立竿见影的效果。

有些妇女会出现较严重的失眠、关节肌肉疼痛、情绪波动等，雌激素治疗也有很好的疗效。一般情况下，医生会让你连用3个月雌激素治疗，症状减轻或消失后，可减量或试着停药，若症状反复可以再用。如果在40岁前就绝经了，将来患心血管疾病及骨质疏松症的风险相对较高，也建议补充雌激素，治疗到正常绝经年龄。

但如果有不明原因阴道出血、红斑狼疮、耳硬化、严重高血压、糖尿病、高脂血症、妇科恶性肿瘤家族史、子宫肌瘤和子宫内膜异位症等，要禁用或慎用雌激素。

最稳妥：多吃豆类，饮食来保健

很多更年期妇女都听说过大豆异黄酮，看到别人都吃这东西，觉得自己也该吃点。但为什么吃，有什么作用并不知道。

很久以前西方医生就发现了一个有趣现象，同样是更年期妇女，日本和中国妇女的症状比西方妇女轻，而当亚洲居民移居西方并且饮食结构改变后，这种差别就消失了。这是因为亚洲居民的餐桌上，经常出现豆类制品，而西方国家普遍不喜欢吃豆制品，由于这种饮食差异，带来了意想不到的结果。现已证实，日常膳食中的大豆或大豆异黄酮可以缓解潮热、盗汗和阴道干涩等症状，对骨质疏松、心血管系统和乳腺癌有一定预防作用。

有不少女性更倾向于传统的非激素疗法，惧怕激素副作用，还有一部分不适合激素治疗 都可选用大豆异黄酮或多食豆类来帮助度过更年期。但要提醒的是，特别严重的更年期症状，大豆异黄酮还是不能代替激素治疗作用的。

最全面：中医治疗，全面均衡调理

雌激素是高浓度、高纯度的单一植物提取物，直接作用于靶器官，可以快速起到治疗作用。而中药是由植物的全部成分或几种中药组成，虽含有植物性雌激素作用，但没有提纯后的西药激素含量高，治疗作用也比较缓慢，往往要等待三四个星期才能看到疗效。但我们知道，每个人的体质、性格、经历和文化程度不同，更年期症状表现也不同，激素虽然可以快速控制症状，但不能解决这些症状下存在的生理和心理失衡，中医就可以根据个体差异来治疗。如果症状比较轻，希望缓解的；不愿或不能使用激素治疗的，都可选中医来治疗。

延伸阅读

我的更年期情结

经燕｜中日友好医院中医妇科主任医师

从事妇科专业已有26年，在临床上我见过不少更年期患者，她们面色蜡黄，满脸愁容，絮絮叨叨，一身病痛；女儿被母亲的火爆脾气逼得宁愿离家出走，外地求学；丈夫常借口工作忙尽量晚回家或出差，严重的则另觅新欢，造成家庭破裂。而最常问的问题是：她的更年期到底何时结束啊？她太让人受不了了。

面对这些现状，我曾不止一次想过，女人的更年期真是太可怕了，它不仅让女性失去青春的容颜和体态，失去性生活的享受，而且造成全身诸多不适，把好端端的生活搞得一团糟。

随着自己年龄不断增长，更年期的脚步也一点点向我逼近。面临生命的重大转折，我也和其他女性一样越来越心存恐惧，忐忑不安。我的同事和朋友曾不止一次焦虑地问我："我的月经开始错后了，经量越来越少，是不是快绝经了？到了更年期人就衰老了，成老太太了，太可怕了。"

为了自己和同龄人的心结，我开始更多注意周围人在这方面的反应和感受。这其中有精英女性，也有普普通通的家庭妇女。令人吃惊的是，无论层次高低，凡是注重生活质量的女性，她们的更年期状态都是很豁然、平静的，生活并没有受到影响。问到她们对更年期的态度，都是有同一个观念：不要不敢承认自己正在衰老，自然规律无法抗拒，要调整好自己的心态，以积极向上的生活态度去健康生活。

而我也一步步这样去做。我再次重温了女性更年期的专业知识，并翻阅了大量有关更年期健康保健及中医养生书籍。

而在工作之余，我还参加了中老年时装模特队，队里成员都比我大，大多在50岁以上，最年长者78岁。大家为了一个共同的兴趣走到一起来，练时装、跳舞、参加演出、拍广告。

大家每个星期六穿着自己最时尚的衣服，精心打扮一番来到排练馆，在音乐的伴随下轻盈漫步，脸上洋溢着妩媚和优雅的笑容。让我感受到，从容、豁达的中年女性，她们的成熟美和韵味美是年轻人永远无法比拟的。她们积极的心态和健康的方式时刻感染着我，让我感到更年期女性并不是令人厌恶的黄脸婆，关键是看怎样对待和怎样生活。

这么多健康向上的信息在影响着我，使我对更年期有了更多的心理准备。现在我的月经也开始错后，女性特征也在发生一些变化，但我心里是很平静的。因为我知道这是我一生必须经历的生理过程。

当我月经第一次错后时，我没有焦虑，没有采取任何措施，3个月后，她像天使一样不期而至，而且非常正常，仿佛是上天给我的奖赐一般。

更年期到来要有思想准备，不良的生活方式一定要调整，许多更年期女性就是这么磕磕碰碰地使身体走向新的平衡。真心希望我的同龄人在更年期的动荡旅途中少走弯路，少受痛苦，平稳过渡。

Chapter 8

专家说：无性婚姻都是耍流氓

婚姻双人舞

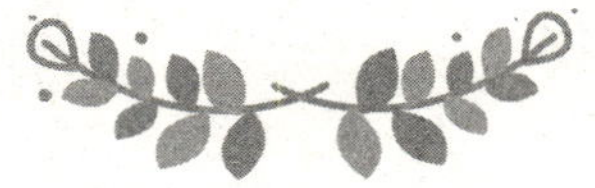

婚姻也要“定期体检”

张晓平|婚姻高级治疗师

陈玉英|国家二级心理咨询师、国际婚姻家庭指导师

第二届沪台民间交流论坛分论坛公布了一组数字：在中国，只有3%夫妻恩爱、高质量婚姻；有75%的婚姻中等质量，勉强维持着；22%的婚姻质量很低。这意味着，中国75%的婚姻处于亚健康状态，至于最后22%这一部分，则可以说已经“病入膏肓”。要是按照西方人的判定标准，没有了爱情，夫妻间不再牵手了，就算不吵架也已经是糟糕的婚姻了。这样，婚姻质量很低的比例就远远不止22%了。

对上述状态，我们引入了“婚姻体检”的理念，说婚姻需要分四个阶段进行“体检”：

第一阶段是初婚浪漫期；

第二阶段是两年后的平淡期；

第三阶段是问题频发期。其中，平均婚后5年和16年是离婚高危期，主要是因为孩子的出生和第三者的介入。

第四阶段是“柳暗花明”期，夫妻重归于好，白头偕老。

第一阶段的“体检”有助于夫妻双方认识彼此间的相似和差异，适当延长“浪漫期”。第二阶段的“体检”，可以帮助夫妻正确处理差异；第三阶段的“体检”也可以帮助夫妻缓和矛盾，以免造成不必要的分手。

然而很多夫妻在婚姻出现问题时，往往向自己的亲朋好友寻求帮助，很少去寻求专业的婚姻专家，而平时更不会主动去“体检”，认为前去“体检”的婚姻，都已是“病入膏肓”了。

事实上，很多离婚都是“冤假错案”。许多人将婚姻的问题归结于性格不合、价值观冲突等。其实这只是问题的表象，深层的原因是两人之间缺少了爱。如果两人之间有爱情，就会寻找对方的优点，包容对方；如果没有了爱情，自然就会横挑鼻子竖挑眼，放大对方的缺点，看对方哪里都不顺眼了。

在平淡的婚姻中，爱情是可以重建的。夫妻间不仅要寻找共同的话题，培养共同的业余爱好，夫妻间身体的亲密接触也非常重要，比如牵手、一起泡脚等。

Tips

测婚姻，看5个问题

1. 面对共同的问题，找到解决问题的方案有没有困难？这并不是说服你的配偶，是你对不对的问题，而是你们两个能否找到一个共同的大家都认同的中间立场。

2. 在大多数情况下，是你的配偶还是你来做决定？在你们俩共同决定一个结果之前，你的观点需要全面的审核吗？

3. 你和他（她）还互相相爱吗？不仅是性，手牵手和拥抱也是必不可少的。一天结束时你们会共享一个微笑或者吻吗？

4. 是你被动些吗？是这样吗？要勇于承担责任，要勇于承认错误。

5. 假如你们中的一个人失去工作或者生病，你是否有准备措施去应对？

好婚姻，功夫在床外

彭晓辉|中国大陆著名性学家，世界华人性学家协会副秘书长
阮芳赋|“世界华人性学家协会”创会人、名誉会长、监事长

现代社会，戏里戏外都上演着各色“婚姻保卫战”。给性爱开开窗、换换气，是巩固夫妻关系的有效方法。为了防止丈夫翻越婚姻的围墙“偷吃”，许多女性在“高筑墙”上下足了功夫，实际上，“广积粮”有时候更重要。

有关数据表明，因性生活不协调造成的离婚约占35%。也就是说，为了让婚姻更美满，女性朋友也要给性爱大餐加点新料。让性爱生活处于最佳状态，往往是“功夫在床外”。美国专家康佩尔曾列出一份清单，他建议女性朋友每天、每周、每隔几个月或一年之中，做一些相应的小事。不一定所有的小项目都要做到，可以根据自己的爱好，每一项选用一两种，或者干脆自己想出一些对策来。

每天多一些爱的碰触

保持良好性关系的基础在于互相关心和体贴，一些看似细小的琐事，可以使对方感觉到您的理解和关怀。

1. 早起后再次上床。许多家庭主妇总是早早起来忙活，丈夫往往是后起床的那个，妻子们可以在对方起床之前二进被窝，和对方聊上一会儿，腻歪一会儿。

2. 帮对方做一件哪怕是很细小的事。例如，在丈夫刮胡子以前，把镜子上的水蒸气擦掉。

3. 共用某种东西。例如，打开一瓶啤酒，两人共享，而不是各开一瓶；买一份报纸，两人传阅，而不是各买一份。

4. 爱的触碰。回家一进门就互相拥抱或亲吻，这对许多中国夫妻来说不容易。但是有一点要注意，无论什么情况，比如劳累或吵完架，都要保证每天有一次以上充满爱意的碰触，哪怕只是轻抚对方的肩膀，拍拍对方手背，摸摸对方的脸。

5. 让对方“对”。不要事事都指责对方，有时候要放他一马，放弃品头论足的机会，给对方留有余地和面子。

每周定期约会与聊天

爱是需要时间来维护和经营的，夫妻间应该每周至少安排一次不少于2小时的交谈。

1. 一起出去吃早饭或晚饭。夫妻在一起重要的不是吃喝，而是有机会在一起消磨时光，一起放松心情。

2. 定期约会。比如把周三定为约会日。事先定好，那天不约别的人，不做别的事，空出时间约会，而且要固定下来。约会日可以一起去看电影、听音乐会或运动健身，或者做双方都喜欢做的其他事。

3. 一起步行到某处。坐公共汽车、坐出租车可能都不够“隐私”。自己开车去，到达目的地又太快。如果出行的路途不是太远，不妨两人走着去，边走边交谈，这样能了解彼此最近的心情和工作状态，还可以商量事情。

每月新瓶装旧酒

每月可以做一次不在常规范围内的事情。美国得克萨斯理工大学心理学教授苏珊•亨德里克博士说：“做一些与往昔不同的事情，或用不同既往的方式去做某件事情，可以使对方出现新的感受，使已存在的爱意重新迸发。”

1. 带你的伴侣去看你锻炼的场所。带你的伴侣去看你节目的彩排，带你的伴侣去看看你工作的场所等，让对方感觉到你愿意让他（她）走进你的生活环境和心灵。

2. 换换新地点。假如你们通常在厨房谈天，在床上做爱，那么可以变换一下，试一试在厨房做爱，在床上谈天。

3. 变换角色。假如总是他洗碗，某个星期天你可以争着去洗碗；假如总是他做晚饭，某一天你可以一显身手，去烹调一次晚餐。

每季小别胜新婚

任何人际关系都可能有摩擦存在。你在情绪冲动时，难免会伤到你的伴侣，这就需要事后补救。

1. 暂时别离。周末和你的姐妹逛街，让你的伴侣去跟兄弟碰头。不相见，有时更怀念。

2. 做一次交易。丈夫的球赛没完没了，妻子的韩剧一集都不能错过。只有一台电视机怎么办？好吧，让给你看。条件是给我做半小时的全身按摩。

3. 庆贺一次生日、周年纪念日或节日。时间一久 比如半年、一年，生活中总有些一些心结、误会和忽视的小细节，所以“防漏补缺”就变得尤其重要。

如果曾经为某件事争论长达一个月以上，不妨再回头细细交谈，分析原因并解决。

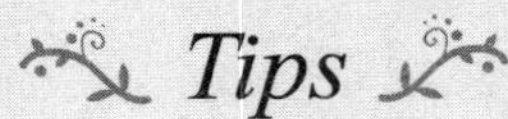

夫妻要创造单独相处时间

俗话说“距离产生美”，夫妻间几乎是零距离，长时间相处后难免出现审美疲劳，所以更新爱的内容需要年年月月的不懈努力：每天一次腻歪，每周一次谈心，每月一点变化，每季一次庆贺，每半年一次“算账”……这都是夫妻间的心灵沟通。

在现代社会，夫妻不可能有足够的共有时间，但只要“有心”，总会开辟心理沟通的途径。难过时的一个短消息，或匆忙中几句安慰的话，都会使夫妻双方感受关爱的情意。

舞动幸福——用舞蹈唤起情感

姜爱玲 | 台湾舞蹈治疗顾问

“大家快加入进来，越晚加入的，做的动作越复杂哦。”水晶灯下，笑语飞扬，庄严的会场霎时变身为一个热身舞场。

这是一场临时舞会，规则是第一位加入进来的人做一个动作，如摆手，第二位加入的，则需在摆手的基础上再增加其他动作，以此类推。最后加入进来的那位则需要做很多动作。恰巧最后一位是能歌善舞的女士，尽情释放着各种舞姿，异常兴奋，大家舞动着笑成一团。

这本是一个游戏。让互为陌生的大家通过肢体动作表达，在短时间内拉近关系活跃气氛。这也是缓解家庭纠纷，营造幸福婚姻的一个重要方法、一种新的婚姻咨询治疗方式——舞蹈疗法。

现代人压力大，常回家后都懒得说话，亲密关系也变得距离越来越大。动作语言就是拉近彼此的一个很好的助力。在国外，这种新兴的心理治疗方式颇为流行。我在游学国外时发现西方人大多非常外向，而亚洲人相对保守，因此婚姻出问题时不会很好地沟通解决。但身体的动作表达比口语更直接。比如，发生争执时，有时一个温暖的拥抱就能立刻缓解疑惑、抱怨、争执，相信很多女人都有此感受。

我会给来做咨询的夫妻布置家庭作业，让他们回到家后也继续按时做一些舞蹈动作，比如互相触碰指尖、互相摩擦背部等，来增加身体接触，发现彼此的底线，增强对彼此身体的熟悉程度。而实际上，所谓的“舞蹈”也并非传统意义上的标准专业的舞蹈，而是随心所欲做出来的动作。

相比口语，身体动作更能唤起人的记忆和情感。建议夫妻们在家可以一起听听舒缓的音乐，随着音乐摆动身体，还可以一起学习瑜伽，并且互相做给对方看。长久地运用舞蹈疗愈方法改善婚姻关系，可以让婚姻中的问题及时得到沟通和解决，使婚姻关系更加透明、有韧性。

Tips

1. 识别——最易忽视的不良相处模式

郭晓洁 | 萨提亚（北京）教育咨询中心主任

一些常见的夫妻相处的模式其实都是不良的亲密关系，易埋下矛盾冲突的隐患：对抗，主要表现为指责；服从，一方妥协认错或互相推诿；超理智，出现问题后只是就事论事的处理问题，平时却很少谈心；逃避，用打岔的方式岔开话题不予正面回答；粘连，两个人你我不分，我不开心你也不能开心；疏离，常期分居，心理上互相依靠不上；讨好，互相把权力交给对方；指责，两个强力对抗的人在一起生活很难维持长久，往往会以一方的妥协而趋于一种相对的平衡。这些沟通方式，通常都要付出高昂的代价。而这些代价都是在我们意识之外的。

2. 影响——沟通姿态从小学成

孙时进 | 上海复旦大学心理研究中心主任

每个人最初都是跟一个男人和女人形成一个三角关系，童年的学习犹如一台24小时开机的全息摄像机一般，感官、嗅觉、触觉是全部打开的，孩子看到父母吵架时，没有力量去干预时，会自然发展出来一个应对姿态，下意识地做一个决定，要怎么样做才能得到父母亲的爱，在这个过程中他们会学到一种应对的压力本领，比如女孩跟妈妈学会了指责，男孩学会了沉默转身。父母要从骨子里对孩子进行平等、尊重、理解的对待。一个好的家庭，孩子会跟父母一起制定规则，这个规则就是家庭的法律，孩子会知道，他没有错时，是安全的，在此环境中长大的孩子，会有安全感。

缓解冲突，弥合分歧

盛丹|萨提亚全国教育总部讲师
孙时进|上海复旦大学心理研究中心主任

过去在家庭中，有七年之痒之说，而现在7个月就会“痒”了。这是现代婚姻蜜月周期的现状，也正因此造成当今离婚率如此之高。高离婚率之下，婚姻危机的危害有多大？用“甚于恐怖主义”来形容一点也不为过，因为不幸的婚姻不光是对两个人的伤害，更多的是影响孩子的成长和婚恋观的形成。

然而纵然离婚原因千差万别，但弥合分歧营造幸福婚姻，都有相同路数可供参考。“寻找一致性的沟通，学习解决差异，进而提升自我价值感获得内心成长。”要达成这个目的，方法很多。比如，用冰山探索情绪感受等“内在自我”的方法缓解夫妻冲突。

妻子非常喜欢旅行。而先生则喜欢看书、思考和交流，他觉得在家最舒服。很多次妻子说“老公，陪我去某某地方，怎样”，他都说“我考虑一下”，这是在温柔地拒绝。但她并不气馁，反而笑意盈盈“曲线救国”。她将整个旅行安排得很舒服，向他保证自己背包、这回也不买土特产了。先生终于说“好吧，我们去黄山”。于是两人非常开心出发了，到了一个很美的地方，妻子长时间的站立在那里吸收自然的能量，陶醉享受。可这时先生说，“可以了吧，现在回酒店休息吧”。听完后妻子很不满，但她的家人从小就要求她自己不开心的情绪不要带给家人，于是有了负面情绪就会忍耐、压抑。终于有一天在妻子邀请他看日落，而他却说可以去电脑下载很多张日落的照片时，妻子爆发了。

好在这位女士还在情绪爆发的临界点，还可以觉察自己的情绪，于是回到宾馆就给自己画了一张内在的冰山图，看到自己和先生的观点、期待和渴望。妻子说：“我的期待是我的先生照顾我，期待他不怕苦、不怕累，我期待自己可以很好地管理自己的情绪，不要因为小事情跟先生冲突。在这个事件中我渴望关爱和亲密感；我先生则期望我能感谢他，因为他陪我来了。他很困惑的是，在家我做家务都嫌累，现在已经爬了几个山头了，还不放过他。他期待我能跟他多一点思想层面的交流，他渴望理解、共鸣和欣赏。”

所以要看到，婚姻中，不仅仅是一个人认为的画面，而是两个人都有自己的画面。很多时候，我们会以为婚姻中伴侣理应明白自己期待什么。但其实如果不沟通，对方可能根本意识不到。在家庭中某个冲突事件里，去觉察自己有怎样的内心活动。平时自己可以按照图中所示，一层层地写下那个当下自己的行为、感受、观点、期待和渴望，这样可以跳出事件和行为层面，看到内心真正的感受、观点和需要，也要顾及另一半，看看他的内在的“冰山”又是什么样的？再与对方交流时，就不会仅停留在事件表面，而能对自己和对方的内心更深地理解。

当一个人充满爱的时候，就是身心一致的正能量的状态，能够保持自己在正向情绪状态，能自我满足自己的需要。而沐浴在爱河中的两个人的“冰山”也是一致的：愿意共同活动，在一起就很开心。开心的事共同分享庆祝；受了委屈愿意呈现自己的脆弱，对方懂得你的感受并且能安慰你，更多去留意共同之处，看到对方身上值得欣赏的地方，正向解读对方的表现，我们也更容易想到更多可能性去满足共同的需要。他们会慢慢发现，彼此常常有心动的一刻，而且心有灵犀，相互给予对方的超出了彼此的期望，内心需要的关爱、接纳、欣赏完全被满足了。

每天晚上都可以给自己一点独处时间，回顾一下今天有什么事情触动了自己，有大的心理冲突时更需要及时处理自己的情绪，否则失控时对人对己的伤害更大。只有了解了自己的内心，愿意与对方沟通，表达自己的感受和需要，这样才更易得到对方的理解和接纳。

好闺蜜不做婚姻绊脚石

艾霞｜北京回龙观医院心理治疗室主管心理师
过斌｜北京回龙观医院性心理学组组长、副主任医师

电影《闺蜜》让很多男人感同身受，有人说，闺蜜是男人眼中的砒霜，是女人眼中的蜜糖。为何如此说呢？如何做个称职的闺蜜呢？

男人说：女人的闺蜜爱插手

其实妻子与丈夫好比牙齿和舌头，离得近，摩擦也多，吵架后，女性喜欢跟闺蜜们诉苦，这时往往带着主观情绪把矛盾夸大，这种片面性的描述容易激起姐妹们的愤慨，可能因为一点小错就被闺蜜们放大200倍，把男人看作十恶不赦的敌人。

其实，将夫妻之间的私事散播到闺蜜中，可能会让男人觉得自尊心受到伤害。男人更希望和妻子两人协商解决而非他人插手。妻子利用闺蜜团体的威力去对付老公，男人也是很反感的，受挫的男性自尊、冲动感性的女性思维，怎能不让男人感受到压迫感呢？闺蜜们在他们的婚姻里扮演出主意的角色，影响夫妻之间的和睦，久而久之，女闺蜜就变成了男人眼中婚姻关系的一味毒药，甚至逼得男人们想离婚。

女人说：比男人更有安全感

在女人们眼中，闺蜜们是生活不可或缺的强心剂和安慰剂，多年来一起经历的悲伤、欢乐，互相倾听、发发牢骚，构成了妻子的社会支持系统。

相比于夫妻关系，闺蜜友谊或许简单得多，很少有经济利益、姻亲关系的纠葛，相

处起来轻松得多。而且因为性别不同，男女思维方式也大不相同，同一件事，女人比男人更容易理解女人，所以女人在闺蜜那更易获得同情和安全感，安全感和亲密感是闺蜜凝聚的力量。

专家支持：保持边界感很重要

男人如何处理与妻子闺蜜的关系？女人如何处理闺蜜关系才能保护婚姻呢？建议男性不必过分防范妻子的闺蜜，鼓励妻子建立自己的社交圈。

此外要与妻子达成共识，婚姻是两个人的事，不要被别人左右。一个合格的闺蜜应摆正位置，做女友的情感填充剂，而不是她的婚姻法官。

最后谨记，保持边界感最重要，找准自己的角色，保持适当的距离。女性在尊重另一半的前提下不要和闺蜜说太多私密的事，防止给婚姻带来不必要的麻烦。

“抹布女”要学会婚姻自救

张晓平 | 国家级心理咨询师

《抹布女也有春天》的热播让很多人感慨万千。“抹布女”们为了爱情宁愿牺牲自己，全心全意帮助爱人成功，最后却被抛弃。“她们就像是一块抹布，把对方擦干净了，却脏了自己，最后被丢掉了。”知名女性情感作家苏芩说，这类女人最需要学会婚姻自救。

根源：在于没有自我。“抹布女的致命错误在于奉献到无私忘我的境地。”苏芩说，这类女性总说很爱对方，不过所做的不是关注对方真正需要什么，而是要对方无条件接纳，期待对方给予自己同样甚至是更高的回报。殊不知爱情不像其他的人际关系那样可以换回等值的回报，单方面的奉献往往是一股反作用力，最后给对方造成压力和情绪负担，被对方“抛弃”。

“抹布女”不是一天练成的。一方面跟中国传统社会环境有关系，中国文化中女性一旦进入婚姻，生活重心都寄托在丈夫和孩子上，渐渐地丧失独立的意识。一旦丈夫、孩子没有按照她想要的方式生活，她们就会不满。另一方面，跟从小父母的教育方式也有关。父母从小对女孩有过于严格的要求，比如“因为老师夸奖而学习”“因为妈妈高兴而学琴”等，以至于没有意识去寻求自身内心的需求，丧失了建立自我意识的机会和能力。

这类女性在成人之后会不自觉地把这种心理带到婚姻当中。由于没有自我，缺乏安全感和信任，她们当中一部分成了“女强人”；而另一部分则成了“抹布女”。

那么，如何自救呢？给思维做一次“手术”。对于“抹布女”来说，婚姻自救的关键是给自己的思维方式做一次“手术”。

不做“裸婚女”

一些女性婚姻之后全身心做起了家庭主妇，成为“裸婚女”，这样的人更容易成为“抹布女”。因为她们特别容易为爱人投资更多的精力，甚至牺牲自己的事业，这对男人而言是一种压力。苏芩建议，女人别把“裸婚”当投资，否则难免有赔本的可能性。

做到“依靠而不依赖”

要从“一味讨别人欢心”的死胡同中走出来，比如学会经营自己独立的生活圈子，在家庭之外，有自食其力的工作，发展自己的兴趣爱好，常跟三五知己相聚，这样不仅提升自己，也不会给丈夫造成压力。

学会放手

如果“抹布女”正在遭受被抛弃的困境，千万不要自怜自艾，要相信可以凭借自己的努力重建新的家庭关系。切忌一味责备对方，该放手的时候要勇敢冷静地放手。失去爱，痛苦失落是必然的，但再痛也不能放弃对自己的把握，陷入更多的负面情绪中。

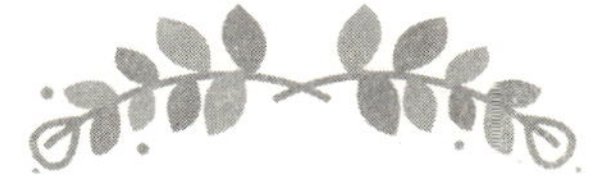

学会用性来滋养自己

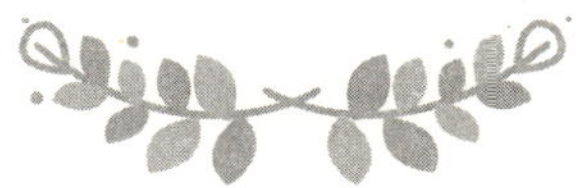

性爱对女人的6大好处

宋卫东｜北京大学第一医院男科副主任医师

据日前美国《赫芬顿邮报》刊文，性高潮不仅仅是一种幸福体验，也是一种健康方式，对女人来说也是好处多多。

让你的血液流动起来。根据加州大学洛杉矶分校（UCLA）女性性医学中心的Jennifer Berman所说，性高潮可以促进女性的血液循环，使大量富含氧气和营养的血液流向生殖器部位，这对保护生殖部位的健康有帮助。

一种锻炼心脏的新方式。尽管性高潮还无法替代你的日常锻炼，但却可以增加心血管系统的活动量。在快乐的巅峰时刻，你的心率加快，血压升高，呼吸频率也增加，体内也会释放内啡肽。如此看来，性高潮不失为一种锻炼心脏的好方式。

改善你的心情。你有过垂头丧气的感觉吗？如果有，你正好需要一个性高潮，它可以振作你的精神。在性高潮过程中，除了分泌内啡肽外，还会分泌多巴胺和催产素。这3种激素都具备改善心情的功效。性高潮不仅可释放足量激素来舒缓压力，还可使你的大脑获得休息。

帮助你的睡眠。性高潮会赠送给你一整晚的高质量睡眠，让你免受失眠之苦。一项对1800名妇女进行的调查发现，超过30%的人将这种性释放当做一种天然的镇静剂。

保持你的大脑健康。一次性高潮不仅锻炼心脏，而且也锻炼了大脑。Barry Komisaruk博士的研究发现，性高潮可使大脑获得更多的氧气补充。

给你健康光泽的皮肤。也许你已经发现，每次高潮过后，你都会惊喜地发现肌肤显得更年轻了。研究发现，女性在性兴奋时体内脱氢表雄酮水平较平时更高，这种激素的增多会使皮肤更健康。

性爱就像双人舞

宋崇升｜北京回龙观医院精神医学中心副主任医师

性爱不仅是一种生理活动，更多的是一种心理交流，是亲密关系的升华和回报。而一份调查显示，五成男人靠自己，六成女人无需求。性爱就像是双人舞，只有双方配合默契，充满激情才能跳出最美的舞姿，可如果变成自我解决的独舞，那么性也就失去了最美的姿态。

因此，要想获得优质性爱，亲密关系的维护一直都很重要。如果新年里，你不想跳独舞，那么尝试改变你的性态度吧。

爱男人要运动起来。女人们不要把爱男人仅仅放在照顾他的吃喝穿衣上，男人更需要性的关爱。如果经常拒绝丈夫，不仅会影响夫妻关系，也会伤害男人的性自信，甚至会迫使一些男人去寻觅其他女人来满足自己。

所以，如果不想被“小三”挤占位置，就要花点心思，用你的激情把老公锁在家里吧！而且，性爱也会让女人更年轻，何不尝试换个角度想想呢！说到这里有的女性会说：“老夫老妻，性爱激情不再，缺乏新鲜感和动力。”这时需要你改变性爱习惯和性态度，创造更多的满足感与多样性。

速战速决：当你真的没有时间去享受一个悠闲浪漫的夜晚，那么，不妨舍弃很多前戏，来一场“闪电”式的性爱，给对方一个意外的惊喜也不错。

制造浪漫：烛光晚餐、温柔的话语、精致的打扮，一个可爱的酒店房间，或一个在家独处的时间都可以促进性爱的发生。特别是在纪念日、情人节或者任何你想要提高你们亲密关系的时候。

给他性安慰：当他伤心或感受压力时，给他温暖的关心，不妨做爱让他得到放松和安慰。

当做享受：在周末的早晨，如果你没有事情要做，就可以完全放松地享受性爱了，在床上吃早餐和做爱，只要你想要，没有压力，没有匆忙，就能完全享受快乐。

尝试幻想：性爱没有激情的时候，不妨尝试性幻想——做个角色扮演，扮演护士和病人，两个小孩子玩过家家，这样的性爱，或许有不一样的感受。

增“性趣”按摩“太太穴”

王城生｜南京自然医学会足疗专家、副主任医师

对很多夫妻而言，冬季是性爱的“低潮期”，建议冬季提不起“性趣”的夫妻们，不妨互相为对方做一做足部穴位按摩，可提高性爱质量。

人的五脏六腑在脚底上都有相对应的穴位，性爱前后对足底进行按摩，有助于平衡阴阳，疏通经脉。这里介绍两个足部和性爱质量密切相关的穴位，由于皆以“太”字开头，所以，简称为“太太穴”。

第一个是太冲穴，太冲穴在脚背上，从大脚趾与二脚趾形成的脚趾缝向上，与脚背一条横向血管交汇处就是太冲穴。“太冲”是肝经的原穴，中医认为，肝经的通畅与否直接与人的情绪相关，因此通过对太冲穴的按摩等，有利于调动夫妻情绪，保持心情舒畅地享受性爱，缓解紧张和压力。

第二个穴位是太溪穴，该穴位于肾经上，常按摩此穴具有提高肾功能的作用，而肾功能的优劣直接关系到性爱的质量。太溪穴位于足内侧，内踝后方与脚跟骨筋腱之间的凹陷处，用手指按揉有微微的胀痛感。“太溪”是足少阴肾经的俞穴和原穴，按摩该穴位，具有滋肾阴、补肾气、壮肾阳、理胞宫的功能，对提高性爱质量有着积极的作用。

需要提醒的是，按摩穴位要由轻到重，直至产生酸胀感。有些夫妻在按摩过程中，可能直接产生性兴奋，此时不要急于性爱，要循序渐进，这样享受按摩给性爱带来的乐趣更让人受益。

女人“助性”可选两运动

王靖宇 | 山西大医院泌尿外科主任医师

其实男性有些常见锻炼性能力的健身方式同样适用于女性练习，当然侧重有所不同。

俯卧撑：俯卧撑通常被认为是男性的运动，其实俯卧撑可能也是女性最佳的健身运动。如果女士适当练习俯卧撑，不仅锻炼你的上半部身体的力量和耐力，而且还可以丰胸，让乳房更挺拔，能塑造更好的肩、胸和臂曲线。

女性虽然臂力较弱，但同样可进行改良的俯卧撑，即尝试把膝盖弯曲在地上做俯卧撑，可降低难度，逐渐做到普通俯卧撑。

凯格尔运动：凯格尔运动又称会阴收缩运动，起初是为了治疗女性尿失禁而采用的一种练习法。运动的目的是加强盆腔底部肌肉，促进括约肌的功能。通过改良方法有助于帮助女性达到性高潮和增强性快感。

第一个阶段是简化为站立时用力夹紧臀部，以保持收缩5秒、放松5秒的规律，随时都可进行，重复20次以上。

第二阶段简化为提肛锻炼，双膝弯曲平卧，收缩臀部的肌肉向上提肛，收缩尿道、阴道及肛门，仍然以保持收缩5秒、放松5秒的规律，每天有规律的练习应该在20分钟。

7个方法给女性“助燃”

马晓年 | 北京中山医院男科特聘专家、荣誉教授及首席专家顾问特邀专家

方法1：成为自己的身体专家

充分了解自己的身体和性反应规律，借此了解自己的性喜好和需求。这一信念指的

是要学会掌控自己的身体，并熟悉自己的性反应，比如，什么类型的触摸或刺激是最令自己难以忘怀的。

方法2：确保伴侣“命中靶心”

如果您的伴侣在唤起您的身体时“脱靶”了，您就很难达到性高潮。所以，一定要记得告诉对方，您需要他做什么，您喜欢什么样的刺激。

方法3：强化性紧张

当性唤起接近高潮之际，一个人的肌肉必然会紧张起来。女性更是这样。所以，有意让肌肉更紧张，无疑将有助于女性性高潮的到来。

方法4：收缩“高潮肌”

主动收缩阴道周围肌肉（学名是耻骨尾骨肌），有助于将血流引向生殖器，最终达到性高潮。这些肌肉是控制高潮的肌肉。收缩耻骨尾骨肌不仅可以帮助激发性高潮，而且可以使性高潮更为强烈。

方法5：脑袋悬空

把脑袋悬在床沿外可以激发性高潮。这种难度不大的娱乐方法，可以使有些妇女的性唤起和性紧张度加强，促使性高潮的轻松到来。

方法6：变换呼吸方式

变换不同的呼吸方式也可以强化“性”的唤起，并且能激发性高潮。

方法7：有意“放纵”

私下进行性高潮的排演，常常能够帮助那些放不开的女性减少对获得性高潮的焦虑，更易获得性高潮。

子宫切除：一样享受性生活

林仲秋｜中山大学孙逸仙纪念医院副院长、妇科肿瘤专科主任

子宫是女性生殖系统重要的器官，然而在某些疾病的情况下，不得不“忍痛割爱”而切除。很多女性担心子宫切除会影响性欲和性生活，真的是这样吗？答案是否定的。

子宫切除同样可获得性快感

过去认为，子宫切除会减少阴道的润滑，使性交发生困难，其实这是一种误解。

子宫切除后，性交的主要部位并没有变化，而且阴道具有极好的伸展性，仍然可以和术前一样获得性快感和性反应高潮。

许多子宫切除的妇女，由于疾病得到治愈，引起性交疼痛的因素被解除，也不会为月经紊乱、意外受孕、患子宫疾患而忧心忡忡，多数女性术后性生活甚至较此前满意。

所以说，子宫切除不仅不会影响妇女的性功能，在一定程度上还可提高妇女的性能力。

“性趣”减退常源于“自卑感”

为什么有些妇女在切除子宫后会感到性功能丧失了呢？其实这是一种负性情绪在作祟。

有的女性会因为切除子宫产生自卑感，担心自己对丈夫不再具有吸引力，会遭遇冷淡对待或拒绝，抑制了性生活的兴趣，这些不必要的担心和误会都会严重影响性生活的质量。解决的最好办法是消除心理上的压力，同时也需要配偶的理解和关心。

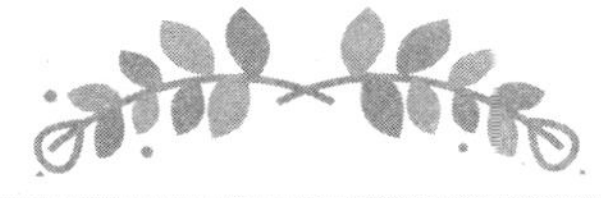

性问题并非男人专利

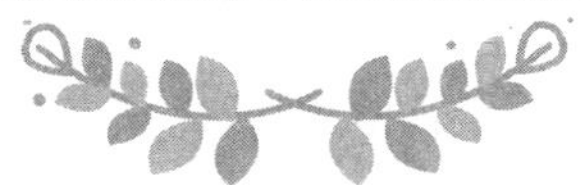

女人更易性焦虑

吴小军｜第三军医大学西南医院泌尿外科副教授，医学博士后

“性爱伤身”“性感是不是等于风骚”“追求性快感是一种不好意思的事情”……很多时候，女人比男人有更多的性爱焦虑，再加上羞于沟通，这些焦虑会严重影响性爱质量。

一般来看两性门诊的患者，10个当中有1个是女性就不错了。其实她们内心有更多的焦虑，而且焦虑程度比男性严重，但是常压抑在心里。女性的性焦虑主要集中在两个方面：担心性爱不洁易致妇科病和难以有愉快的性感受。

妇科病：太干净，也不行

有一名女患者曾有妇科病，她就坚持认为妇科病是由性生活不洁引起。这样一来，她对性爱“干净”的要求异乎寻常，平时对于阴部的清洗也过于频繁。

很多女性都不知道，过于干净，真菌被完全清理的阴部，反而更容易感染妇科病。所以，别洗得过于频繁，更不要每次都用阴道洗液清洁。过度担心、重视两性生活的不洁感，引发的妇科病不在少数。

性愉悦：我需要，我快乐

追求性愉悦感往往是男人的需求，女性在性生活中要求得到快感，是不是有点羞耻的事情？女性担心打扮得过于性感，是不是过于风骚了？

性生活中，男女都是主体，相互的满足感才能造就一个快乐的性爱过程。女性对待性生活，更要有“我需要我快乐”的精神。如长期对待性生活没有兴趣、敷衍了事，也会引起家庭矛盾。

特别在伴侣面前，更应打扮漂亮点，展现性感的一面。多和伴侣沟通，多加强自我意识。很多女性婚后都对打扮缺乏兴趣，有家庭琐事的原因，也有一个潜意识的原因：“我是结了婚的人，别打扮太性感而招惹人了。”

针对女性的性焦虑，有3点建议：首先，女性更应主动与伴侣进行沟通，让伴侣了解自己在性爱中的细节感受；其次，更应了解一些两性知识；最后，应加强自我意识，主动去追求性爱的愉悦感。

早泄非男性专利

宋卫东｜北京大学第一医院男科

有人形象地说，早泄就像扳机还没来得及扣动，枪声就响起了。但说起早泄，大多数人都认为这只是男人的专利，女人完全不沾边，而葡萄牙一项最新调查惊奇地发现，女性也可能会受到早泄的困扰，四成女性坦言自己高潮过早，因此，早泄已不再是男性的“专利”。

来自葡萄牙的塞拉费米•卡瓦霍博士及其同事在一份报告中宣称，在对510位18～45岁的葡萄牙女性进行调查后显示，约有40%的女性声称曾经体验过性高潮来得过早，3%的女性表示，自己在性生活中早泄，早泄已经成了一种“慢性病”。

看到这个结果，很多人都不会相信，因为此前常说的女性很难达到性高潮，但的确有14%的调查中的女性会规律地发生性高潮过快，而3.3%的女性竟然已经达到性功能障碍的诊断标准。

女性早泄也会降低性爱质量，而且女性早泄的危害远远大于男性早泄。

早泄女性主要困扰是性高潮来得太快，之后便会很快失去对继续性生活的兴趣，而同时她的伴侣也许希望他们持续的时间最好更长一些。

但男性早泄并不妨碍男性自身获得性满足，而女性早泄则往往影响的是男女双方。

对于女性早泄的病因，目前尚不清楚，有研究发现，早泄的女性往往与性伴侣感情很深，性生活时常处于极度兴奋状态，性爱动作过于激烈，而且性欲过于强烈，往往是在长时间禁欲后，才偶尔发生早泄现象，因此就诊者很少。

建议早泄女性可以采用行为疗法进行治疗，尤其要注意3点。

精神放松：性生活前不要过度紧张和兴奋，喝点水让自己放松一些，不要吃燥热、辛辣和催情的食物，如巧克力、羊肉等。

学做冷美人：易早泄的女性不妨将饱满的激情和性欲先冷却下来，学做一个冷美人，多些冷静，先挑起男性欲望和激情，促进双方共同高潮。

节奏放缓：性生活中切忌操之过急，注意掌握节奏和动作幅度，通过变换体位或其他方式降低性兴奋，尽量延长达到性高潮的时间，待男伴即将达到高潮时再一鼓作气，争取双方同时高潮。

女人“四十如虎”吗？

陈见｜美国性学研究院临床性学教授、性学哲学博士

常言说女人是“三十如狼，四十如虎”，是说40岁以上的健康女性（指不患器质性疾病、精神疾病或应用药物制剂等女性）性欲望最强烈，但事实往往相反，性欲和性唤起衰退是40岁以上女人最常见的性功能障碍，也是衰老开始的标志。

2011年，我曾经在美国开展过一次对40岁以上男女性能力的社会调查研究。该研究中参与的被调查健康女性有131名，当问及半年内性反应有无发生变化时，30%以上的被调查对象反应性欲降低，将近62.3%的女性反应变化无或忽略不计，仅5%的女性性反应则有不同程度的增强。

在生理上，健康女性在35岁尤其是40岁后，性激素分泌（如雌性激素、黄体酮）开始下降，降低了泌尿生殖系统区域的动脉血流量、生殖性器官的神经感知敏感度以及情绪稳定性和精力，从而影响性功能。

雌性激素减少常常首先引起引导血流量减少，与自身年轻时比较，阴蒂开始收缩，灌注减少，勃起期充血减少；阴道干燥和萎缩，弹性开始下降。同时，中央和周围神经系统生理反应减退，从而影响触觉的感知，如神经冲动变慢，触觉知觉减弱，振动感减弱和反应时间延长。性激素同时也导致肌肉强度的减弱，从而导致勃起到高潮所需要的时间延长，性高潮峰值降低和高潮消退加快。

客观性性欲衰退提示着女人已经开始衰老，也提示着女性分泌的性激素水平开始失衡或低下，也意味着卵巢功能开始衰退。

在临床医学上，客观性性欲衰退是40岁以上女性最常见的性功能问题或障碍。经常听到患者抱怨：“丈夫总是不断地要亲热，可我总是提不起精神，充其量也只是配合应付，或假装很有满足感、有高潮以满足丈夫的自尊心。可是心里老觉得愧疚对不起丈夫，因为我还是很爱他的。”

有人也许会问，有无办法来改善40岁以上女性的性衰老及荷尔蒙失衡的问题？答案是肯定的！女性应该从30岁开始每天保证一杯浓豆浆，当更年期的前期症状出现时，可以用当归煎水，或每天服用10克左右的蜂王浆，可以缓解衰老和更年期症状。

此外，富含维生素和矿物质的食物可增强皮肤的弹性、柔韧性和色泽，对防止皮肤粗糙有很好的作用，可延缓女性衰老。

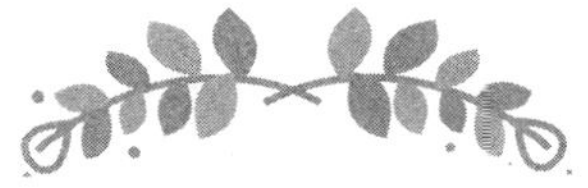

男人不难懂

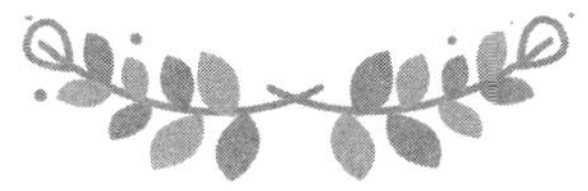

把老公变成男闺蜜

宋崇升 | 北京回龙观医院精神医学研究中心副主任医师
陶思璇 | 著名女性情感专家，北京师范大学应用心理学博士

女人：把老公变男闺蜜

“男闺蜜”就是以前常说的蓝颜知己，但现在的女人更喜欢“男闺蜜”这个叫法。男闺蜜的作用之一，就是倾听女性的心事，包括烦恼、快乐和秘密，并适时给当局者出谋划策。

但已婚的中年女性不敢有男闺蜜，或不敢公开自己有男闺蜜。她们一边抱怨婚姻乏味，一边忍不住对其他男性瞟上几眼。其实她们缺的是可分享心情和秘密的人，但结果是有了男闺蜜就难以把持。

可是作为丈夫的男人们呢？不是忙事业，就是觉得夫妻之间熟到已经无话可说，每天下班回家就是“我回来了”“我要加班、出差”等，很少坐下来聊聊自己的工作，内心的想法和心情。而他们却很可能愿意给别的女人做男闺蜜！所以，女人想守护婚姻，应本着“肥水不流外人田”的治家原则，还是把老公培养成你的男闺蜜最好。

首先，如果女人能够将对丈夫固定刻板的印象进行清零，然后以一个陌生人的角度来看待丈夫，并试着主动去打开男人的心，也让他看到另一个不同的你，这样还会激起老公做你闺蜜的欲望，重新了解你的内心和烦恼。再次，如果妻子能在丈夫面前巧妙示弱，也比较容易激起一个男人的自尊感和强大感，进而调动他的智慧，为自己的女人指点迷津，或鞍前马后、乐此不疲地奔忙，还可让老公充分展示男人魅力。

男人：认真倾听5分钟

对于夫妻来说，通常诉说的是女人，而倾听的是男人。因为女人是倾诉动物，女人能够在倾诉的过程中获得快感。这时候，男人需要怎么做呢？一定要记住，当女人说话的时候，一定不要打断她，让她一直说下去。对于女人来讲，语言仅仅是一种表达，根本不需要答案。

很多男人都想要了解一些攻心术，就不断地询问男女双方在哪些方面是不同的，男人需要怎样做才能征服女人心。其实，男人想要感动一个女人非常简单，每天仅仅需要倾听她说5分钟。

这五分钟不是陪着她发呆，也不是陪她吵架，而是来做一种爱的表达。男人表达爱的方式是用行动，他是做的；女人表达爱的方式是用嘴巴，她是说的。

所以，如果男人想要让自己的女人知道你是爱她的，只要你每天拿出5分钟，就可以搞定——就是要和女人面对面，专属的时间，不做其他任何事，专心、诚恳地看着对方的眼睛说话。因为当你看着她的时候，她才会感受到自己真的是你生命中最重要的人，于是那种被重视的情绪被填满了。然后，你要问她现在的感觉怎么样，心情怎样，她就会觉得这个男人很了解她，关心她的心情。

在这5分钟里，你让她讲，不管她说什么，你只要听就好了，在恰当的时间里说“是的”“是这样的”，给她回应。其实她的语言不一定都是牢骚，懂得倾听的人一定能够发现她那些语言背后的真正需求。这个时候，你会发现你比以前更了解她了，也更能从心底体谅她。而你对她的尊重和重视，会给她一种很强大的安全感，她觉得自己是被爱的，内心会有一种满足。而当她心情愉悦的时候，真正受益的人是男人自己，因为女人在得到满足以后一定会加倍地返还给你更多的爱。所以，男人一定要好好利用这5分钟，让她的心情变得愉悦。

男人说谎，女人找原因

王智雄｜北京回龙观医院性心理学组心理医生

女人爱猜疑，男人很无奈。男人们经常会因为二作而外出应酬或者出差，这时女人就会很容易猜疑男人在外拈花惹草，当然，不排除少数人会“偷腥”，但更多的男人只是为了工作需要，或拉近彼此朋友的关系，和朋友一起自我放松娱乐，而女人往往在感情这方面是容不得沙子的，对于自己看不见的，就容易浮想联翩。

这也反映着男女两性对情感的感受方式不一样，男性属于视觉动物，所以他们也更相信自己亲眼看到了什么，而女性属于幻觉动物，她们喜欢听男人说好听的，可能不是因为男人真的给予了她亲眼能够看到的实物或未来，而是好听的话更容易引起女人对美好事物的憧憬和幻想。

而另一方面，她们也更容易往坏处想，当男人在外时，女人只要听说男人在什么地方，那么她们会非常敏感和富于想象力地开始在脑海中出现画面，这种强烈的不安全感，使得女人常常逼问男人，男人们在逼迫下不得不说谎。

女人重感情，男人重理性。男女对情感投入的强度有时候不一样，热恋中的男女容不得丝毫的谎言，哪怕是多么微不足道的细节。女人可能认为，“我爱他，所以我的一切都是他的，就像我对他的爱恋整天充满着我的头脑，一天24小时都不够想他；相应的，如果男人爱我，那么他所有的事情都会想着我的，他应该告诉我他发生的一切，所以他没有必要向我说谎，说谎表示他对我的爱并不是心无旁骛，说谎表示他不够爱我，至少他不够像我爱他一样爱我”，这让女人在爱情中觉得不公平，就会总是询问男人是否每时每刻都在想她？是否爱她？

而事实上，男人们除了爱情，还要工作、生活，他们活得更加理性，并不会为了爱情而放弃工作，何况茶饭不思？所以，为了避免争吵和不必要的麻烦，男人们会对女人说谎，讨女人开心，自己也就不用那么累了。

生活中确实有一些过于敏感、善于捕风捉影、甚至像侦探一样贴着男人的女人，她们的神经质表现让男人和女人都抓狂，男人似乎只能以说谎和逃避来应付。同样，男人如果无奈地说：男人说谎是女人逼的，那么可能也是碰到了这样的极品夫人。

10种女人最撩男人心

陈武山 | 中国中医科学院望京医院男科

常常有人说，“好”女人是控制男人早泄的绝妙良药，这话一点不假。女方的良好配合和性技巧的引导，往往可以直接让男人雄风大振。所以，做个“十足女人”，让你的男人不再早泄吧！

善解人意的女人

问起男人喜欢什么样的女人，大多数人都会首先想到“善解人意”这个词，因为这样的女人不会在你心烦意乱时缠着你陪她逛街；不会在你事业失败时怪你挣钱少；不会在床上“性致”高昂时来句“你还没刷牙、洗澡”……所以，男人往往对这类女人会更加疼爱。

身体健康及心理状态好的女人

身体健康和心理状态好的人肯定是一个积极向上的人，这样的女人能传递更多的快乐给别人，也会吸引周围的人爱与她们交往，如果有这样的妻子，尤其能让现在的“高压男”得到更多快乐，心情轻松了，自然能更好地享受性爱。

会对男人“示弱”的女人

男人有很强的自尊心和征服欲，所以需要女人来满足他的自尊心和征服欲，会示弱的女人知道男人何时需要控制权，何时需要被人崇拜，能让男人的自尊心得到满足，会让男人更有男人味。

性爱不轻易乱叫的女人

很多女人以为男人喜欢在性爱时叫出声音的女人，以为那样能让男人感到满足，其实乱叫反而会打乱男人的性爱节奏，影响他进入性高潮，所以叫得不对，不如不叫。女人有时候安静也是一种美。

主动配合男人房事的女人

中国女人大多不会主动提出房事要求，女人心情不好，常常让男人的“性趣”也一落千丈；如果和老公吵架，那么性爱就是第一个受牵连的，女人总是以拒绝性爱作为惩罚，往往让男人们抓狂。

懂得一些性生活技巧的女人

女性大多内敛，很多时候不会主动去学习性生活技巧，觉得害羞，其实男人们会喜欢对性生活有积极性，并积极学习的女人，这样男人不会觉得只是自己在学习，不是只有自己一个人主动，女人只是敷衍配合而已。所以，女人们放开去学习吧，你会体验到不一样的性爱。

不着急完事的女人

爱干净是很多女人的好习惯，可如果性爱时总是催促着赶紧结束去洗澡，就会让男人扫兴，甚至出现勃起功能障碍，那就得不偿失了。女人们别再那么计较了，去享受一场酣畅淋漓的性爱吧！

尽情享受性快乐而不带私心杂念的女人

刚享受完性爱，女人就说“老公，明天陪我去逛街吧”“老公你给我买条项链吧”，男人会顿时觉得被耍了，性爱就像一种交易，让他顿时变得索然无味。性爱就是性爱，不要掺杂私心吧！

会制造一点浪漫情调的女人

性爱前戏不是只由男人负责的，女人也能来点小浪漫和小情调，让男人们在心情放松的同时去享受性爱，质量更好，彼此更融洽，心情也更愉悦！

平时有良好生活习惯、经常运动的女人

爱运动的女人较少，但运动对女性身体的好处可不少，能防痛经，还能促进卵巢功能，对性生活更是有利，身体柔软耐力强就能享受高质量的性爱。

若以上“十点”都集于一身者，她的男人应该不会早泄，性爱也会更和谐美满。

Tips

男人要多夸奖

夸奖激励就像壮阳药。对男人最好的疼爱就是用积极的语言去鼓励他、夸奖他。而夸奖男人要从小事夸起，越小越要夸。

批评指责是婚姻杀手。假如夫妻关系变得平淡，往往是平时生活中那些不经意的批评指责起了很大的作用。因为指责更容易让人产生消极情绪。